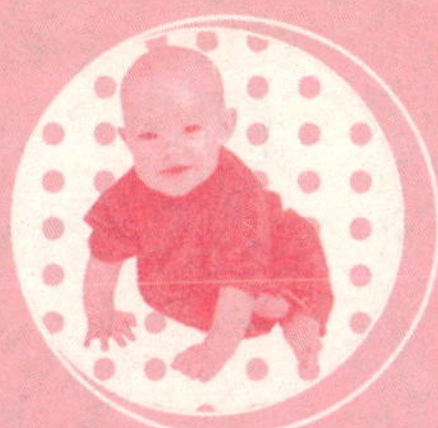

现代孕妈妈生活的280个细节

XIANDAIYUNMAMA SHENGHUODE280GEXIJIE

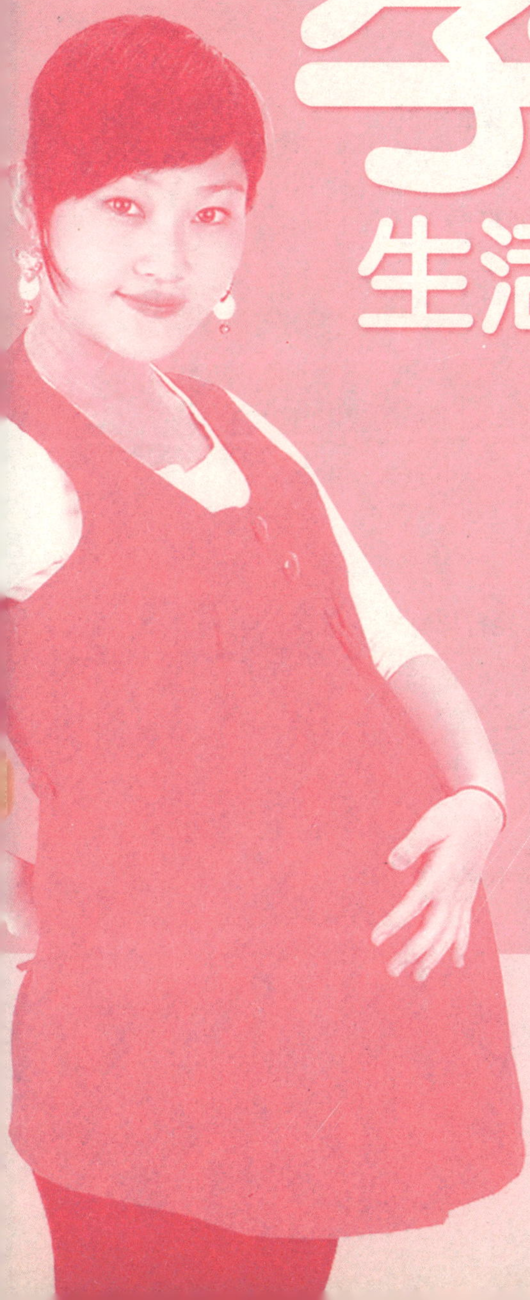

陶涛◎主编

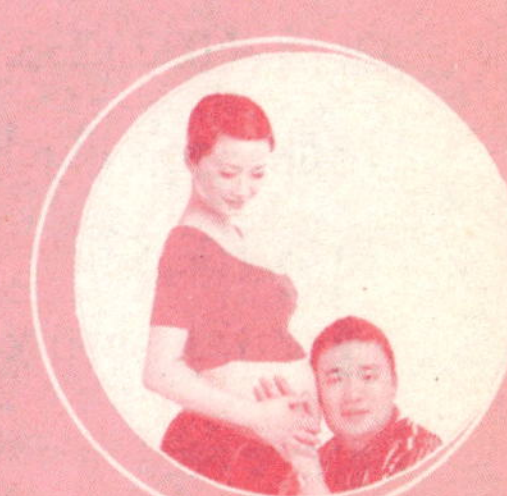

天津科学技术出版社

图书在版编目(CIP)数据

现代孕妈妈生活的280个细节/陶涛主编.—天津:天津科学技术出版社,2009年2月重印

ISBN 978-7-5308-4945-3

Ⅰ.现… Ⅱ.陶… Ⅲ.妊娠期-妇幼保健-基本知识

Ⅳ.R715.3

中国版本图书馆CIP数据核字(2008)第200637号

责任编辑:刘　鸫　孟祥刚

责任印制:王　莹

天津科学技术出版社出版

出版人:胡振泰

天津市西康路35号　邮编:300051

电话:(022)23332403(编辑室)　23332393(发行部)

网址:www.tjkjcbs.com.cn

新华书店经销

北京市业和印务有限公司印刷

开本787×1092　1/16　印张18　字数296千字

2009年2月第1版第2次印刷

定价:28.80元

前言
FOREWORD

生育一个健康、聪明的宝宝是每个孕妈妈的希望。然而，如果孕妈妈平时不注意自己的生活细节，这个希望只能是镜中花、水中月了。

要知道怀孕是人生的大事；每对夫妻都应对此慎之又慎，多了解些优生、优育的知识。孕妈妈应从日常生活起居做起，注意细节，生一个健康、聪明的宝宝。因此，孕妈妈有必要获得和选择安全有效的生育调节方法，获得安全怀孕和分娩，得到一个健康、聪明宝宝的方法。

基于此，我们花了大量的时间，参考了各种权威资料，请教了诸多儿科、妇产科医生，有针对性地对年轻夫妻孕事作出详细的解释和说明，并将其编撰成《现代孕妈妈生活的280个细节》一书。

本书主要针对现代家庭中夫妻对孩子的美好期望，针对夫妻希望获得聪明宝宝的心声，从准备怀孕时起，按照孕妈妈孕期的不同时段以及各个阶段应注意的是是非非为界线来划分章节。

在重点内容中，又分别从怀孕的提前准备、孕妈妈孕期常见问题、孕妈妈的营养、孕妈妈的孕期安全、孕妈妈孕期疾病防治与护理以及临产时可能遇到的是是非非的各个方面，分门别类地介绍了孕期常见问题和解决办法。

本书主要针对现代家庭中有一定文化程度的，能够接受新事物的准备做父母的，或者准父母、新生父母的青年夫妇们编制，语言追求简单明了、轻松明快的风格，内容涉及了从准备怀孕到分娩的方方面面，文字简洁易懂，比较适宜毫无经验的夫妇，在业余时间共同阅读。

本书编写与孕期同步，以或轻松提问、或简单叙述的方式，解答孕期常见问题，囊括了新手孕父母不知道、想知道、应当知道的常识，消除了孕妈妈、准爸爸的生活的各种疑虑。愿每个家庭都能拥有一个聪明、健康、快乐的孩子。

目录

CONTENTS

第一章　怀孕，你们准备好了吗

家庭因孩子的到来而愈加幸福，夫妻因孩子的到来而愈加亲密。但随着科技的发展，人们逐渐认识到优生、优育的重要性。根据最新医学观念，优生的期限已经延伸到孕前3个月到1年。在这一段时间里，夫妻双方都应作好心理上、生理上的各种准备，为从两人世界进入三人世界打下基础。

第二章 幸福并痛苦着,孕期40周

怀孕是一种幸福。当“小苹果核”开始在妈妈的肚子里扎根开始,妈妈便时刻感受到爱的幸福。从那刻起,妈妈不再是独立的一个人,而是有一个将完全属于她的宝宝。无论宝宝的规律的心跳,还是他无意识的一举一动,都是孕妈妈内心深处最直接的甜蜜。然而,胎宝宝的来临也给孕妈妈带来不同程度的痛苦,剧烈的妊娠呕吐、大腹便便的不适、长期便秘的折磨……但孕妈妈依然为能够拥有宝宝而快乐着……

第三章　快乐孕妈妈的营养生活

从怀孕的这一刻开始，孕妈妈担负的就不仅仅是自己简单的营养需求了。为了自己以及日后宝宝的健康，痛并幸福的你，要开始为自己准备一套完美的饮食计划了。或许你在为工作餐的单一而发愁，或许你在补充丰富营养的同时，也在为自己的身材而苦恼，抽屉里鲜嫩嫩的水果，口袋里甜滋滋的巧克力时刻都在引诱着你。但是别担心，在这里教你一种既营养，又能保证身体快速恢复的饮食方法。放下一切重担，做个快乐妈妈就好！

第四章　孕妈妈孕期危险不容忽视

随着“小苹果核”的逐渐长大，孕妈妈也表现出大腹便便的样子，行动、生活都要受到一定限制。而由于宝宝的脆弱，很多孕妈妈以往日常生活中的常规行为都会影响到宝宝的健康，所以孕妈妈要多注意。无论行、走、坐、立、工作、饮食都要以安全为第一要任。

第五章　孕妈妈，你身体健康吗

孕妈妈随着“宝宝长大了”的呼声，身体出现了妊娠期的各种症状。宝宝在妈妈肚子中的“小房子”逐渐膨胀，妈妈的血液循环、部分器官的位置、身体调节能力都发生了变化，极易出现便秘、静脉曲张等不健康的症状。而且由于身体的一系列变化，孕妈妈的免疫力往往下降，从而患病的概率也大大增加。要怎样才能健康地分娩宝宝呢，下面就告诉你。

第六章 临产的是是非非

生育，是女人一生中最最重要的一件事。它的重要不仅因为分娩时，孕妈妈所受的痛苦与对宝宝的奉献，还在于生育带来的危险。虽然现代科技的发展，已经使得生育的危险渐渐接近于零，但为了顺利地分娩宝宝，避免准妈妈分娩时承受过多的痛苦，准妈妈还需要了解临产可能遇到的各种问题。这样，在孕妈妈“心中有数”的情况下，才能知己知彼，百战不殆，最终战胜心理的恐惧！

第一章 怀孕，你们准备好了吗

家庭因孩子的到来而愈加幸福，夫妻因孩子的到来而愈加亲密。但随着科技的发展，人们逐渐认识到优生、优育的重要性。根据最新医学观念，优生的期限已经延伸到孕前3个月到1年。在这一段时间里，夫妻双方都应作好心理上、生理上的各种准备，为从两人世界进入三人世界打下基础。

科学指导

孕前风险评估

现代社会的开放，也是现代社会的一个进步。可是现代社会的开放，再加上我国取消强制婚检后，怀不健康的宝宝的比率就陡然增加了。一些夫妇糊里糊涂地怀孕了，但是，对待怀孕这件事，可千万不能迷糊。以下这些自测题能够帮你在决定怀孕前对自我作个孕前风险评估。

(1)未来的准妈妈，你是否有以下家族病史？

A. 先天性心脏病 B. 如染色体异常 C. 唇腭裂 D. 先天性智力低下 E. 先天性耳聋。

(2)未来的准妈妈，你曾经是否有过这些情况？

A. 死胎 B. 自然流产 C. 死产 D. 月经紊乱 E. 不孕不育

(3)你的营养摄入情况良好吗？对微量营养素如维生素、钙、铁和叶酸等的摄入情况如何？

A. 偏多 B. 适中 C. 偏少

(4)你现在的身体健康吗？是否患有以下感染性疾病？

A. 单纯疱疹 B. 巨细胞病毒感染 C. 风疹 D. 梅毒 E. 淋病 F. 弓形虫病 G. 细菌性阴道炎 H. 滴虫感染 I. 人类乳头状瘤病毒 J. 人类免疫缺陷病毒

(5)你是否得过以下的慢性疾病？

A. 心血管病 B. 胰岛素依赖型糖尿病 C. 癫痫 D. 苯丙酮尿症 E. 结核病 F. 哮喘等

(6)你是否用过以下药物？

A. 抗惊厥药 B. 香豆素衍生物 C. 己烯雌酚(雌激素类药) D. 叶酸拮抗剂(氨蝶呤、氨甲蝶呤) E. 锂 F. 视黄醛衍生物 G. 雄激素和雄激素复合物 H. 镇静剂

(7)有没有生活方式/行为的风险？

A. 违禁药品滥用 B. 吸烟、嗜酒 C. 心理压力

(8)你现在从事的是什么工作？有没有长期从事过有毒有害工作？

A. 化学品制备厂 B. 美容美发试剂生产车间 C. 美发室 D. 放射室

(9)准备怀孕的你，有没有被环境污染物围绕？

A. 高温作业 B. 新房刚刚装修好 C. 工作环境暴露

未来的准妈妈，在你回答以上问题的过程中，如果有其中一项是肯定的，那么你就要提高警惕了！为了宝宝的健康，请马上请专业的医生为你做全面而权威的检查！

一点通

优生准备工作知多少

亲爱的准妈妈，为了生育一个优质的宝宝，在你准备怀孕之前，要做好以下的准备工作。

(1)你了解自己的体重吗？如果你的体重超过正常值，最好在怀孕之前适当减肥，待降到标准体重后再怀孕；如果你的体重低于正常值，那就要适当增加饮食和锻炼身体，使自己的体重达到标准。

(2)怀孕是一个消耗体能的工作，所以女性在准备怀孕前要贮备必需的营养、维生素及微量元素，比如说可多吃些牛肉、动物肝脏、绿色蔬菜、乳制品、谷类、海产品等。这些食物含铁、钙、叶酸及微量元素较高，这些对即将怀孕的孕妇都有好处。

(3)如果你有不良的生活习惯，像吸烟、饮酒、吸毒等，在准备怀孕之前，立马戒除这些坏习惯。

(4)避免工作环境中的不良因素：如放射线、噪音、化工原料等。

对丈夫来说，不能抱着“怀孕是女人的事”的心理，殊不知，丈夫的不良生活习惯，也会对宝宝的健康造成影响。在妻子怀孕前，丈夫不仅要保持良好的生活习惯，而且还要避免接触有毒物质，因为有害物质可进入睾丸随精液排出，而精液中的药物进入阴道后可被阴道黏膜吸收，进入孕妇的血液，使受精卵或胎儿的发育受到损害。你想做一个合格的好爸爸吗？你想让你的孩子生下来就活泼健康吗？那必需的准备工作必不可少，第一最好远离有害物质；第二养成一个良好的生活习惯，不吸烟、不酗酒，这些准备工作必须从妻子准备怀孕前5个月开始进行。

爱心TIPS

怀孕是准妈妈和准爸爸在人生中需共同完成的一个重大事情。作为准妈妈，要做好迎接优质宝贝的准备工作；当然，准爸爸也不可闲着，要配合准妈妈，做好怀孕前期的准备工作。

孕前生理最佳状态，你准备好了吗

在最佳的生理状态下，孕育出的宝宝也是最佳的。因为在夫妻双方身心健康的良好状态下受孕，这样孕育的孩子才是先天健康的。那么双方的身心健康是怎样一个标准呢？男女双方或一方未患急、慢性传染病及严重遗传性疾病；男女双方均处于心情愉快、情绪饱满、精力充沛的最佳状态；双方均应避免在过度劳累、心绪不佳、精神忧郁或大量吸烟及饮酒后受孕。

而且这个身体健康状况不能是只凭自我感觉来判断的。青年人抗病力强，往往在大病初期或患有某些遗传性疾病及潜匿性疾患时，可能不出现明显的自觉症状。因此，准备受孕的夫妇应该到医院进行一次系统的健康检查。

爱心TIPS

一个健康的身体是孕育宝宝的最基础的根基。准妈妈、准爸爸们，你们具备生育宝宝的最佳条件了吗？

为怀孕做好心理准备

深思熟虑计划要宝宝，比意外怀孕要好得多。如果你和丈夫已经开始策划要宝宝了，为了生育一个身体健康，聪明可爱的婴儿，在准备怀孕时应该保持良好的心理状态，具体来说，应做到如下3点。

(1)夫妻善于主动调节相互间的心理平衡。当一方由于气质上或性格上的原因失去正常心理状态时，另一方应善于引导对方摆脱困境。

(2)善于安排适宜的生活节律，以消除容易招致的心理失调。

(3)彼此都善于在特定的情况下加大处理自己与对方关系的“容忍度”。

当然，有的准妈妈在准备怀孕之前，也会存在一定的心理担心，比如有的准妈妈感到自己还没有长大，怎么能要孩子呢？也有的准妈妈会认为手足无措，不知道怎样养育宝宝；当然更有甚者，认为自己根本没时间去养育孩子等等诸如此类的问题。如果出现了这些心理担心的时候，你就要适当的做自我调解。你应该这样想：你永远无法等到万事俱备，无法等到完美的生活，你和丈夫也不会修炼成完人。如果达到了接近于满意的程度，到那时恐怕已经错过抚养孩子的最佳年龄。将做母亲作为使自己接近完美的一个机会；你大可不必因为缺乏育儿经验而不敢要孩子，世界上没有不经育儿就具有经验的父母，育儿是母亲的本能，通过学习，你完全能够很好地掌握现代育儿技巧；最忙碌的女首相都能有时间养育自己的孩子和享受家庭生活，你为什么就不能做到呢？

爱心TIPS

如果你和你的丈夫有“造人”的计划，那么你们除了要把生活习惯、身体状态调整到最佳外，还要做好心理准备，要调整好心理、精神状态，准备迎接新生命的诞生。

保持愉快的心情

夫妻情绪的好坏，可以影响受精过程和受精质量，继而影响胎儿的发育和孩子的性格。如果在双方精神状态和情绪俱佳时受孕，所生的孩子有可能健康活泼，热情大方，聪明伶俐。因此，夫妻计划受孕前，在注意饮食营养，娱乐休息，保证充沛旺盛精力的前提下，应着意创造轻松愉快的生活气氛，保持心情愉悦；同时，还要注意在日常工作中调整好自己的心态，处理好各种人际关系，避免将不愉快的情绪带入夫妻生活。只有这样，才能为保证生一个健康聪明的孩子打好基础。

另外，一些暂时的身体不适或轻微的疾患，也会对情绪产生较大的影响。因此，计划妊娠的夫妻，应在自我调整的同时，最好做一次孕前检查，及早治疗，以保证双方的情绪处于最佳状态。这样，不但能获得满意的性生活，而且能为高质量的受孕创造条件。

爱心TIPS

计划妊娠前，为保证下一代的健康聪明，夫妻双方有必要着意创造一种轻松愉快的生活氛围，保持快乐愉悦的心情，做好“播种”的精神准备。

20、30和40岁怀孕的利与弊

20 岁、30 岁和 40 岁三个年龄阶段女人怀孕的好处。

0 岁 20 岁的女人怀孕好处多多，可以减少流产的机会，流产的可能性仅为 2% ~3%；由于年轻气盛，患妊娠综合征如高血压的机会也较少，婴儿畸形率低，而且患先天痴呆婴儿的概率也低，只有 1/1500 左右；精力充沛，在将来宝宝降生时，对宝宝的护理能力也比较强；20 岁生育，绝大部分女性事业尚未成功，这样就容易下当全职妈妈的决心；如果打算孩子上学之后再出去工作，职业选择的范围也比较宽，不必过多考虑年纪的问题。

30 岁 30 岁是女人一生中最重要的阶段，这时期如果有了宝宝，无疑会给家里的生活锦上添花，而且对女人来说，也是好处多多，这时期的女人产后并发症和产后身体恢复，与 20 多岁没有差别；30 多岁工作稳定，有些成就,比较容易得到完全的产后福利;30 岁左右时夫妻关系也更趋于稳定,感情发展良好,孕育的宝宝也更加聪明。

40 岁 随着社会的不断进步,高龄产妇越来越多,当然也有 40 岁生育的女性,这个年龄阶段怀孕也有一定的好处:这个年龄怀孕是真正的想要孩子,并且是多年期望的结果;这个年龄阶段的女性无论在经济上还是在心理上都比较可靠,夫妻关系也比较稳定;这个年龄阶段的女性不会认为孩子是事业的障碍,因为这时期绝大部分女性已完成了职业上的心愿。

20 岁、30 岁和 40 岁三个年龄阶段女人怀孕的弊端。

20 岁 这个年龄阶段的女人生育的优势就是年轻气盛,但是在这些女性的心理也会存在一些心理倾向,比如在朋友圈中,会感到较特别,会感到被别人从以往愉快的社交生活中遗弃;如果工龄太短,则享受不到产后福利;如果刚刚参加工作,经济上则没有保障。

30 岁 这个年龄阶段女人的生育能力急剧下降,流产率升高,有时能达 4% ~5%;30 多岁的产妇畸形儿生育率较高;35 岁以上生育容易出现早产情况,而且容易发生高血压、妊娠糖尿病和其他并发症。

40 岁 40 岁怀孕毕竟不像 20 岁怀孕,40 岁怀孕已进入高龄产妇阶段,这时期流产危险高达 13% ~15%;遗传缺陷的概率偏高;当孩子慢慢长大时,你已人老珠黄了,这样容易和孩子之间产生代沟,因为你的少时年华早已成为遥远的记忆。

爱心 TIPS

亲爱的准妈妈,为了宝宝的健康和你自身的健康考虑,在你准备怀孕前,要考虑好自身的年龄和其他条件,建议你在各方面条件比较稳定之时再考虑生育,年龄最好选择在 23 ~30 岁,这样不仅宝宝来的适时,而且对你来说,也是怀孕的最佳时期。

自然流产超过 3 次,我还能再次怀孕吗

自然流产连续发生 3 次以上,称为习惯性流产。这种流产每次都发生在同一个妊娠月份,主要是由于夫妻双方染色体异常、母体的黄体功能不全或母亲子宫发育不良、子宫畸形、子宫肌瘤等引起。若多次不明原因流产后,夫妻双方应一起到医院做如下检查,找出流产的原因,及早进行对症治疗。

(1)进行全身性疾病检查,是否患有糖尿病、贫血、甲状腺病、慢性肾炎、

高血压等。

(2)进行染色体检查,夫妇一方染色体异常往往是引发胚胎染色体异常和自然流产的重要原因。

(3)进行妇科检查,是否存在子宫畸形,比如双子宫、单角子宫、纵隔子宫、子宫腔粘连等,子宫是否有肌瘤等。这些因素都会影响胚胎的着床,因而发生流产。

(4)进行卵巢功能的测定,如做阴道涂片检测体内的雌激素水平,或测定基础体温。

(5)进行男方精液的常规检查,观察精子的数量和活力。

(6)进行血型检查,看夫妇双方的血型是否存在ABO、Rh系统内的血型不合。

流产原因一旦查明,则应针对性地进行治疗。若是夫妇双方染色体异常,则要避免怀孕,如果已经怀孕,应该立即给胎儿做检查,如有异常必须中止妊娠;黄体功能不健全或患全身疾病的孕妇,应在医生的指导下,做孕激素和所患疾病的治疗;子宫畸形的女性应该先做手术矫正治疗,恢复正常再怀孕;其他不适宜怀孕的女性以不妊娠为宜,或在医生的具体指导下妊娠。

爱心TIPS

习惯性流产在现在的年轻人身上很常见,面对习惯性的流产,要在医生的帮助下查出病因,然后再对症下药,彻底根治。

六种隐患给受孕减分

现代社会压力之大,导致很多夫妻患有不孕之症。魔高一尺,道高一丈,遇到这种疾病,千万别惊慌,更不必病急乱投医,应理智地选一家正规的专业医院就诊。当然,不良的生活方式也是导致不孕之症病发的重大原因,你可以仔细检查一下自己在生活方式上有何问题。可以从以下七种隐患做起。

第一种隐患:妇科疾病,减分指数:50分。

妇科疾病对女性朋友来说,是一种常见疾病,多种妇科疾病或生殖道感染继发的病变都能使受孕的可能性降低。如淋球菌、衣原体、支原体感染诱发的盆腔炎、阴道炎、子宫颈炎,可导致局部白细胞增多,影响精子的正常活动,给受孕造成困难。所以,女性朋友们,如果发现妇科疾病正在侵扰着你,请尽早治疗。

第二种隐患:抽烟、酗酒或熬夜,减分指数:40~50分。

抽烟、酗酒或熬夜,被称为受孕的"三减客"。但是,在如今的社会,这"三减客"如影相随充斥着每个人的生活,连女人也不例外。有专家指出,女性吸烟严重影响性激素的分泌,而且容易造成行经的无规律;酗酒则可能导致月经不调、闭经,卵子生成变异以及停止排卵等;而经常性的熬夜,不仅降低体内免疫机能,还会影响体内荷尔蒙的分泌和卵子的质量。所以,女性朋友们,为了拥有一个健康的宝贝,从现在开始,尽快摆脱"三减客"。

第三种隐患:精神压力,减分指数:40分。

现代生活节奏加快,尤其是在大城市,竞争之激烈,压力之大,有很多女性精神压力过大,致使怀孕概率也下降。如果你背负压力,使精神始终处于紧张、焦虑的状态,大脑皮层就无法使激素正常分泌而抑制卵巢的正常排卵功能,从而使受孕成为一种奢望。所以,面对现在的生活,要调和自己的心态,不要让自己太紧张,顺其自然,方能如愿以偿。

第四种隐患:人为终止妊娠,减分指数:30~50分。

人工流产现在成为广大女性朋友偏爱的一种结束妊娠反应的方式。殊不知,每一次的流产,会让你的不孕概率增加3%~5%。流产容易造成子宫内膜损伤,子宫壁渐渐变薄,这些都会引起不孕。所以应尽量减少无谓的人流痛苦,以免影响日后受孕计划的实施。

第五种隐患:生育年龄,减分指数:30分。

对女人而言,年龄对生育能力来说是至关重要的因素。虽然30岁有30岁的生育优势,可是人过30,生育能力与年龄却成反比方向发展。30岁起,生育能力的曲线便呈下降趋势,40岁以后明显衰落,所以应选择最佳的生育年龄。

第六种隐患:环境污染,减分指数:10~20分。

在现代化的办公室里,我们离不开电脑、打印机、扫描仪等,如果经常接触这些有害物体,人的生育功能都会受到一定的伤害。所以女性朋友们,在你准备怀孕前半年,应远离有害的环境。

爱心TIPS

对于想要宝宝,而迫于某种原因而暂时不能怀孕年轻夫妇来说,应及时到医院就诊。选择医院不要盲目轻信小广告,应该到正规的医院去治疗。如果是先天性的生育能力缺陷,靠服药是无法解决问题的,只能借助辅助疗法。

随着生物技术和食品工业的发展，目前虽然已开发出了大量的婴儿食品，但从方便和有利于健康的角度来看，母乳仍有其不可替代的作用和地位。

女性乳房是母乳的加工厂，也是婴儿食品的储备库。母乳分泌的多少，除与遗传有关外，还与孕产妇的营养、乳房的大小和形态有一定的关系。有些女性的乳房发育不良，不仅影响自身的美观，而且也影响产后的哺乳。从有利于产奶和预防乳腺疾病的角度来说，无论发育正常与否，均应重视乳房的保健。尤其是结婚之后，怀孕之前，丈夫应注意对妻子的乳房进行科学合理的抚摩和按摩。这样不仅能给妻子带来快感，增进夫妻的感情，而且能够改善产后母乳的分泌，利于婴儿哺乳。特别是乳房发育不良的女性，男性的抚摸和按摩，更能改善其发育，增强女性的线条美。

还有一些女性，乳房发育正常，但由于种种原因，乳头发育有缺陷，影响婴儿哺乳。常见的有平头、凹陷、乳头硕大等几种。

平头就是乳头与乳房浑然一体，没有乳头凸出，婴儿无法吸吮。如果是此种情况，男性可以利用女性受到性刺激后乳头会变大变硬这一特点，经常刺激女性的乳房，同时辅之以捏拉和吸吮乳头，反复施之，情况会有所改善。

凹陷就是发育有乳头，但却陷入乳房内，平时不凸出这种情况的女性，在偶尔受到性刺激或洗澡时，乳头会从凹陷中凸出，但过后又会复原。有些从来没有凸出过的乳头，男性可用嘴吸吮，使其弹出，然后捻、捏、提、拉乳头，并按摩乳晕，经过多次反复，乳头一般都会凸出，且不影响婴儿哺乳。

乳头硕大，如果婴儿无法含人口内，只能提前通过手术矫治，夫妻双方是无能为力的。

前述平头和凹陷两种情况，其实女性自己也可以进行矫治。这里之所以强调让男性去做，除了效果更为显著之外，还有夫妻相娱的用意。

爱心TIPS

无论是女性自行矫治，抑或是男性辅助矫治，这一工作都应在孕前进行。因为怀孕后，尤其是怀孕早期和晚期，女性受到过分的性刺激，会引起子宫强烈收缩，有流产或早产的危险。如果产后去做，则为时晚矣。

洞房夜"中奖"是福还是祸?

洞房花烛夜,人生喜事之一。和心爱的人共浴爱河,也是新人期待已久的。但有的新婚夫妻在洞房第一次过性生活时就受孕,这是不妥当的。因为对胎儿生长的先天条件将会产生不良影响,从科学上看,夫妻的身体和精神状况,会明显地影响精子和卵子的质量,并影响到精子和卵子结合后的胚胎、胎儿。新婚夫妇在结婚仪式上迎送亲朋好友,忙了一天,身体和精神状况都没恢复最佳状态,有的甚至达到了难以支持的强度,并感到十分困倦难忍。这时受孕对生殖细胞极为不利,易导致痴呆儿。在新婚宴席上,新郎新娘都要喝酒,甚至多喝几杯,我们知道,酒后受孕,对胎儿十分有害。还有一种说法,新婚夫妇初次性交,没有经验,精神紧张,很难达到性高潮,这也对胎儿无益。

医学家及遗传学家认为,受孕以舒适的生活条件为宜。受孕前应具备良好的生活条件和环境,保证夫妇双方身体健康、精力充沛、精神愉快,使情绪处于舒畅和轻松状态,并保证有充分的食物营养、睡眠和休息。因此,新婚夫妇不宜急于怀孕,因为这时的条件并不完全具备生个好宝宝。

爱心TIPS

良辰美景,洞房花烛——人生中最重要的时刻。新婚朋友们,在享受美好时刻的时候,也要小心,不要因为自己的不小心而为以后的生活带来麻烦。切忌:洞房夜"中奖"是祸不是福。

预防蜜月期间爱的种子到来

现在的年轻人,受西方的影响,在结婚后往往要出去度蜜月,旅行结婚也逐渐成为一种时尚。

因为刚刚结婚,难免情浓,在蜜月中夫妇双方不加节制,这个时候如果女方正好处于危险期,则很容易怀上孩子。站在优生学的角度看,在旅途中受孕是很不妥当的。在旅游时,生活无规律,心情紧张,精神及体力都很疲劳,机体抵抗力也会下降,这些都会影响精子和卵子质量。旅游中,从一地到另一地,各地气候差别很大,天气也会有各种变化,很容易受凉感冒,加之疲劳、人群混杂、污染广泛等因素，会引发各种疾病，特别是风疹等病毒感染，是胎儿畸形的重要诱因。旅游中难有良好的洗漱、淋浴设备，这就不易保持会阴部和性器官的清洁卫生，较频的性生活，易使新娘患尿道炎、膀胱炎、肾盂肾炎甚至女性生殖器官感染等，这对怀孕也不大理想。旅游中吃住卫生条件不保证，有时会发生呼吸道或消化道感染，常需应用各种抗菌药物，无论感染还是所用药物，都对胎儿不利。所以，新婚夫妇不要在旅游中怀孕，否则为以后胎儿埋下了不幸的祸根，可导致流产、死胎或胎儿畸形。有学者对200例蜜月旅游受孕的夫妇调查发现，流产率达20%，胎儿畸形达10%，均大大超过常规情况。如果丈夫或者妻子在旅途中大量吸烟、饮酒，此时女方受孕，香烟中的尼古丁及酒中的乙醇等有害物质，可直接或间接地使发育中的精子和卵子受到不同程度的损害。

爱心TIPS

蜜月旅游时应采取有效的避孕措施，尽量把怀孕的可能降到最低。因为一系列不良因素对刚发育的胚胎具有刺激损害，极易导致胎儿畸形，也可造成流产、早产及死胎。

准爸爸和准妈妈的最佳生育年龄

在现在的大都市呈现一种现象，那就是不到30岁绝不谈婚论嫁，即使过了30岁，还有一大批待娶待嫁的人。但是在有的农村，仍旧出现这么一种现象，女孩不到20岁已嫁做他人妇，当然这两种极端的现象都会给生育带来严重的后果。因为，女性的最佳生育年龄是24～30岁。

女性如果过早生育，那时身心还没有发育成熟，而且大部分人还在上学，对身心健康不利，影响学习、工作和身体健康，而且还会有更危险的事发生。

早孕会大大影响产妇死亡率。年龄在20～29岁的产妇死亡率为4.5‰，而年龄在20岁以下的产妇死亡率高达8.6‰，早孕的妇女其婴儿死亡率也比较高。20岁以下产妇生的婴儿死亡率可达10.9‰。一般女性在20岁以前虽然身体的各重要器官已慢慢发育成熟，但骨骼要到23岁以后才能完全钙化，如果早孕，胎儿会同仍在发育的母亲争夺营养，使母婴双方都不能健康生长。宫颈癌的发病率早婚者比晚婚者要高出3～7倍，尤其是18岁以前生育者可高出20倍，20岁以前生第一胎的，宫颈癌的发病率比25岁以后生第一胎的高7倍之多。

当然，当个高龄产妇也不好。医学上把35岁以上的孕妇定为高龄孕妇。高龄妇女妊娠，会有很多的问题，要担一定的风险，其中最突出的问题是先天痴呆儿和某些先天畸形儿的发生率较高。

对于男性朋友来说，最佳的生育年龄为30～35岁，所以最佳的夫妻年龄组合就是丈夫比妻子大七岁为最好。

爱心TIPS

孕育宝宝是绝大多数家庭的头等大事，除了及早为下一代做好充分的准备之外，更应该注意到夫妻双方的年龄，在适当的时机更容易生聪明健康的宝宝！对于女性朋友来说，生育宝宝的最佳年龄最好是在24～30岁，男性最好为30～35岁。

孕育宝宝的最佳季节

把生孩子的时间选在所需的各种条件都处于最佳状态的时间最为理想。这不论对父母还是孩子都有很大好处。对于孩子最佳出生季节的选择，应该从能促进身体与智力发育这两方面来考虑。

到底孩子何时出生较好呢？有的专家做过这样一项研究，查证那些伟人们与科学家们的出生时间，结果发现他们大都在三四五月份出生的。这种“巧合”说明了出生也是有最佳时期的。按照出生时间推算，这些人的生命是在上一年的六七八月份开始的，其中以八月份最为理想。

八月正值初秋时节，天气凉爽，热天造成的体力消耗正在恢复。各种含有维生素的新鲜瓜果蔬菜均已上市。肉、蛋、鱼、肝也很充足，为母体及时摄取并储备各种营养创造了有利的条件。若妊娠反应严重也不要紧，母体内早有所储备，不会因呕吐、不思饮食而对胎儿的大脑细胞发育造成不良影响。由于在怀孕和怀孕初期，自然界提供的优厚物质条件对母亲有很多益处，其中一项就是提供了合理的营养物质，可满足胎儿迅速发育所需。

待隆冬到来之际，流行性感冒和风疹病毒开始流行，这时的孕妇已平安度过了胎儿最易感染病毒的致畸敏感期。

到了养教并重的妊娠中后期，已是春暖花开、景色宜人之时，又给胎教提供了理想的外界环境。

待到临产时，正是凉热适宜的春末夏初，既可以避免婴儿出生后天气太热而出痱子，也可以使乳母哺乳有较丰富的新鲜食品，还有利于产后的身体迅速恢复。同时这个季节衣着单薄，便于哺乳，给婴儿洗澡也不必担心受冻。满月后，就可以将婴儿抱到户外呼吸新鲜空气，进行日光浴以预防佝偻病，同时减少得上呼吸道传染病的机会。到了婴儿四个月该添辅食时，已度过夏季肠道传染病的流行时期。待到满一周岁该断奶时，又值来年春末夏初之时，各种营养丰富的鲜果品陆续上市，及时补充了断奶后各种营养的不足。

综上所述，夏、秋季怀孕可使胚胎在前三个月避开流行病毒感染，又有利于孕妇多在室外散步，充分吸收氧气，还有大量的水果蔬菜供应，以保证母子合理的营养结构和营养量，春末夏初分娩为产妇和婴儿提供了良好恢复和生长的气候条件。所以，夏季、秋季可以说是理想的怀孕季节。

爱心TIPS

宝宝的到来除了要考虑季节因素外，育龄女性朋友及家人还要考虑自身的特殊条件，况且怀孕的季节理想与否也不是绝对的。即使不在夏秋季怀孕，但只要注意改善不利条件或注意弥补不足也可以生出健康可爱的宝宝。

当然，每个人都有自己的想法和实际情况，只要注意了选择最佳生育时机，也可生出一个健康宝宝。

宝宝到来的最佳时刻

选择适当的时刻受孕，也可迎来一个健康宝宝。可见把生孩子的时间安排在所需的各种条件都处于最佳状态的时期最为理想。而选择适宜的时机受孕、生产，对于妇女的孕期保健、孕期营养、产后恢复、胎儿在母体内生长发育以及出生后的生长发育有很大的影响，这是建立幸福美满家庭的一个至关重要的因素。

那么一天的12个时辰里，何时同房怀孕好呢？

我们先来看一下这个研究结果：每天的8时至13时初，是人体一昼夜中的第一次功能高潮期；13时末至14时，是人体白天里的功能低潮；15时至22时，是人体第二次功能高潮；凌晨时，人体生理功能最低。

当然，国外的一些科学家对此也作过深入的研究，他们认为9时，精神活性提高，痛感降低，心脏开足马力工作；10时，精力充沛，处于最佳工作状态；

11时，心脏的工作仍在高潮期，其他各种器官也处于高潮期，人体不易感到疲劳；12时，全身各器官仍处在较好的工作状态；20时，机体反应异常迅速，体重最大；21时，神经活动正常，大脑记忆细胞最兴奋；22时，血液中白细胞达一日中的最大值，每立方毫米由0.5~0.8万增加到1.2万，体温下降。

受孕的最佳时刻可想而知，夫妻应在晚上的21时到22时同房怀孕较好。这段时间，即是人体功能的日高潮期，此时同房更能怀上聪明的健康的孩子。

爱心TIPS

在晚上的21时到22时同房，而且这个时期又是最好的睡眠时间，做完爱后夫妻会很快入睡。这样女性在睡眠中的身体平卧，也有利于精子顺利达输卵管跟卵子结合。因此，夫妻在晚上21~22点同房，是最佳的受孕时间。

环境与优生：别让污染影响孩子

良好的环境能使女性有一个好的心情，在这期间受孕更有利于优生。最佳环境包括气候、周围整洁清爽、空气清新等。这有利于精卵结合着床和胎儿的发育成长。选择最佳环境条件，要求夫妻双方感情融洽，思想统一，步调一致，还要注意兼顾工作、学习等，在经济和物质方面能够协调一致。

在人类环境中，大致有四种致畸因素：放射物、病毒、药物和化学污染物。在环境污染的影响下，正常细胞受到损坏和死亡都会导致胎儿畸变。化学污染物能直接殃及胚胎、胎儿和新生儿，也可间接地通过母体干扰胎盘和胎膜的正常生理机能，从而影响胚胎和胎儿。

空气污染物中的一氧化碳、氮氧化物、氢氧化物、乙烯基氯化物、多环芳族化合物等，都能抑制胎儿中枢神经系统的正常发育，从而形成畸形。在各类化学污染物中，镉、汞、铜、镓、铅、砷等金属，能使胎儿中毒和畸形，从而威胁人类的生命。

受孕环境的准备包括两个方面：一是从事有毒有害、高温作业。放射线及电脑辐射物质密切接触的夫妇(特别是女方)，应暂时调离原工作岗位，以保障精子、卵子的质量。二是应该对受孕的时间、地点有所选择。一般情况下应避开10~11月份或3~4月份受孕，以免宝宝在酷夏或严冬时出生。受孕地点力求舒适、安静、幽雅和空气新鲜。

爱心TIPS

女性朋友们在准备怀孕之前，先对自己的生活环境进行一下彻底的清理。第一：要保证居室整齐清洁，安静舒适，不拥挤，不黑暗，通风通气。第二：室内要保持一定的温度，以 20～22℃为宜。第三：室内最好也要保持一定的湿度。第四：在房间适当放置几盆花卉、盆景，在墙壁上贴几张孕妇喜爱的婴儿图片或风景画、油画；也可在阳台上种植花草、饲养虫鱼，使居室充满活力。

人流后拟怀孕需等待多长时间

人工流产是计划外怀孕的一种补救措施。一些新婚夫妇婚后由于未及时采取避孕措施或者避孕方法失败而造成计划外怀孕，需要中止妊娠时所采取的措施。对于有生育要求的夫妇自然十分关心，人工流产后再想怀孕需要等待多长时间。

由于人工流产干扰了女性朋友正常的生理过程，又是一种手术操作，带有一定的风险性，且手术后可能遗留一些近期或远期并发症。人流次数越多，间隔越短，发生并发症和后遗症的可能性越大，例如出血、感染、月经紊乱、子宫内膜异位症及以后的习惯性流产、不孕症等。所以，应当告诫青年夫妇认真落实好避孕措施，并坚持正确使用，有效地预防计划外怀孕，避免人工流产术，以免抱憾终身。

人工流产术后子宫内膜需要一个修复过程，短时间内体内激素水平可能会暂时紊乱，由于子宫内环境的不稳定，再次怀孕则容易影响胚胎的种植而导致流产等，不利于妊娠的顺利进行，也给母体健康带来危害；若一旦妊娠得以继续，则由于子宫内膜修复不良，可能会发生胚胎着床后胎盘附着异常，如低置胎盘、前置胎盘，成为产前大出血的主要原因之一，还可能造成产时的胎盘胎膜粘连、残留，致产时、产后大出血而危害产妇健康。所以，流产以后至少应休息 3 个月，最好在半年以后再考虑妊娠。

爱心TIPS

如果一不小心中标，但是又不得不做人流时，就要选择去正规的医院并遵循医生的忠告，流产后要注意适当的休息。但是要注意，流产之后最少半年以后再考虑孕育宝宝。这也是以宝宝的健康为出发点。

孕育前的营养补充必不可少

如果女性朋友在怀孕前营养不够良好的话，可能会导致不孕，也可能导致孕初胎儿缺乏营养，影响胎儿发育。所以说，女性朋友怀孕之前的营养补充必不可少。

现在就这两个问题一一简述。

第一，为什么说女性朋友在孕前营养不足就会导致不孕？因为女性的身体健康与否以及营养的充足与否，都会使卵子的活力受到影响。例如，严重营养不良的女性朋友，会导致闭经而不孕；青春期女性营养不良可导致月经稀少而闭经，影响到以后的生殖能力，一些女性朋友由于严重挑食、偏食，也会导致某些营养缺乏，进而造成不孕。

第二，为什么说女性朋友在孕前营养不足就会导致孕初胎儿缺乏营养？因为胎儿在女性的身体内10个月的发育过程中，孕育前期，也就是前1~3个月，胎儿的各个重要器官已分化完毕，而且大脑也在急剧发育。所以这一时期是胎儿汲取营养的最重要的时刻，那这些营养来自哪里？这些营养的一部分需要孕妇在孕前体内有所储备，如果女性朋友在孕前营养不良的话，将会发生不足；另外一部分的营养来自孕后1~3个月的储存积累，但是，在怀孕后的1~3个月这一关键时期恰恰正是女性朋友容易发生妊娠反应的时期，会出现恶心、呕吐、不想进食等反应，从而影响充足营养的摄取。

综合所述，女性朋友孕育汲取足够的营养对宝宝的发育就显得更加重要了。如果孕前营养汲取不够的话，宝宝就不能从妈妈的身体中摄取足够的营养素，就会影响宝宝早期发育，出现分娩小样儿（即是月出生体重小于2500克）的机会增多。另外，由于孕前营养不良，也可能对女性朋友的身体造成发育不良，比如可能影响乳腺发育不良，产后分泌乳汁不足，从而影响新生儿的喂养。相反，那些孕前营养状况好的孕妇生的新生儿，不仅体重符合标准，健康状况较好，而且抵抗力强，患病率较低。为了能生个健康聪明的宝宝，女性在想要孩子之前，就必须开始适当增加营养。当然，具体从何时起做准备，增加什么营养，增加多少，还要因人而异。

爱心TIPS

在怀孕之前，女性朋友的体质达到什么标准才是最佳体质？一般来说，到怀孕时能达到比一般人体质稍好一些即可。本来身体较胖或已超重的女性朋友，就不必过多增加营养。如果是营养状况一般的女性朋友，应该从孕前3个月开始，注意多摄入各种营养素和蛋白质。有些女性朋友如果自觉可能缺什么营养，也可请医生检查，缺什么补什么。

先排毒后怀孕，食物帮你

人们每天从外界接触过多的“有毒物质”，长此以往，就会对身体造成危害，尤其是女性朋友，在准备怀孕前，先把这些“有毒物质”清理出去，方可怀孕。

如何清理？食物可以帮你。

韭菜：韭菜富含挥发油、纤维素等成分，粗纤维可助吸烟、饮酒者排出毒物。

豆芽：豆芽中含有多种维生素，能清除体内致畸物质，促进性激素生成。

动物血：某些动物血液中的血红蛋白被胃液分解后，可与侵入人体的烟尘和重金属发生反应，提高淋巴细胞的吞噬功能，还有补血作用。

海藻类：海带、紫菜等所含的胶质能促使体内的放射性物质随大便排出体外，故可减少放射性疾病的发生。

爱心TIPS

有些毒性物质会影响女性正常生育，所以女性朋友若准备怀孕至少应在半年前排出体内毒素，给宝宝营造一个安全的环境。

丈夫“小问题”，要孩子问题不大

有的准妈妈在准备要孩子之前，就担心由于自己丈夫的“小问题”能否生出健康宝宝，为什么会有这样的担心呢？因为夫妻同居时，进入女方阴道的精子数达千万，甚至过亿，他们个个“争先恐后”，奋力游过狭窄的宫颈管，跋涉闯过“漫长的宫腔开阔地”，然后奔向“目的地”——输卵管“甬道”。在这浩浩荡荡的“精子大军”中，只有那些健壮强悍，“不畏艰险”的精子才有希望到达终点，即输卵管中。

到达输卵管中的精子结局有两个。

其一，“竭力拼搏”至输卵管后，久等卵子，仍无踪迹，这些“失望的精子”便纷纷先后逝去。

其二，到达输卵管的精子，有幸即刻或不久即被卵子“接纳”，进入卵子内的精子便无私地奉献了自己的“生命”，与卵子“相融”形成了新的个体——“受精卵”。

受精卵再经过“搬迁”，进入子宫内后才能逐渐发育成胎儿。

由此可见，只有那“出类拔萃”的精子才有可能使卵子受精，而怀孕。

你的老公排出的精子稀少，那么经过漫长途径而到达输卵管的精子，可能就微乎其微，受孕的机会也就少得可怜；你的老公排出大量体弱无力的精子，尽管数量庞大，却缺少“英才”，照旧怀孕无望；你的老公化验精子过少，你又希望怀孕时，这时该怎么办？其实丈夫的这些“小问题”，要孩子问题并不大，可采取下述方法治疗。

(1)烟、酒必忌。

(2)协助你的老公改变不良的饮食习惯，尽量摄取高蛋白、高维生素的饮食，纠正偏食，避免进食不洁食物。

(3)给你的老公准备一套宽松的棉制内裤。

(4)长期坐势或从事高温作业者每日早晚用冷水冲洗阴囊。

(5)远离工作环境中的有害物质。接触放射物质或铅、汞等有毒物质者最好调离，或加强劳动保护。

(6)进食维生素，包括维生素 E、维生素 B_1、维生素 C、复合维生素 B 体等。

(7)选用生精子药物，选择什么药物，具体可以咨询医生。

(8)请老中医给你的老公开一些补肾生精中药。

爱心TIPS

如果丈夫出现了“小问题”，作为妻子的你，一定要协助丈夫共同渡过难关，一则找到适当的方式进行生理治疗；另外，也要给予丈夫精神上的关心，这样生理和心理双重治疗，必能起到意想不到的结果。

丈夫自身体质锻炼法

自身体质锻炼法常作为配合不育症的其他治疗方法而被推崇，如能持之以恒，坚持下去，可起到事半功倍的作用。下面介绍的是一套强精体操，不育症患者可坚持去做。

(1)站立，上半身向前向后弯曲10~20次。注意用力不宜过猛，膝关节不能弯曲。

(2)站立，双臂自然下垂，上半身向左右旋转20~30次，两手随着旋转的动作自然甩向背部。

(3)站立，上半身向左向右弯曲，侧伸的双手沿着体侧提高到腋下来帮助弯曲的运动。左右各弯曲20次。

(4)用力收缩肛门5秒钟，再放松，如此反复20次。

(5)张开双脚挺胸，臀部稍向后撅，使力量集中于腰部和腹部；也可用直立的姿势吸气、呼气，同时把两脚间的距离慢慢张大，反复5次以上。

(6)两脚并排仰卧在地板上，双手贴于体侧或两臂伸直，不可接触地板，使身体先仰卧，后坐直。开始做时，也可以利用两手从头部挥下的反作用力促使上身坐直，但手不可抓物体，也不能压在地板上。反复做10~25次。

(7)身体在床上自然伸直，用手握着睾丸，轻轻揉搓。随着年龄的增长，做的次数增加。

(8)俯卧在地板上，把头和并拢的双腿尽量举高，下颏抬起，后脚跟用力收缩，然后突然放下。反复做10次。

除了这种方法之外，作为妻子的你，还要在饮食上帮助丈夫重振雄风，例如，经常给丈夫做些双腰炒韭菜、鱼鳔海参汤、二鞭散等，这些菜肴都有助于治疗少精症、弱精症。

爱心TIPS

丈夫不育症和妻子不孕症一样，并非某种单一的疾病，而是某些综合原因导致的结果。在日常生活中，只要稍加注意，丈夫的不育症不久就可以痊愈。

女性受孕的最佳性交姿势

性交是男女双方表达爱意的一种方式，也是传宗接代的方式。性交姿势千变万化，可是万变不离其宗，这就是以阴茎能够插入阴道为原则。良好的性交姿势是受孕的决定性条件，那么什么样的性交姿势才是受孕的最佳姿势呢？

一般说来，最佳的受孕体位就是男上女下、平躺仰卧位。因为采取这种性交姿势，可使精液射在宫颈口周围，这样给精子顺利进入子宫创造了有利的条件。为增加受孕机会，女方可在臀部下面垫个枕头，使骨盆向上方倾斜，精子更易通过阴道进入子宫。男方在射精后阴茎在阴道中多停留一会儿，以使更多的精子到达宫腔，女方则继续保持仰卧姿势20～30分钟。

最不易受孕的性交姿势是什么呢？第一，立位是最不容易受孕的性交体位。所谓立位也就是女上男下的性交姿势，在采用这种性交姿势过性生活时，女性生殖器官下垂，阴道口开放，性交结束后绝大部分精液随着阴茎的抽出而流出体外，受孕的概率是极低的。第二，坐位也可以减少受孕机会。坐位减少孕育机会的原理同立位的原理。如果男女双方不打算要孩子，采取这两种不易受孕的性交姿势做爱，不仅能得到性生活的满足，又可以减少受孕的机会。但是对于想要孩子的夫妻来说，这两种性交姿势最不可取。如果你想怀孕，那么在性交过程中不利于精子到达宫腔的任何做法均应放弃，如在射精后，女方不应马上站起来，因为精液可能会流出来影响受精。当然水中性交也不可取，因为水中性交可能会把氧化的水引入阴道，并杀死精子。而且热水也会提高男性体温，使精子数量减少。

所以说，对想要孕育宝宝的夫妻来说，最佳的受孕体位即是男上女下、平躺仰卧位，立位和坐位性交姿势与这种性交姿势相比，怀孕的可能性就较小。

爱心TIPS

对于女性朋友来说，男上女下的性交姿势确是一种最佳的受孕姿势，但这也不是一成不变的。如果在做爱的时候采取后位式，事后，如果你还保持原姿势，势必造成精液流掉，想要避免这种情况，可以采取一些措施，比如当你感到老公已经射精了，你马上自己翻身躺下来！相信你们的宝贝已经在你的肚子里开始孕育了。

结婚以后，很多家庭希望有一个小宝宝，生男孩？生女孩？能选择控制吗？有资料表明，可以采用多种方法进行选择控制。那么都有什么方法可以控制呢？以下为大家列了几种方法以供参考。

1. 疲劳控制法

想生男孩，应避免过度疲劳，要生女孩，可以适当增加劳动量。当然，这种方法其实不适于多用，因为无论生男生女，为了有一个健康的后代，都应该使自己的身体随时保持在最佳状态。

2. 饮食控制法

这个方法确实有效。通过饮食，可以从微观上改变人体内的酸碱度，创造一个适宜于 X 精子或 Y 精子的环境。女性可多吃一些酸性食物或富含钙、镁的食物，如不含盐的奶制品、牛肉、鸡蛋、牛奶以及花生、核桃、杏仁、五谷杂粮、水产品等，这样生女孩的可能性大。吃偏碱性的食物，或含钾、钠多的食物，如苏打饼干、不含奶油的点心、各种果汁，咸一点儿的食物，粮食中的根茎类，如白薯、土豆、栗子等等，生男孩子的机会较多。

如果希望将来生男孩或者是女孩，就应当从准备怀孕的前一个月开始。

采用饮食控制法，是最符合人体健康规律的有效之法。

3. 掌握排卵期法

在接近女方排卵期的时候同房，容易生男孩，过了排卵期后同房容易生女孩。这是利用 X 精子的寿命比 Y 精子的寿命短的特性，人为地制造促使精子和卵子成功结合的时机。

4. 改变阴道的酸碱度法

这是经过专家验证的。房事前，采用配制 2% ~2.5% 的苏打水 300 ~500 毫升冲洗阴道，或用 20 毫升做阴道灌注，可以增加男孩子出生机会。用 30% ~50% 的食醋或 1% 的乳酸钠 20 毫升灌注阴道后同房，能够增加生女孩的概率。此项应在性交前三十分钟前进行。冲洗后仰卧三十分钟，蹲下，排出液体后，再进行性生活。

5. 性高潮控制法

如果男方在女方性欲高潮时射精，易生男孩；男方射精后女方才达到性高潮或无明显性快感，易生女孩。

短期内性交频繁，每次射精量少，生女孩的可能性大。

6. 掌握射精深浅法

想要女孩子在阴道浅处射精，反之则在临近子宫口的地方射精。

爱心TIPS

从优生的角度讲，生男生女都一样，关键是要“优生”，以得到一个聪明、健康的孩子。但是有些遗传病与性别有着很大关系，所以随着科学技术的发展，特别是遗传工程的深入研究，控制性别是一个必须采取的有效措施。

女性朋友孕前应戒烟戒酒

对女性朋友怀孕影响最大的首选香烟，香烟对女性朋友怀孕不利，因为香烟中的尼古丁有致血管收缩的作用。而子宫血管收缩不利于精子的着床。所以，女性朋友，在孕前也应戒烟。

吸烟会引起女性的不孕症，因为香烟对生殖细胞的损害，卵子和精子在遗传因子方面的突变，会导致胎儿畸形和低智。

女性朋友在怀孕20周以前减少吸烟支数或停止吸烟，所生婴儿的出生重量可接近于非吸烟者的婴儿，但仍有先天性异常的危险，这是由于在怀孕早期阶段或者在怀孕前吸烟所引起的。应小心，不吸烟的女性朋友如果与吸烟的人在一起，也会受到牵连。妻子和吸烟的丈夫在一起，她会吸入飘浮在空气中的焦油和尼古丁，同本人吸烟一样有危害。

吸烟会对宝宝不利，同样嗜酒也会影响后代。随着饮酒量的增加，血液中的酒精浓度也随之增高，对身体的损害作用也相应增大。酒精在体内达到一定浓度时，对大脑、心脏、肝脏、生殖系统都有危害。对于女性朋友来说，酒精可使受精卵不健全。酒后受孕，可造成胎儿发育迟缓，智力低下，甚至成为白痴。酒精在人体内贮存时间较长，加之受酒精毒害的卵子也很难迅速恢复健康，所以，受孕前一周女性朋友饮酒对胎儿也不利，那些常年饮酒的女性朋友，即使受孕前一周停止饮酒，也还是有一定危害。可见饮酒对女性朋友身体不利，不仅如此，对宝宝的健康也是大有侵害。为了拥有一个健康的宝宝，女性应从孕前三个月开始戒烟戒酒。

爱心TIPS

女性朋友怀孕前要戒烟戒酒，其实男性在受孕前饮酒抽烟的害处也极大，最好也要提早停止饮酒、戒掉香烟。这样，不仅拥有一个优质的宝宝，还对自己的身体健康也大有裨益。

受孕时间的禁忌

怀孕无疑是一件喜事，但怀孕又不是随随便便的，不是想怀便能怀，也不是什么时候受孕都合适，如果你希望生一个健康聪明的宝宝，在受孕时间上要有所忌讳，应遵循以下几大禁忌。

第一禁忌：烟酒过度，如果夫妻双方有一方在吸烟和饮酒马上受孕，建议这个孩子不能要。所以，烟酒过度不宜马上受孕。

第二禁忌：近期内情绪波动或精神受到创伤后（大喜，洞房花烛夜；大悲，丧亲人；意外的工伤事故等）受孕。

第三禁忌：脱离有毒物品（例如：农药、铅、汞、镉、麻醉剂等）后随即受孕。

第四禁忌：照射X线、放射线治疗、病毒性感染或者慢性疾病用药，停用时间不足3个月受孕。

第五禁忌：口服或埋植避孕药停药时间不足3个月受孕。据报道，避孕药物对体细胞的染色体有一定影响，因为可增加体细胞姊妹染色单体的交换频率。

第六禁忌：长途出差，疲劳而归不足两周受孕。

第七禁忌：奇寒异热、暴雨雷鸣时受孕。因为雷电可以产生极强的射线，致使生殖细胞的染色体发生畸变。

第八禁忌：做完生殖器官手术后（诊断性刮宫术、人工流产术、放取宫内节育器手术等）恢复时间不足6个月受孕。因为做完手术之后，要给子宫一个恢复的时间，这样才能孕育优质宝宝来。

爱心TIPS

受孕时间也要根据夫妻双方的自身情况，选择合适的受孕时间，如果受孕太随意，不仅导致孩子的健康，也为自身健康带来隐患。

不宜怀孕的疾病

如果女性朋友得了某些病症是不宜怀孕的，想要孩子的夫妻千万别勉强自己，否则对孩子和孕产妇都不利，应该等疾病治好了再怀孕。这些疾病具体如下。

1. 结核病

在古时候，结核病被称过一种痨病，为一种不治之症，但是在现代医疗发达的社会，已不存在这种情况。这种病的治愈率很高。女性朋友在准备怀孕之前，如果有结核病，一定要到正规的医院去治疗，还应定期进行健康检查，确认已经完全治愈后，才能考虑怀孕。如果在怀孕之前患有此病，可导致将来早产、流产的危险。若母体患有严重的结核病，怀孕会影响疾病的好转或钙化。此外，分娩后还会把疾病传染给孩子。因此，严重的肺结核或活动性肺结核，都不宜怀孕。所以女性朋友在准备怀孕之前，一定要确定自己没有结核病。

2. 肾脏病

女性朋友在怀孕之后，由于母体血总量增加，血管外体液积蓄过多，容易出现水肿。如果肾脏患病，则会出现妊娠中毒症，病情也往往比较严重，会导致女性朋友出现早产、流产等现象。所以女性朋友在决定要宝宝的时候，一定要拥有一个健康的肾脏，如果肾脏有病，马上到正规的医院去治疗。

3. 肝脏病

女性在怀孕之后，随着肚子越来越大，肝脏的负担也会增加。所以，拥有一个健康的肝脏，是怀孕的必备条件之一。如果肝脏有病，会使病情恶化，而且还容易出现妊娠中毒症。因此，应在肝脏疾病治疗好转之后，再考虑怀孕，千万不要盲目怀孕。

4. 贫血

有很大一部分女性患有此病，这种疾病的表现症状就是站起来头晕，面色惨白。严重贫血不仅对孕妇本身有影响，而且会对胎儿发育带来不利。

治疗这种疾病的方法很多，其中以食疗为主，比如，在平时的进食中，可以多吃些海带、木耳、猪肝、豆制品、芝麻酱等含铁量较高的食物。贫血严重者也可采用医疗。贫血治疗有所好转，各种指标达到或接近正常时，这时就可以有孕育宝宝了。

5. 心脏病

心脏是一个人的主要器官，对女性朋友来说，如果患有心脏病而怀孕，则会因难以承受怀孕及分娩的负担而出现心跳、气急、唇色发紫等心力衰竭的症状。如果有轻微心脏病症状，可请医生诊断能否怀孕。

而且之前患有这种病的女性朋友在怀孕期内要加强产前检查，注意休息，每日至少保持有 10 小时的卧床休息和睡眠，并要注意防止情绪过度激动。

6. 高血压

如果女性朋友患有高血压，在怀孕之前没有及时治疗却怀孕了，这样容易出现妊娠中毒症，而且会成为重症。有慢性高血压的女性朋友在怀孕后期，很难控制血压的急剧变化，有时血压升得很高，容易发生子痫或脑溢血。同时慢性高血压患者伴有血管痉挛和血管狭窄，会使母体对胎儿营养供应受到影响，易发生胎盘早期剥离，造成死胎。

治疗这种疾病的方式可采取食疗的方式，平时多吃含蛋白质高的食物，少吃较咸的食物，以降低血压。而且平时要注意平时的起居和活动，避免疲劳过度、睡眠不足、精神压抑等不利因素的出现。

7. 阴道炎

阴道炎是女性朋友的一种常见疾病，如果在怀孕之前患有霉菌性阴道炎，就会使宝宝得一种叫鹅口疮的疾病。其症状是在新生儿口腔黏膜和舌头下面长出像白苔一样的东西，影响吃奶。所以，患阴道炎后应抓紧治疗，一般只需 10 余天就可以治愈。治愈之后再怀孕对宝宝来讲就不会受感染了。

8. 糖尿病

如果女性朋友患有糖尿病，在没有对糖尿病进行治疗时就怀孕了，这样病情往往变化很大。很容易出现酸中毒，造成危险。在怀孕期间还会并发妊娠中毒症，或引起流产、早产，有时会出现胎死宫内的现象。此外，生巨大儿和畸形儿的比例比较高。所以女性朋友在怀孕之前，应对这种病症进行治疗，在病情得以控制和好转时，向医生请教，看是否适合怀孕。

9. 精神病

患有精神病的女性朋友，会在妊娠、产褥及哺乳期复发，而且还可能把疾病遗传给后代，所以精神病患者应坚持避孕。如果只是患过轻微的精神病，也应在医生的认真鉴定后，才能决定能否怀孕。

10. 各种性病

一切与性接触关系密切的传染性疾病，或类似性行为的传染性疾病，统称为性传播疾病。婚前体检中，如发现一方或双方患有性病，在治愈前，应禁止结婚。婚后如果患上性病，治愈前应避免性交，更不能怀孕。

无论哪种性病，在孕期或分娩时都有可能传染给胎（婴）儿。例如，患有淋病的孕妇，娩出的婴儿，眼睛会受到淋病双球菌的感染，产后几天之内，眼睛就会失明；患有艾滋病的孕妇，胎儿通过血液受到感染，会出现畸形、死胎等。因此，夫妻一方或双方一旦患上性病，首先应积极治疗，切莫讳疾忌医；另外，治愈前，绝对不能怀孕，否则，不但会给孩子造成终身残疾，还会给家庭带来更大的不幸和灾难。

患有以上疾病的女性朋友，均不宜轻易怀孕。应在疾病经过认真治疗、充分休息及密切观察之后，根据病情及医生的意见，方可确定能否怀孕。

爱心TIPS

当妈妈是每一个女人的梦想，但是为了宝宝的健康，在准备怀孕之前，要对自己的身体做个彻底的检查，如果患有不宜怀孕的疾病，一定要及时治疗。

七大错误的怀孕观念

在生活当中，有的女性朋友因为一些偏激的认识，对怀孕产生一种偏见或者产生一种错误的观念，导致人老珠黄了，却未见一男半子。现列举以下七种错误的怀孕观念，对女性朋友来说，也是一种警戒。

错误观念一：有的女性朋友认为自己年龄大，不宜怀孕。虽然有年龄大可能不易受孕一说，但是只要有正常排卵的妇女都可以怀孕，但是怀孕也不会对健康造成任何伤害。

错误观念二：有的女性朋友天生爱美，认为怀孕期间体重要大量增加，这样严重影响了自己的身材。做母亲是一种幸福，没有做过母亲的女人不是真正的女人。事实上，产后只要加强健身，身材会很快恢复原样。产妇适当的体重是增加12公斤左右，超过这个重量，并不会增加胎儿的营养，只会使产妇显得笨拙臃肿。不过仍需多补充维生素和矿物质。

错误观念三：有一部分女人还错误地认为做母亲是女人的本能，女人天生就会照顾小孩，但是事实并非如此，学习照顾新生婴儿，就像学习其他技能一样，需要时间、耐心和爱。

错误观念四：有的女性朋友害怕分娩的痛苦，认为这种疼痛承受不了。没有生过孩子的女人，永远都体验不到那种感觉，所以说没有人能够预知你分娩时的感觉，这只是过来人口中的恐怖经验。

错误观念五：有的女性朋友有一种嫉妒的心理，认为生了孩子之后，孩子会和她争夺老公的宠爱，所以就产生一种不要孩子的错误观念。

错误观念六：有的女性朋友认为自己的胸部太小，不能喂母乳。产妇不论胸部大小，都有喂母乳的能力。喂母乳的过程完全符合供需原理，婴儿吃得愈多，母乳的产量愈大。

错误观念七：还有一种女人，她们担心自己运动会伤到胎儿。事实上，适度的运动，能够减轻怀孕期间的不适，并有利于顺产。因为胎儿在子宫内温暖而安全，羊水是最佳的安全护垫。但是运动不能过度，而要适当。

爱心TIPS

生孩子、当妈妈是女人一生中必经的一个过程。如果你正准备怀孕，那么要摒弃那些错误的观念，培养一个良好的心态，生一个健康的宝宝。

女性不孕症的常见疗法

针对导致不孕的原因，目前医院通常采用以下方法进行治疗。

1. 一般因素所致不孕的处理

精神紧张是导致闭经、输卵管痉挛、宫颈黏液变化等的常见原因，而这些因素往往是引起不孕的直接原因。因此，消除紧张情绪，打消思想顾虑，增强生活信心，是治疗不孕症的基本要求。同时，应注意加强营养，增强体质，合理安排饮食和睡眠，戒除吸烟、酗酒的不良习惯，并在医生指导下，给予适量的维生素E，这些均有助于提高生育能力。

对于因性知识缺乏所致的不孕，应注意合理安排性生活的时间和频度，掌握一些容易受孕的性交体位。有人认为，在基础体温上升时性交就容易怀孕，其实这是错误的。因为基础体温上升时，一般都是排卵后的第1~2天，而卵子的寿命仅为12~24小时，因此这样安排性交时间，怀孕的可能性并不高。

采用基础体温法测算排卵期，只要月经周期规律，准确性是比较高的。人的体温基本上是恒定的，但在不同的生理阶段，也略有一些波动。对于妇女来说，这种温度上的微小变化，却与其排卵情况密切相关。研究发现，一般在基础体温上升的前1~2天，即为排卵期。从此次月经来潮到下次月经开始，称为一个月经周期，通常为28~30天。在月经周期比较规律的情况下，连续画3~5个月经周期，即可看出排卵的大致规律，从而推测出排卵日期。

例如，对于一个排卵日期为月经的第14天的妇女来说，在下次行经的前11、13、15天进行性交，就比较容易怀孕。隔日性交的主要目的是为了增加精子的活动能力和数目，以增强受孕的机会。

2. 生殖器发育异常所致不孕的治疗

对于先天性生殖器发育异常导致的不孕症，如处女膜闭锁、先天性无阴道、阴道纵隔等异常，可施行手术治疗。只要子宫无异常或病变，术后一般都能生育。

3. 其他因素所致不孕的治疗

对于生殖器官炎症所致的不孕，如盆腔炎、输卵管炎、子宫内膜异位症等，治疗时除了经常清洗外阴外，可在医生指导下服用中、西药治疗。

对于肿瘤所致的不孕，可采用激素或手术治疗。

对于因免疫因素所致的不孕，可采用男用避孕套一年以上，或者采用中医辨证施治。

爱心TIPS

如果在婚后在没有采取任何避孕措施、而且性交颇为频繁，半年之后，妻子仍旧没有怀孕，在这种情况下，夫妻双方就要到相关的医院的去治疗。

不孕女性的生活调养

饮食方面，不孕症并无特别禁忌，同常人饮食一样。这里需要提醒不孕不育夫妇注意的是，烟酒对生育的影响很大，尤其是酒。另外，长期饮用咖啡之类的食品，也是导致不孕的原因之一。还有，久居潮湿、寒冷的环境，长期接触放射线及汞、铅等有毒重金属，对受孕也有影响；某些化学药品，如抗高血压药、激素类药物的长期使用，对生育也有影响，应加以注意。

精神方面，应心情舒畅，避免由于过度紧张、过分抑郁导致自主神经功能紊乱。许多不孕症妇女由于“盼子心切”，结果经常失眠，食欲不振，从而导致营养不良，有时引起闭经、月经紊乱，造成不孕。还有些夫妇由于求子心切，而性交过频，致使精子质量下降、数量降低，造成不易受孕。事实上，过频性交不仅可能诱发泌尿生殖系统炎症，还可能引起性功能障碍，给夫妇双方带来更大的痛苦。当然，大部分不孕症并不是精神因素所致，而是由于不孕才导致了精神紧张，情绪抑郁。对于这种情况，不孕者应面对现实，在治疗方面积极地想些办法，不要陷入感情的痛苦中不能自拔。

性生活方面，不育夫妇要科学合理地安排性交时间和性交频率，采取易于受孕的性交姿势，坚决避免使用人工阴道润滑剂。

爱心TIPS

不孕之症并非一种不治之症，只要到相关的正规医院诊断一下不孕的原因，然后对症下药，相信在不久的将来，你会生一个健康、聪明的宝宝。

孕产期用品的选择与配备

怀孕期间的妇女，与普通人不同。由于肚子里有了胎儿，行动不很方便，生理和心理上也会发生一系列的变化。因此，为了减轻其心理压力，避免过分操劳，怀孕期和产后所需的一些日常用品，在打算怀孕前就应提早做好准备。

怀孕初期，大多数孕妇都有较强的妊娠反应，出现厌食、偏食、恶心呕吐等症状，严重时可造成营养不良，以致影响胎儿的发育。因此，计划怀孕前，除需做好充分的心理准备外，还应准备一些平时喜食，可帮助开胃，又能较长时间储存的营养干果，如大枣、核桃、松子等。

平时的服装，在孕期和产后肯定无法穿着，所以孕前应及早做好准备。外衣外裤应以宽松得体、柔软舒适为宜，如果可能，最好亲自动手制作一些色调适度，花形比较复杂的孕妇服。内衣内裤不宜过紧，面料应选用纯棉织物。由于怀孕后乳房增大较快，可选购几套比平时所戴号码大一些的乳罩，或适合哺乳时戴的乳罩，以备届时所用。穿鞋也应当宽松舒适，最好选购或亲自制作1～2双底子柔软、平跟、比平时所穿稍大一些的鞋子。无论选购或制作，鞋子的透气性一定要好。

爱心TIPS

此外，孕期和产后一些必需的生活用品和卫生用品，也可在计划怀孕前着手准备，尽量避免用时再临时置办。

做爸爸、妈妈，你准备好了吗？

做爸爸、妈妈，你准备好了吗？有的人就会问，需要准备什么啊？买了婴儿床、奶瓶等，一切准备就绪。当然这方面的准备是必要的。但更重要的是以下几方面。

1. 责任的重大

在准备怀孕之前，你要先认识到，生孩子不是生玩具，既然生了，你就要对孩子尽到父母该尽的责任。就要建立做父母的责任心。你要想到，从孩子出生，你就要始终不渝地履行你的责任，你要使你的孩子心身健康的成长，你要使他快乐和幸福，你要为他将来的幸福负责。你要使他成为一个合格的劳动者，或者成为一个对社会有贡献的人。带孩子和教育孩子是你的责任，把孩子视为你们生活和生命中的一部分。

2. 培育孩子

你要明白，做一个称职的父母，不仅是给孩子吃好穿好，更重要的是给孩子良好的教育。孩子的教育从什么时候开始？从一出生就必须开始！事实上，父母亲就是孩子的第一任老师，父母亲也是孩子很好的榜样，教育孩子是件非常不容易的事情，在准备要孩子之前，你要有基本的教育观念和意识。平日里，夫妻双方就要阅读一些亲子教育类的书籍，要想培养一个优质的孩子，首先得让自己有一个正确的教育观念，当然还得根据孩子自身的情况来教育孩子。另外，做合格的父母必须学习儿童心理学和儿童教育的知识和方法。孩子的教育从出生时开始，但教育绝不是盲目的。

3. 情感上的准备

你在情感上做好接受你的孩子的准备吗？做父母在情感上要做好准备是非常必要的。不仅仅是在情感上去接受孩子，更重要的是你是否学会了爱孩子，你能不能使你的孩子从出生后都能得到充分的、适当的爱。使孩子在父母的爱下健康的成长，这可能对于即将当爸爸、妈妈的你们可能是一种义务而不是一种责任，但对孩子的爱既是你的责任也是你的义务。所以，在孩子出生前，你在情感上应该有充分的准备，然后再努力地去学习和体验爱的味道。

爱心TIPS

如果你想做一位称职的父母，在准备要宝宝之前，一定要有个心理准备，从心理上真正接受你的宝宝，在孩子出生之后，做到全身心的教育和爱你的孩子。

孕前三禁忌

1. 忌频繁接触X线照射

妇女在怀孕前一段时间内不要受X线照射。如果在怀孕前4周内受X线照射，也会发生问题。医用X线的照射虽少，但它却能杀伤人体内的生殖细胞。因此，接受X线透视的妇女，尤其是腹部透视者，过4周后怀孕较为安全。据调查表明，在1000个儿童中，发现有三色盲的不少，他们的母亲腹部都曾接受过X线照射。因此，妇女平时应少用X线照射，怀孕前4周内必须禁忌照射X线。

2. 忌长期服药

有些妇女身体有病，需要长时间服用某些药物。有些药物，如激素、某些抗生素、止吐药、抗癌药、治疗精神病药物等，都不同程度地对生殖细胞有影响。卵子从初期卵细胞到成熟卵子约需14天，在此期间卵子最易受药物的影响。因此，长期服药后忌急于怀孕。通常，妇女在停药物20天后受孕，就不会影响下一代。当然有些药物影响的时间可能更长些，最好在准备怀孕时请医生指导，然后确定怀孕时间。

3. 忌繁重的工作劳动

除适度的公务、劳务之外，应暂时停止繁重的工作劳动。尤其是从事个体劳动的人，更要注意掌握好适宜的劳动时间和劳动强度。

但是在孕前需要适当的加强锻炼，夫妇经常通过体育锻炼保持身体健康，能为下一代提供较好的遗传素质，特别是对下一代加强心肺功能的摄氧能力、减少单纯性肥胖者遗传因素能产生明显的影响。

孕前锻炼的时间每天应不少于15～30分钟，一般适于在清晨进行，锻炼的项目有跑步（慢跑）、散步、做健美操等，节假日还可以从事登山、郊游等活动。

爱心TIPS

宝宝很容易受到外界刺激（像X光线）而发生畸形或障碍的；长期用药物而使胎儿发生畸形；繁重的劳动也可使女性身体虚弱而导致不孕。所以，女性朋友在准备要宝宝时，切忌要避免这三点。

只有达到了高潮女性才能怀孕吗？

性高潮并不是怀孕的必要条件。一般来说，只要男方的精子能顺利通过阴道进入子宫，达到输卵管和卵子结合，就能使女方怀孕。

有的已婚妇女从未体验过性高潮，有的妇女只是有时有性高潮出现，但她们的生育能力与其他妇女竟所差无几。而有些妇女虽然每次性生活都可获得性满足，但也可能因为这样那样的原因，仍很难怀孕，甚至终生不育。

新婚不久的夫妻，没有怀孕，这没有什么大不了的，尚没必要到处求医问药或过于焦虑、苦恼。不过，如果结婚两年以上仍不能怀孕，夫妻双方必须都去医院检查，寻找不孕不育的真正原因，再对症处理。

爱心TIPS

实际上，在很多女性的心理，这种“只有达到性高潮才能怀孕”的思想一直作祟着女性，从现在开始，要摒弃这种思想，怀孕和性高潮没有直接的关系。

夫妻最佳的生理状态

每对夫妇都想拥有一个健康的小宝宝，而宝宝的健康决不是从出生时开始的，精子与卵子的健康、成熟是宝宝健康的先决条件。

对于女性来说，生殖特点具有周期性，一个周期一般只排一个卵子。而卵子成熟的周期只有 14 天左右。卵排出必须在 24 ~48 小时内受精才能受孕，因此在排卵后 24 时之内受精是怀孕最基本的条件，此时卵子新鲜、健康是保证胚胎健康的先决条件。那该如何计算排卵期呢？如果月经周期是 28 天，则月经第十四天排卵；如果月经周期长，则排卵期相应地后错。如妇女在排卵前后一定时间内有性生活，就有怀孕的可能。这段时间称为“易孕期”。常用的推算“易孕期”的方法有：宫颈黏液观察法（须在医院做）；基础体温测定法。在排卵后由于黄体的作用，排卵后体温上升 0.3 ~0.5℃，观察白带法，正常情况下，白带的质和量随月经周期变化。月经干净后，白带色白、量少，呈糊状。在月经中期卵巢即将排卵时，由于宫颈腺体分泌旺盛，白带增多，透明、微黏、似蛋清样。排卵后，白带变混浊，稠黏而量少。行经前后，因盆腔充血，阴道黏膜渗出物增加，白带往往增多。

对于男性来说，精子在射到女性的阴道之后，其精子的生命期为 1 ~3 天。若这段时间未能遇到卵子，精子就失去了受孕能力。

如果男性能在女性的排卵期连续进行房事，可以增加受孕机会，怀孕的可能性也会高一些。此期间精子、卵子处于新鲜、健康状态，无疑对保证受精卵的健康是有益的。

爱心TIPS

对于一对想生宝宝的夫妻来说，在进行房事时，若能在具体安排上既养精蓄锐又能合理选择时间，无疑将为能早生贵子提供一良好的基础。

第二章 幸福并痛苦着,孕期40周

怀孕是一种幸福。当"小苹果核"开始在妈妈肚子里扎根开始,妈妈便时刻感受到爱的幸福。从那刻起,妈妈不再是独立的一个人,而是有一个将完全属于她的宝宝。无论宝宝的规律的心跳,还是他无意识的一举一动,都是孕妈妈内心深处最直接的甜蜜。然而,胎宝宝的来临也给孕妈妈带来不同程度的痛苦,剧烈的妊娠呕吐、大腹便便的不适、长期便秘的折磨……但孕妈妈依然为能够拥有宝宝而快乐着……

科学指导

完美孕期,保健新观点

对女人来说,怀孕是人生旅途中的重要一站,孕期是女人一生中最重要的时期。由于医疗的迅速发展,孕妇、胎儿以及新生儿的死亡率有了显著的下降,但孕妇在怀孕期间出现的一些症状并导致胎儿、新生儿死亡情况还是屡见不鲜。如何才能改变这一局面呢?

一个十分重要的环节就是孕妇必须掌握孕期保健知识,包括食物、药物、疾病处理、运动、衣着、睡眠姿势等,但某些传统的保健观点已显得比较陈腐和不合理,对于孕妇来说,有必要根正这些错误的观念,接受新的观念。

1. 睡姿最好为半卧位,而非仰卧位

很多孕妇一直认为睡眠和分娩的最好姿势是仰卧位,据相关资料证实,

怀孕后期采取仰卧位，非常不利于子宫和胎儿的血液循环，严重者会对孕妇造成肾脏的损害，对胎儿也将构成巨大的威胁。

很多科学家经过实验证实，正确的孕妇睡眠姿势应该采取侧卧位，在臀部下可垫一楔形的柔软物件，如小枕头、毛巾或泡沫塑料等，侧卧至少倾斜30°～40°，也即身体长轴平面和床的平面呈一个30°或40°的锐角。

2. 不要长时间的走动

怀孕后，特别是妊娠的中、后期，有的孕妇认为多走、多动，孩子便好生，事实上恰恰相反。如果长时间的站立会使增大的子宫压迫盆腔血管，导致下肢及盆腔血流郁积，使回心血量减少，从而影响子宫胎盘和肾血流量，这便会引起胎儿的生长不良，并容易促发妊娠毒血症。在国外，一些妇科专家都会建议孕妇每天下午侧卧1～2个小时，而且还建议身体已经浮肿的孕妇不应再散步，可见，那种一味强调多走动的观点不太科学。怀孕可以走动，但要保持度。

3. 孕期锻炼要缓行

孕前进行运动锻炼是为了强身健体，以生一个健康的宝宝。那么，孕期能否进行运动锻炼呢？这已成为一争议的问题，虽然适当的锻炼有一定的好处，如防止身体过重，保持肌张力，从而使分娩顺利等。但过度的锻炼能使血流从子宫流向肌肉，而且过于强度的运动也会使母体体温升高，这些都有害于母婴的健康。因此，对怀孕的准妈妈来说，不应做过度的锻炼，而应做短时间缓和的活动。

一点通

妊娠1个月：突如的惊喜

恭喜你！你怀孕了！在未来迎接你的，将是你一生中最激动人心的经历，也是会带来重大变化的经历。当你开始准备迎接一个新生命降临前，你有许多事需要仔细考虑和操作——这是许多女人一生中极其重要的时刻。

虽然你怀孕了，但你可能还没有感觉到怀孕。或许你对怀孕的“感觉”

只不过是情感上的，或者你已经开始在身体上感觉到怀孕。

也许你一直迫切地"期待"怀孕，期待着由身体表现出的任何怀孕症状。你可能会感到轻度恶心、易饿、口渴、疲倦、燥热、虚弱或是头晕目眩；也可能你根本没注意到这些，最初你可能以为自己患了流感，直到医生或身体证明不是这样。也有可能当你怀孕的时候，甚至在未出现任何症状时你就已经知道自己怀孕了。

无论你的身体的出现怎样的反应，怀孕这个事实可能需要你考虑，这个宝宝是不是在你计划之中的。不论你是从医生口中得知或是在家通过自助式妊娠试验知道自己怀孕了，此时你可能会发现自己感到兴奋、害怕、松了一口气、不相信、困惑或所有这一切；当然你最初的反应在很大程度上会因为这个宝宝的来临是经过数月的计划和期待，或根本是个意外而有所不同。不过，即使你已经做好面对这个生命中重大改变的心理准备，在你像孕妇那样做事之前，你可能很想对怀孕这件事保持低调，有这样的反应也不必惊讶。

爱心TIPS

怀孕是人生中一件大事，是由二人世界变成三人世界观的一个关键时期。怀孕的感觉是美妙的，你会感到你的人生瞬间充实了、生命完整无瑕，因为你将成为一个幸福健康的准妈妈。

有"喜"，就有"喜"的反应

在你怀疑自己可能怀孕后不久，身体就会自动验证你是不是真的怀孕了，一位细心、善于体察自身微细变化的女人，决不难发现自己妊娠后的那些可察觉的变化。以下是怀孕早期的征兆。

1. 疲倦

怀孕了，身体不再有足够的精力应付平常的活动，走上小山或是晚餐后就会疲惫不堪。体内的变化正在耗尽身体的大量能量。

2. 害喜

女性妊娠后，最先出现的症状是"害喜"，也被称为早孕反应，即恶心、呕吐、择食、厌异味，有的人则表现为唾液增多、畏寒、怕冷、头晕、乏力、嗜睡、便秘等症状。

3. 停经

这是怀孕反应的最先征兆，如果月经未按期来潮，首先应想到是否怀孕了。有做过绝育手术的女性朋友，即使停了经，也不能完全排除怀孕的可能。因此，一旦出现闭经，也应想到有怀孕的可能，千万不可掉以轻心。

4. 乳头变黑，乳房变大

女人怀孕后，妊娠黄体分泌大量黄体酮，黄体酮刺激乳房里的乳腺发育，使乳房变大。乳头、乳晕有黑色素沉着。

妇女停经后乳头变黑、乳房胀大，或哺乳期妇女奶水突然减少，均应警惕有可能怀孕了。

5. 基础体温升高

假若你的月经未按期来潮，你可测量一下基础体温（晨起睡醒时，不讲话，不排尿，不做任何活动，卧床测得的体温），持续升高 0.3 ~0.5℃，即体温在 36.8 ~37.1℃左右，连续超过 20 天左右，则怀孕的可能性很大。

以上种种迹象都是怀孕的反应。

爱心 TIPS

怀孕是人生中一件大事。

孕期的认识

整个孕期为 280 天(40 周)。为了便于掌握怀孕期间不同阶段的特点，临床把怀孕的全过程分为三个时期，也就是通常说的早、中、晚期。

怀孕早期：指怀孕 3 个月，即妊娠 12 周末以前。

怀孕中期：指怀孕 4 ~7 个月，即妊娠 13 ~27 周末之前。

怀孕晚期：指怀孕 8 ~10 个月，即妊娠 28 周以后。

了解了以上的三个时期，我们就可以知道什么是早产、过期妊娠和流产。

早产：如果胎儿在 28 周到不满 37 周之间出生为早产。早产儿成活率低。

过期妊娠：孕期满42周或超过42周为过期妊娠。过期妊娠易造成难产或胎儿死亡。

流产：发生在12周以前称为早期流产；发生在12～28周之前称为晚期流产。

爱心TIPS

认识到怀孕的周期，孕妈妈就能依据每个阶段的特点来调适自己的生活，然而再对每个阶段容易出现的状态加以防范。

孕期检查小常识

顺利度过怀孕、分娩、产褥期，培育一个健康的婴儿，怀孕期母体的健康是至关重要的。为此，要按时接受必要的检查、测定和定期作产前检查，利用妇幼保健院（站、所）开展的孕妇保健指导等，注意预防异常。早期发现，早期治疗。

1. 血型检查

为分娩时做输血的准备（有大量出血时），同时，也有预测有无血型不合的检查。在初诊时，做ABO型和RH型检查。此时把丈夫的血型也一同检查一下为好。

2. 贫血检查

除在初诊检查之外，在怀孕的中期、晚期再查查为好。因为即使早期不贫血，随着怀孕月份的增加，也容易贫血。

3. 尿检查

在初诊和定期健康检查时都要做尿的检查；查一查尿中的糖和蛋白质，有利于对糖尿病和妊娠中毒症的早期发现。

4. B型肝炎抗原（HB抗原）的检查

B型肝炎是以血液为媒介传染的疾病，因此，分娩时有传染给胎儿、医生和助产士的危险。

5. 风疹抗体值的检查

是为了检查母体是否被风疹感染。如被风疹感染，容易出现畸形儿。特别是在怀孕早期就被感染了的，可能性更大。因此，这项检查非常必要。

6. 其他检查

除以上各项检查外，在怀孕中期以后，可以听到胎儿心脏的跳动，为查看有无葡萄胎的可能性和是否为双胎，要做听取胎儿心音的检查，做多普勒检查；为查看有无妊娠中毒症的症状，要做浮肿的检查。

此外，血糖值、肝功能检查、凝血功能检查、血象、血小板数、红细胞沉降速度等的血液检查；更进一步的检查，像尿中雌三醇值的测定。羊水分析等的胎儿胎盘机能检查、心电图、胸部X射线检查、腹部X射线检查、骨盆X射线检查、超声波断层摄影，应根据需要进行，无特殊症状及不适，不必检查。

爱心TIPS

孕期检查是孕妇必做的一项常规检查，要想培育一个健康的宝宝，那么应重视母体的健康。

孕早期特别叮咛

在正常情况下，怀孕不会有什么危险，这是正常的生理现象。但是，在一些特殊情况下，怀孕期间也会发生这样或那样的并发症，这些必须引起孕妈妈的注意。孕早期的并发症和其他疾病一样，常常会出现一些先兆，如能及时发现并加以处理，往往能防止其发生或减少其危害。以下所述的几点就是孕早期常见的危险信号。

阴道出血应镇静，通常来说，妊娠早期出血比较多见。出血常表明有流产、宫外孕、宫颈息肉、子宫内膜出血、绒毛膜上皮癌等多种情况。

对已经确诊怀孕的孕妈妈来说，一旦出现阴道流血，无论有无腹痛，都应立即去医院就诊，确定阴道流血的原因，以免延误治疗时机。

阴道流血伴有腹痛，是流产的主要症状，其原因多种多样。对此，孕妈妈应有足够的认识。

爱心TIPS

对于孕妈妈来说，对于孕早期出现的一些危险信号，应该给予足够的重视。

初孕生活知识必知道

初次怀孕，对于孕妈妈来说，是一件振奋人心的事情，不仅在身体上发生显著变化，而且在心理上也发生了明显的变化。在妊娠初期，为达到优孕目的应该这样做。

（1）如果确定自己已怀有身孕，这时就不要轻易服用药物，禁止做X光片、CT检查，避免长时间计算机操作以及看电视。在受精后的1～15天为胎儿的器官分化前期，虽不使胚芽畸形，但可致它死亡。

（2）从怀孕的1个月至妊娠后3个月，每天坚持口服叶酸片，服叶酸片可以预防宝宝神经管畸形。孕妈妈怀孕早期，应多吃富含叶酸的蔬菜如菠菜、青椒、萝卜等蔬菜。

（3）从确定怀孕那个月起就不要再洗热水浴，因为孕妈妈在怀孕的最初几周内，宝宝发育中的中枢神经系统，特别容易受到热的伤害。若洗热水浴或做蒸浴都可妨碍胎儿的大脑细胞组织生长。这个时期孕妈妈应该洗温水浴，且温度保持在35℃左右。

（4）如果孕妈妈在怀孕之前的生活不太规律，那么从这个时候起就要纠正，每天定时休息，不要熬夜，且保持充足的睡眠，避免过于劳累。

（5）身体不适去医院就诊时，要向医生讲明自己本月准备受孕的情况，以便医生做出合适的处理。

爱心TIPS

对于初次怀孕的女性，为了宝宝的健康，怀孕之前的一些不良习惯都要改掉。

孕妈妈全身各系统的“大演变”

妊娠期母体为了适应胎儿的生长发育，各系统有一系列适应性的生理变化。综合整个孕期来说，具体有以下几方面的变化。

(1)生殖系统。以子宫变化最为明显，由非孕期50克增至1000～1200克。容量增加近1000倍，可达5000毫升。因盆腔左后方有乙状结肠的占据和蠕动，故子宫常有不同程度右旋，子宫周围的韧带随子宫增大亦增粗变长。

(2)心血管方面。心脏位置因增大的子宫上推横膈而上移，血容量逐渐增加，至妊娠32～34周达高峰，比怀孕前增加30%，加重心脏负担，致心跳加快，其中血浆增加40%，而红细胞增加20%，血液相对稀释，形成生理性贫血。

(3)呼吸系统。母亲对氧的需要量及二氧化碳的排泄量增加，使肺的负担加重，妊娠后期增大的子宫使膈肌活动受限，故孕妇呼吸比较急促。

(4)泌尿系统。妊娠后肾脏负担母儿的废物排泄，负担增加，妊娠早期及晚期，子宫压迫膀胱出现尿频，由于孕激素的增加，使输尿管平滑肌的张力降低，妊娠中期后由于子宫对输尿管的压迫，可见肾盂及输尿管有生理性扩张，蠕动减弱，尿流缓慢，易发生感染，特别是子宫生理性右旋，右侧输尿管受压，因此孕妇易发生肾盂肾炎。

(5)消化系统。怀孕早期易出现恶心呕吐，食欲不振。怀孕12周以后好转。妊娠晚期由于增大的子宫压迫，肠蠕动减慢，胃肠平滑肌张力减低，常有肠胀气和便秘。胃内容物逆流至食管可引起烧心感。

爱心TIPS

对于妊娠出现的这些身体上的变化，孕妈妈要以正确的态度对待，不要惊慌失措。因为出现的这些身体上的变化，都是妊娠中正常的变化。

子宫及阴道，如果在妊娠晚期重压可引起早产；避免按摩腹部。

胎教方案——宝宝的起跑线

从受精卵形成的那一刻起，环境因素就对新生命产生影响。因此，胎教应从精卵结合之时开始。母体的营养、疾病、服用的药物，以及孕妇情绪变化所产生的内分泌改变都构成了新机体生长的化学环境；子宫内的温度、压力，母体的身体姿势和运动，以及体内外的声音等构成宝宝生长的物理环境。所有这些直接和间接的刺激都会对宝宝的生理、心理发育产生有利或有害的影响。如果我们注意孕期的营养、预防疾病、不滥用药物、保持良好的情绪，会为宝宝的健康成长奠定坚实的基础。胎教不是什么神秘的事，基本上你能做到以下几点就可以了。

（1）胎儿的成长和婴儿的成长一样，需要有适当的刺激，来促进其发育，特别是神经系统的发育。

（2）在胎教的同时，母亲本身也处于轻松愉快的环境，让子宫有较佳的血液供应。

（3）让孕妈妈从怀孕时，就晓得如何更爱自己，也更爱宝宝，可避免一些不必要的危险。

（4）孕妈妈与宝宝可建立良好的互动，心有灵犀一点通，就始于此。

（5）最后要叮咛的是，孕妈妈生活起居要正常，避免有害饮食，减缓压力，不要动气，应多散散步、呼吸新鲜空气。

胎教从怀孕第一个月开始，从第四个月进入正式阶段。因为宝宝的视觉在第13周就已形成，在第四个月，宝宝对光就有反应了。相对视觉而言，宝宝的触觉发育要早一些，由于黑暗的宫内环境限制了视力的发展，所以胎儿的触觉和听觉就更为发达。宝宝的味觉神经在孕期第26周形成，胎儿从第34周开始喜欢带甜味的羊水；而在孕妇体内宝宝是用不上嗅觉的，但他一出生，马上就会用上了。

当然宝宝还有感知能力和记忆能力，正是由于胎儿的这两种能力，才使胎教具有了意义。

爱心TIPS

每个孕妈妈在日常生活中都会自觉不自觉地教育腹中的宝宝，精子与卵子一旦结合成功，就有了腹中的宝宝，所以胎教应从精卵结合之时开始。

双胎妊娠保健法

恭喜您！您怀的是双胞胎，听到这个消息，不少的孕妈妈都会高兴得不亦乐乎！高兴之余，孕妈妈也要认识到双胞胎不同于单胞胎，无论是在饮食上还是在日常生活保健上都要注意。具体注意以下几方面。

第一，双胎妊娠应加强营养。通过加强营养，食用足够的蛋白质、维生素并加服铁剂、叶酸以保证母婴的健康。

第二，妊娠晚期容易发生急性羊水过多、胎膜早破、早产、胎儿过小等，死亡率也较高。对此，应在医生指导下，加强预防。

第三，双胎妊娠有时候会出现一胎是臀位，二胎是头位，分娩时可发生两胎头交锁而致难产，所以应在分娩时采取措施。

第四，预防早产。由于两个胎儿在子宫内同时生长，常导致子宫过度膨胀，如果并发羊水过多，子宫的肌张力就更大，往往难以维持到足月而提前分娩。

第五，卧床姿势必须采取左侧位，不要取坐位、半坐位及平卧位。

总之，怀双胞胎的孕妈妈应注意卧床休息，保养好自己的身体。

爱心TIPS

对怀双胞胎的孕妈妈来说，的确是一件可喜可贺的事情，但是在日常的保健上要更加谨慎。

妊娠 2 个月：刚刚怀孕的感觉

大多数孕妈妈表示，在怀孕的第二个月里（怀孕的第 5 ~ 8 周）会确切地“感觉到怀孕了”。就连在第一个月里已经有多种妊娠症状的孕妈妈，现在仍可能会出现轻微的恶心或有略微的疲倦感。从现在起，你的身体每天都会提醒你，在你的体内正发生着奇迹。此刻，子宫和胎儿生长所必需的激素水平正造成你无法控制的生理和情感方面的变化。拥抱这些变化吧！你有权感到骄傲和喜悦，感到你自己是奇迹的一部分，提醒自己你的经历是独一无二的。尽管在你之前有数百万个妈妈在怀孕，可你是唯一怀着属于你自己的小宝宝的那个人！因此，当你一想到在短短的 9 个月内，你正在创造另一个生命，一时之间，种种的不方便与不适，也就显得不重要了。

孕妈妈在这一时期非常容易流产，所以要特别注意，应避免搬运重物或做激烈运动，而做家务与外出次数也应尽可能减少。不可过度劳累，多休息，睡眠要充足，并应控制性生活。这一时期也是宝宝大脑及内脏形成的重要时期，所以，对于孕妈妈来说，这一时期不可接受 X 光检查，也不要轻易服药，尤其应该避免感冒。经常接触猫、狗或小鸟等宠物，会感染弓形虫，所以也应尽量避免接触。这个时期洗澡时间也不要超过 15 分钟，不可洗热水浴（水温在 40℃以上），最好以淋浴为佳。

爱心TIPS

许多在孕妈妈怀孕第一个月时的心理感受，会在第二个月有所增强，这种感觉在以后的几个月里会逐渐地增强。

计算预产期，做到心中有数

孕妈妈已确定怀孕了，这时应该计算一下预产期，因为算好了预产期，就可以判断是不是"过期妊娠"，胎儿是否早产等情况，这对采取新生保健措施是非常重要的。但是，有的孕妈妈不太注意计算预产期，认为孩子什么时候想出来就什么时候出来。当然，有的孕妈妈却不会计算预产期。这一节主要介绍一下计算预产期的方法，一般来说，妊娠期需280天左右（共40周）。推算怀孕的日期，应从末次月经的第一天算起。推算的方法是用末次月经的第一天的月份和日期，把月份加9（或减3），日期加7，就得出预产期的月份和日期。如：末次月经是1997年2月5日，则预产期为1997年11月12日。如果孕妈妈不记得末次月经日期，则可到医院去检查，医生可根据子宫的大小来推算孕期。

也通过第一次胎动计算预产期。通常于妊娠18～20周开始，会感到胎动。初产妇从第一次自觉胎动的时间加20周或经产妇加22周即为预产期。

有的孕妈妈的月经不规则，所以这类型的孕妈妈的预产期要另外推算，比如孕妈妈平时月经周为45天，则她的预产期则要相应推迟10～15天。

一般来说，如果孕妈妈在37周末以后分娩，即预产期前3周，则为足月妊娠，因为此时出生的宝宝发育已基本成熟；预产期过2周（即妊娠42周末）以后分娩的则为过期妊娠。

爱心TIPS

计算预产期不仅在刚刚怀孕之后计算一次，而且要在临产前也做一次精细的计算。通过计算预产期，可以让妈妈心中有数，数着日子等待宝宝的到来。

妊娠孕吐防止有妙招

在怀孕早期，常伴有轻度食欲不振、恶心、呕吐等症状，这些都是很正常的生理现象，是孕妇特有的症状，但有的孕妈妈情况更为严重，甚至闻到做饭的味道、看到某种食物就呕吐，吃什么，吐什么，以致连喝水都吐，严重者呕吐物中可出现胆汁或咖啡渣样物。

简单说，胀气的产生是由于精神上的不安、紧张引起的。尤其是初次怀孕的人，特别容易紧张、着急等等，所以周围的人要尽量舒缓她的情绪，关心她、体谅她，不让她感到烦躁不安、紧张担心，这是照顾孕妇很重要的原则。

通常孕吐容易发在胎盘形成的阶段，而到胎盘完全形成，乃至于固定以后，就没有问题了。

那么，该如何防止孕吐？

(1)通过阅读一些相关书籍来了解一些有关的医学知识，明白孕育生命做妈妈是一项伟大的责任，是苦乐相伴的，从而，增加自身对妊娠反应的耐受力。

(2)保持乐观的情绪，孕妈妈可以做一些自己喜欢做的事情，或整理自己的钟爱之物，回忆美好过去；想想自己不久就要当妈妈，那种喜悦之情也会油然而来；也可以邀朋友小聚，郊游聊天都可以。总之，做些自己喜欢做的事，让自己心情愉快起来。

(3)让自己身心放松，不要紧张，如果感到身体不适时就要好好的休息。

(4)借助于丈夫及家人的协助，由于妊娠反应的特殊性，孕妈妈懒于做家务，尤其对炒菜味道反应强烈，家人及丈夫应了解什么是妊娠反应，积极分担孕妈妈的家务，使其轻松度过妊娠反应期。

(5)想吃什么，就吃什么。这个特殊的时期，孕妈妈在饮食上不要有所顾忌，也不用担心胎儿的营养得不到充分供应。应遵循能吃什么就吃什么，能吃多少就吃多少的原则。

孕妈妈感觉到想吐的原因必然在胃部，其实不然，恶心乃是由手足发冷所引起来，如脚腕发冷是最不好的前兆，可以用热水冲脚和热水袋的保暖方法赶紧使之温热起来。

饭前和睡前要做拉耳朵的按摩，也要做做手的按摩，及肩胛骨的按摩。

手背的按摩：首先，左手掌的指头要靠拢，平放在桌上，用右手的五只手指按摩左手背，由手背的指尖往手掌的方向用力地摩擦。如此做，等手部温暖后再换手，用左手五指按摩右手背。

多做做这样的按摩，可以有效地帮助人们缓解妊娠的苦恼。

爱心TIPS

妊娠反应一般在停经5~6周出现，以后逐渐明显，在停经12周前自行消失。一般对生活和工作影响不大，无需特殊治疗。

拥有健康的心情

在怀孕期间保持健康、良好的情绪，对于孕妈妈自己和胎儿都很重要。那应该如何保持心情的愉快呢？

需要注意的方面很多。比如，家庭要尽可能创造和谐、欢乐的生活气氛。夫妻之间要多交流、多理解，当发生不愉快事情的时候，多从积极的方面开导孕妈妈，避免孕妇受到不良刺激。作为孕妈妈自己，同样要正确对待生活中发生的大大小小的矛盾，对一些无足轻重的事情，不要过分认真和计较，尤其不应该多疑，尽量减少对家里其他人的误会与误解，即使遇到什么不顺心的事情，也要想办法让自己大度一些，应该学会多做一些自我安慰。这样，情绪就不容易受到影响而稳定了。

爱心TIPS

保持健康的情绪，让自己始终有一种良好的心境，对自己、对胎儿，都有好处，对家庭也有好处。

音乐浴——宁静的胎教法

孕初期，由于妊娠反应使得许多准妈妈心烦意乱，脾气暴躁，有时候孕妈妈会为一点小事情而生闷气，这时的孕妈妈要提高警惕了，胎儿与你的感觉是相通的，因此你要保持开朗、温柔、慈爱的心情，这种心情应持之以恒才能使宝宝的身体和心理健康成长。

“音乐浴”能让内心平和，对解除疲乏、心胸郁闷、头晕、头痛有立竿见影的效果，这时期的孕妈妈可采用“音乐浴”胎教法。

（1）准备阶段。坐在带靠背的椅子或躺在床上，手放在双腿两边，闭上眼睛，全身放松。CD机放在一边，音量适中，音乐以自己喜爱的音乐为主，节奏较明快为好，太快太慢都会影响效果。时间控制在3分钟一首乐曲，要连续播放10分钟左右，大约三次。

(2)享受音乐。随着音乐一次又一次的奏起，孕妈妈的全身自然会放松，各种妊娠症状也暂时忘记了，脑海里只有轻快的音乐，尽情地享受着音乐，最后睁开眼，随着音乐的节奏，手、脚有节奏地慢慢地晃动。

(3)结束。当音乐停止以后，起身走动走动。享受完音乐浴，一般头脑的昏沉感和身体的疲乏感会一扫而光，变得头脑清醒。

爱心TIPS

孕妈妈平和、宁静、愉快而充满爱的心理，是此阶段胎教的主要内容，而音乐浴可以帮助孕妈妈培养这种心理。

妊娠日记的主要内容

从这个月开始，孕妈妈就要每天记妊娠日记，写妊娠日记不仅记述孕妈妈自己的情感感受，还要记录以下内容。

(1)末次月经日期。通过记录末次月经日期，可以计算出预产期。记录“大姨妈”的到来日期，对每位孕妈妈来说，是一件轻而易举的事情。

(2)早孕反应。每位孕妈妈的早孕反应不一样，主要包括记录早孕反应开始的日期及发生的程度，饮食调理的方法、进食数量以及医生治疗的情况等。

(3)第一次胎动日期。孕妈妈通过记录胎动日期可以较准确的计算出预产期，也可判断胎儿发育情况。还应该记录每日胎动次数，监测胎儿发育。

(4)阴道流血。妊娠期出现阴道流血，大多是先兆流产，也可能是异位妊娠等原因。应该记录血色、血量及有无其他组织排出。

(5)胎动计数。在出现胎动以后，应记录每日胎动次数。

(6)性交情况。如果孕妈妈和准爸爸情不自禁地过了性生活，要记录下来。

(7)妊娠期患病及用药。日记要记录孕期不舒适的感觉，患病的症状，医生的诊断，服用的药物名称，剂量和服用时间。

(8)体重和腰围。随着孕妈妈一天天的增重，记录下自己每天的体重，一方面供医生参考，一方面根据体重变化调节饮食。

(9)检查情况。孕妈妈每次做完检查之后，都要做相应的记录，主要包括检查情况和日期，记录血压、尿蛋白、血红蛋白检查结果等等。

当然，除了以上内容，妊娠日记还应记录妊娠期生活、工作、精神心理上的重大变化。

爱心TIPS

亲爱的孕妈妈，记录下你在孕期的点点滴滴，将来你打开尘封的记忆，回味身怀六甲时的酸、甜、苦、辣，咀嚼生儿育女的甜蜜与艰辛时，你的内心一定充满了感激与幸福。

孕早期检查的内容

询问病史：①了解本次停经的时间，早孕反应的情况，有无疾病。如发热、服用药物、阴道流血、心悸等情况。②了解既往病史，夫妻双方有无高血压、心脏病及做过何种手术。③了解夫妻双方家庭中有无传染病、有无遗传性疾病等家族病史。

妇产科检查：尤其要注意心脏有无病变，并测量身高、体重、血压及检查乳房发育情况；了解子宫大小，产道和子宫周围有无感染。

化验：①血常规检查（红、白细胞计数以及血红蛋白值、血小板计数等）。②尿常规检查（尿蛋白、尿糖、尿沉渣等），了解有无肾脏功能异常，有无泌尿道感染。③肝功能检查。④弓形虫抗体检查，主要是针对家有宠物的孕妇，防止胎儿脑和神经发育畸形。⑤绒毛细胞核型分析，主要是针对生过畸形、先天愚型儿及有遗传病家族史的孕妇。

爱心TIPS

孕妈妈应严格遵从医生的安排，不可忽视孕早期的各项检查。

妊娠3个月：看起来像孕妇了

许多孕妈妈发现，过去两个月以来，身体上所受的种种折磨，到了这个月时开始减轻。尽管此时下腹部隆起的现象还不明显，这个时期，因为倦怠、恶心等现象逐渐缓和，相对地心情上会轻松许多。这个时期孕妈妈乳房增大，乳晕颜色变深。强烈的血流影响了全身，导致鼻塞、尿频、阴道变成深红色、大阴唇变黑，还可能有白带增加。

这个时期还处于特别容易流产的阶段，所以孕妈妈还是要格外的小心。此月份妊娠保健的重点应在这两个方面。要劳逸结合，起居有规律。孕妈妈在日常生活中要注意尽量使腹部放松，避免增加腹压的动作，因为使腹部紧张，增加腹压和振动身体均易发生流产。孕妈妈对于这两点要重视起来，不要因为一失足而成为千古恨。

这个时期的孕妈妈要防止以下的动作：长久站立，穿高跟鞋或步行3公里以上路途；上下楼梯，提携重物，往高处伸手取物件的动作；用力排便，严重咳嗽，粗暴性交，剧烈运动和舞蹈等；不要乘坐强烈摇摆的交通工具，如汽车、单车等。坚持工作的孕妈妈，更要注意量力而行，努力争取领导和同事的谅解，如果你和领导说明原因，相信领导会予以理解的。此外，避免水中工作，预防着凉，浴后要注意保暖，在夏天睡觉宜用毛巾被盖在肚子上，冬天尽量减少外出。这个时期孕妈妈的分泌物也比较多，因此孕妈妈要每日洗澡，以保持身体的清洁。

爱心TIPS

孕怀早期，也是怀孕的前三个月，是怀孕过程中最重要的三个月，所以这个时期的孕妈妈千万不要掉以轻心。

孕妈妈不要勉强进食

这种不能进食的现象会一直连续两三个月，一点食欲都没有，有些孕妈妈为此而感到担心、烦恼，怕对宝宝产生不良的影响。

实际上，孕妈妈的这种担心大可不必，即使害喜相当严重的孕妈妈，持续一个月的呕吐，也不会对宝宝产生不良影响。因为这时宝宝还小，所需的营养不多，即使孕妈妈不怎么吃东西，对宝宝而言，仍然不会造成营养不良的现象。

害喜时，不仅影响食欲，也改变了孕妈妈的饮食习惯，甚至有的孕妈妈看到了鱼、肉即想呕吐，无法忍受煮饭的味道或鱼汤的味道。

只吃自己喜欢吃的东西，想吃时再吃，这样对孕妈妈来说反而是一种解脱；可能过了一阵子，即改变了孕妇的饮食习惯，唤起食欲。这时，要特别留意摄取水分。但是最好不要喝咖啡或红茶，因为咖啡、红茶中含有咖啡因，过量的摄取，对宝宝并不好。

害喜现象对于绝大部分孕妈妈来说是一种必有的现象，所以孕妈妈不应逃避，而应想办法适应它，早日适应它、改变它，以迎接一个充满母爱的妊娠阶段，对孕妈妈而言，这也是一件永生难忘的回忆。

有一种方法可以缓解这种害喜的反应，那就是在早上一大早醒来时，吃一点东西，或是吃一些自己喜欢吃的东西，将有抑制“害喜”的作用。亲爱的孕妈妈，你不妨试一试这这种方法，在你的床前多准备各种各样的吃的，在早上醒来时，想吃什么就开怀尽情地大吃一顿。

爱心TIPS

夫妻是一体的，此时，更能表现为人丈夫的体贴，善解人意的一面，多多协助太太，让夫妻俩一起度过这段特殊的时日，以增进感情吧！

孕期检查时间安排面面观

妊娠12周以前早孕确诊。

妊娠16～32周，每四周检查一次。

妊娠32～36周，每两周检查一次。

妊娠36周以后，每周检查一次。

如果发现异常情况应增加检查次数，而且去医院检查时，一定要注意下面的问题。

①应选择专业的妇产医院或有专业妇产科的大医院，最好是准备在那里生孩子的医院。②检查时医生要触摸孕妇的身体，所以去医院之前孕妇最好要先洗澡，穿上干净易脱的衣裤。③定期检查时，医生会问到一些孕妇不好回答或想隐瞒的问题，孕妈妈不要有所顾虑，一定要如实回答，否则可能会贻误病情，孕妈妈切不可恐惧或拒绝，要很好地配合医生的检查。

爱心TIPS

每个时间段的孕期检查都是必不可少的，为了宝宝的健康，孕妈妈必须安排好自己的时间接受检查。记住，到医院做检查时，最好是由丈夫陪着一起去。

孕妈妈在怀孕之后，身体的内分泌系统处于变动过程中，而且是初次怀孕，所以这时期的孕妈妈容易发生精神状态的变化，严重者可出现情绪不稳、行为异常等精神障碍。孕妈妈初期有哪些心理呢？

1. 对丈夫的依赖心理

有的年轻女性朋友在怀孕之后，感情会变得很脆弱，什么事都离不开丈夫，对丈夫存在一种依赖感，这时的妻子希望丈夫能以自己为中心，时时都在自己身边来关心自己、照料自己。对丈夫的这种依赖心理既有生理上的需要，也有感情上的需要，还有一份额外的担心，因为怀孕使女性的身体发生重大的变化，所以有的女性就会担心自己形体的变化，会不会改变自己在丈夫心目中的形象。这样就对丈夫产生了一种过分的依赖心理。

那此时，做丈夫的该怎么办呢？

丈夫这时就要顺应妻子的需求，给予妻子足够的关心，只要有时间就陪伴在妻子身边，也可以时常给妻子买点小礼物送给妻子，以给妻子宽心。当然，作为妻子自身，也不要太娇气，应时刻告诫自己，“生育是每个女人的天职，别人能做的我依旧能做”，要体谅丈夫，不要对丈夫有过分的依赖，丈夫也有自己的工作，不能随时陪伴在你身边，而且，妻子在很多事情上要学会自立，这样也会让宝宝健康的生长发育。

2. 烦躁心理

在怀孕初期，大多数孕妈妈都会有不同程度的妊娠反应，这种妊娠反应会导致孕妈妈心情恶劣、烦闷不堪。而对于那些没有思想准备就怀孕的孕妈妈来说，心情会更加恶劣。那么孕妈妈如何才能克服这种烦躁的心理呢？

首先，作为丈夫，在妻子妊娠时，要从多方面体贴和照料妻子，既要在精神上给予安抚和宽慰，又要在物质上多下工夫。平时，多给妻子做些可口的饭菜，还要尽量说些风趣的话，讲些幽默的故事和笑话，使妻子心情开朗。对于妻子的“无名之火”，丈夫在这个时候千万不要计较。吃完晚饭后，丈夫要多陪妻子散散步，让她多呼吸点新鲜空气，这样对宝宝也大有益处。在丈夫的精心呵护之下，相信妻子的烦躁心理不久就会烟消云散。

当然，作为妻子对于妊娠反应也要有个正确的认识，对自己做个自身的调整。要让自己心情舒畅，情绪稳定，保持心理平衡。平日多想一些愉快的事，多读一些轻松、幽默的书籍，这样会缓解一些心理上的烦乱情绪。当然也可以多交些孕妇朋友，和她们经常聊聊天，谈一谈彼此的感受，这些都会减轻孕初期的烦躁心理。

3. 担忧心理

怀孕了，这件事带给孕妈妈的不仅是惊喜，同时还有一些担忧，担忧什么呢？因为怀孕后所发生的一切都是陌生的。这时孕妈妈会对将要发生的事有一种担心和恐惧的心理。她们担心自己是否会生个缺陷儿，以前得过妇科病会不会给宝宝造成影响等等。诸如此类的担心，常使孕妇处于不良的心理状态中。

孕妈妈的情绪将直接影响宝宝的成长，所以对孕妈妈的这种担心，要及时消除，对于一些不必要的担心，孕妈妈通过咨询，就可完全放心。

爱心TIPS

在孕初期，孕妈妈可能会产生各种各样的心理障碍，作为丈夫，就要多加体贴妻子，鼓励妻子，给她以力量，帮助她树立坚强的信念。如果妻子在妊娠中遇到了棘手的问题，丈夫要和妻子同甘共苦，共同面对困难，战胜困难。

行为胎教——一种无声的语言

行为胎教就是通过孕妈妈的行为来传递给宝宝，使宝宝受其感染。因为行为也是一种语言，只不过它是一种无声的语言。孕妈妈的行为通过信息传递可以影响到宝宝。

部分孕妈妈要注意自己的行为修养，不要开口就脏话连篇，动辄与人口角，动小心眼，嫉妒别人，在同事、邻里之间散布流言，挑拨离间，斤斤计较，这些表现，不能给胎儿带来什么好的影响。

再者孕妈妈应少玩麻将。因为在玩麻将时，孕妈妈往往处于大喜大悲、患得患失、惊恐无常的不良心境中，加之语言粗暴、争论激烈，自主神经高度紧张，母体内的激素分泌异常。这些恶性刺激对宝宝大脑发育造成的损害，会远远超过对母体本身的损害。

如果孕妈妈心里烦闷可以听能使心情愉悦的音乐，如：柴可夫斯基的

《花之圆舞曲》、莫扎特的《小夜曲》。

爱心TIPS

孕妇应该清心养性，守礼仪，品行端正，给胎儿以良好的影响。

妊娠初期的性生活

在妊娠的前三个月间，由于有早孕反应，又牵挂胎儿，孕妇的性反应多少会受到一定的影响。这时，胎盘还没有完全形成，处于不稳定状态，具有维护胎儿在子宫内正常发育功能的孕激素分泌还不充分，因而，此时是最容易流产的时期。在此期间性交次数不宜频繁，而且不能过多地刺激女性。

性交体位也须格外注意。如果采用男上女下的传统姿势，丈夫要伸开胳膊，支撑自己的体重，不要压迫孕妇身体，特别是腹部。同时，孕妇可将两腿伸直，使男性的生殖器不能插入很深，这也是适宜保护胎儿的办法。当性交达到高潮时，男性不要像往常那样剧烈抽动，尽量免去频繁更换体位的麻烦。

爱心TIPS

妊娠初期，性交次数一般控制在一周一次或两周一次为宜。

妊娠4个月：感觉舒服多了

欢迎来到怀孕的中期！也许你还是习惯以月来做单位考虑怀孕的事儿，但是，你的医生可是根据怀孕的周数来进行各项不同的产检。怀孕进入第13周，也进入了大多数孕妇所谓的“黄金时期”。虽然还是有一些孕妇仍然偶尔会有恶心等不适，然而，大多数的孕妇自第四个月起，持续一整天的恶心消失了，而且在食欲、性欲上都逐渐恢复正常，因此，精力也会比前三个月要好上许多。

到了怀孕的第四个月，此时你与你肚子里的胎儿开始快速地成长，因此，你的体重也开始更快地增加，如此一来，在外观上，由于腹部隆起更为明显，腰部也跟着明显变粗，因此你看起来就真的是怀孕的样子。同时你也感到穿上孕妇装最舒服。从这个阶段开始，你可能又必须重新调适一番你的身心状况了。

孕妈妈在怀孕的第四个月，身体有哪些显著的变化？这时期每周体重增加250～300克，子宫继续增大。乳房内的腺体增加，挤压时，可流出一些白色的液体，即初乳。也会有轻微的出汗，甲状腺的范围也在扩大。

爱心TIPS

这时期的孕妈妈疲倦感消失了，恶心和呕吐也不复存在，全身感到舒服，体态变得更美了，两眼炯炯有神，皮肤呈现出从未有过的光泽。由于水分的充盈，面部皱纹变平了。

孕中期检查内容

询问：了解孕妇的健康状况及胎动出现的时间。

妇科检查：测血压、体重，听胎心、测量宫底高度和腹围，注意孕妇有无浮肿。同时，要进行孕期卫生和营养指导。

化验：复查血红蛋白值（血色素）、尿蛋白。

爱心TIPS

孕妈妈对孕中期的检查也不可忽视，应遵循医生的意见逐一检查。

宝宝在肚子里能“玩”了吗

孕妈妈度过了最难熬的前三个月，到了第四个月，是孕妈妈的黄金时期。宝宝在前三个月时，听觉、触觉神经已经开始发展，所以，孕妈妈如果在第四个月左右做超声波检查，就可以看见宝宝在孕妈妈的肚子里玩耍。适时地与腹中的宝宝进行游戏交流，可以帮助母子尽快建立感情，而且可以有助于宝宝的发育。

这个时期的宝宝已经有了正常的反应能力，一般正常宝宝，孕妈妈陪宝宝玩游戏时，宝宝会因为受到外界刺激产生反应，从而产生胎动。孕妈妈在与宝宝玩耍时，顺便可以进行计数胎动。孕妈妈怀孕7～8个月时是胎动最明显的时候，这个时期是与宝宝交流的最佳时期。一般而言，宝宝需要8～12小时的睡眠，如果在饭后1～2小时陪宝宝玩耍，孕妈妈可以明显地感受到胎动，宝宝的手脚会随着孕妈妈的动作而产生不同的反应，母子就这样进行着只有两个人的游戏。

孕妈妈可以有节奏性地轻轻拍打肚子，感觉宝宝的反应，宝宝感觉到有人触摸他，就会踢脚。通常重复几次下来，宝宝会有反射动作。你也可以用两三拍的节奏轻拍腹部，如果你轻拍肚子两下，宝宝会在你拍的地方回踢两下，如果轻拍三下，宝宝可能会回踢三下。

爱心TIPS

与宝宝进行玩耍实为一种游戏胎教法。所谓胎教，就是调节孕期母体的内外环境，促进胚胎发育，改善胎儿素质的科学方法。在四个月左右对宝宝进行游戏胎教法，有助于宝宝的健康成长。

妊娠中期的性生活

有的孕妈妈在怀孕时，把全部精神重心放在宝宝身上，从而忘记了自己的丈夫。特别是第一次怀孕的妇女，害怕做些亲密的动作会对宝宝有些不良的影响。但是，丈夫却不会因为孕妈妈怀孕而减低性欲。若双方能了解彼此的需要，彼此对性的要求不同，并且主动地协助先生，让彼此相爱相扶持地度过这段特殊时期，将能安抚孕妇在情绪上的不稳定。

在妊娠4~8个月期间，孕妈妈的心情稳定，胎儿状态亦安定。在不压迫腹中的胎儿的情况下，夫妻俩做些亲密动作并不会对胎儿产生不良影响。此时期的性生活次数可以恢复正常，因为已经不容易流产了。同时，孕妇的身体和精神状况也有所稳定。

但是，妊娠中期的性生活次数和动作仍不能像非妊娠期那样“肆无忌惮”。如果性交次数频繁，用力过猛，甚至压迫孕妇腹部，都可能导致胎膜早破，诱发流产。另外，除了注意适当节制外，还应注意一些生理卫生常识。同房前，夫妻双方要清洗外阴；丈夫不应过分刺激妻子乳房；绝对禁止将手插入阴道；性交的体位最好采取前侧位，前坐位和侧卧位也较适宜，但仍须注意动作不可过大，阴茎不能插得太深。

爱心TIPS

这一时期孕妈妈的身体虽然稳定了，但是性生活还是不要过于频繁，也不要用力过猛。

自测胎位的手法

胎位是指胎儿在母体内的位置。如果胎位正的话，则会很顺利的分娩；如果胎位不正的话，则不利分娩。

孕妈妈可以让准爸爸来协助自测胎位，可用手法来测定，检查胎位时，准爸爸站在孕妈妈的右侧，采取以下手法。

第一步手法：检查子宫底部的胎位，准爸爸的双手在子宫底部交替活动，以了解胎位。

第二步手法：检查子宫左、右两侧的胎位。以一手推孕妇的腹部，用另一手触摸胎儿部分，胎儿脊背为平坦面；再推向对侧腹部，换另一手触摸胎儿四肢及手、脚等不平坦部分。

第三步手法：查明耻骨联合上的胎儿部分是头或是臀。

第四步手法：查明胎儿的先露部是否已入骨盆，准爸爸面向孕妈妈的足部，以两手交替摸清先露部。

如能在产前及时发现异常胎位并给予纠正，就可减少孕妈妈不必要的痛苦，可变难产为顺产。

爱心TIPS

绝大多数孕妈妈的胎位是正常的，但也有少数孕妈妈的胎位不正，在怀孕六周之后，孕妈妈都可以由准爸爸来协助自测胎位。

散步是最好的运动

这个时期，孕妈妈要勤做轻松的散步，多到外面呼吸新鲜空气，这对孕妈妈放松心情非常有益。

如果是去比较近的地方，一个人去也没什么关系，但要是去离家稍远的地方，最好有人陪着，这样比较安全。不要在外面逗留过长的时间，以避免过于劳累。通常，一次散步应不超过1~2小时。

散步时，不要去人多拥挤的地方，也不要去尘土飞扬、嘈杂喧哗的地方，应选择安静清幽、行人较少的环境。

爱心TIPS

在充满诗情画意的氛围中轻松散步，或与丈夫共同回忆过去，憧憬未来，心情会是何等的轻松愉快啊！

解除疼痛的松弛体操

妊娠期间，孕妈妈常被一些不舒服的症状所困扰，导致心理上焦虑不安。这种状况不只是孕妈妈本身不舒服，肚子里的宝宝也不好过。下面，介绍几种孕妈妈防疼痛体操。

1. 消除脚部浮肿

平躺在床或地板上，两腿并拢，双臂置于身体两侧。双脚举起，绷直脚面，保持约10秒钟，然后还原。

双脚放下，脚板伸直，保持约10秒钟，再放松。

如此循环反复练习，就可以消除脚部浮肿。

2. 消除肩颈酸痛

抓住椅背或桌边，双脚站开与肩齐，收下巴，慢慢蹲下去到背伸直为止，同时伴随脖子左右转动。每回反复做数次。肩膀痛得很厉害时，这个运动非常有效。

3. 预防脚抽筋

抓住椅背或桌边，把脚后筋伸直。还有，踏竹板运动也有预防脚抽筋的效果，最好每天做。

爱心TIPS

孕妈妈在你身体状况还不错的时候，做些解除这些痛苦的体操很有必要。

妊娠5个月：孕态明显

孕妈妈到第五个月，是最有成就感的一个月，眼前的一切似乎都变得很美好。但这个时期的身体粗大较明显，比以前正常体重增加 2 ~3 千克，所以，孕妈妈不要再穿紧身的衣裙和粗毛绒衫，需穿第一套孕妇服装。否则，你将会像某些穿紧身衣的胖妇人那样，越发显出身体的肥胖；此外，穿过于紧身的衣裙，你会感到很不舒服。

这时期的孕妈妈脸上可能会出现色素沉着，面部尤为明显，妊娠纹可能从现在开始出现，所以，孕妈妈可进行有针对性的按摩加以避免。

这时期的孕妈妈如果长期站立的话，可产生后背向内弯曲现象，所以孕妈妈要避免长时间站立，如果不可避免，可拿一张小凳子垫脚，让膝关节弯曲休息，当然为了防止滑倒，孕妈妈可以穿一双防滑鞋，也可以在脚下铺放一张防滑地毯，作为护垫。

这时期的孕妈妈在饮食上要避免每餐进食过多，特别是不要太饥饿了才去吃东西。孕妇从妊娠的第 2 个月起，体内孕激素逐渐增多，它可使食道下段控制胃酸返流的肌肉松弛，加之日渐加大的子宫对胃的挤压，使得胃内的东西排空速度减慢，胃液很容易返流到食道下段，刺激损伤食道下段黏膜。因此在怀孕中后期的孕妇经常会有“烧心感”。在弯腰、咳嗽、用力时更容易发生。

孕妈妈应该避免以下问题。

(1)孕妈妈进餐时不要过于饱食，也不要一次喝入大量的水或饮料，尤其是避免喝浓茶和含咖啡、巧克力的饮料，这些饮料可加重食道肌肉的松弛；辛辣性食物，过冷或过热的食物也会刺激食道黏膜，加重“烧心”感，应该少吃为宜。孕妇还应注意，进食后不要立即躺下。

(2)避免腹压增压，如便秘。孕妇排便时不要过于屏气用力，衣带要宽松，咳嗽时进行积极医治。

(3)当有“烧心”感，孕妇可在睡眠时在头部床脚下垫高 15 ~20 厘米，使得上身抬高角度，即能有效减少胃液返流。采取垫高枕头的办法不可取，因为它不可能使孕妇整个上身抬高角度。

(4)许多孕妈妈可能出现腰、腿部神经痛或膀胱刺激症。孕妇因而应该格外注意下半身的保暖，尤其是寒冷时节，贴身的内裤应挑选覆盖式内裤，即裤腰能覆盖肚脐以下部分，保暖效果好。

(5)孕妈妈使用腹带不但便于腹部保温，并且可使身体的稳定性增加，还能从下腹部轻轻托起增大的腹部，保护胎位。孕妇必须要选用可随腹部增大而能自行调节的腹带，不能有勒的感觉，以免影响胎宝宝的正常发育。

爱心TIPS

怀孕第五个月，作为孕妈妈，你的孕态再也掩饰不住了，除了拥有满心欢喜的愉悦之外，也会开始感受到宝宝的胎动。而到了这个具有里程碑意义的阶段，不管你是否相信，怀孕之路确实已经走了一半了。

五个月——适宜适量运动的时期

五个月，无论对于孕妈妈还是对宝宝来说，都是一个极其稳定的阶段，所以，适当的运动对这时期的孕妈妈来说是最合适不过了，如柔和的体操、缓慢的深呼吸，有利于全身的血液循环，促进孕妈妈消化和营养的吸收，这对孕妈妈和宝宝的健康都是十分有益的。实验表明，每天适当运动的母鼠所生的幼鼠体重较重，在提前断乳后全部存活，而不运动的母鼠所生的幼鼠体重轻10%～15%，提前断乳后存活率只有50%～60%。另一项研究显示，适当运动的孕妈妈（只是适当，不要过强），其宝宝心脏也比一般婴儿大些。不仅如此，通过运动，还能促进孕妈妈腰部及下肢血液循环，减轻腰腿酸痛及下肢浮肿，有助于促进身体对钙、磷的吸收。

在妊娠五个月时，孕妈妈每天可到公园、绿地去散散步，以增加氧气吸入。

另外，对不少孕妈妈来说，可以到一些风景美丽的地方去旅行一下，这有利于妊娠中期的保健，因为这是摆脱烦恼、杂物、劳累的最佳时机。否则，在生孩子后很长的时间里就再也没有只属于两个人的惬意时光了。那时，尿布、奶瓶和婴儿食品等细小的事情就会忙得两口子团团转。外出旅行最好不要去空气稀薄的高海拔地区，因为这样不但对母体不利，对于胎儿的发育也极为不利。若你们选择坐飞机旅游，需要提醒一点的是，一定不要坐在没有接近正常气压的机舱内。还要注意的是，在旅游的过程中，最好不要憋尿，因为这样易发生尿道感染。当有尿意时，最好即刻上厕所。为了避免腿部的血液循环障碍，在坐火车或飞机时一定要站起来走一走。在乘坐火车旅游时，一定要让孕妈妈过夜时睡卧铺。

爱心TIPS

怀孕第五个月，作为孕妈妈，你的孕态再也掩饰不住了，除了拥有满心欢喜的愉悦之外，也会开始感受到宝宝的胎动。这对孕妈妈来说，无疑是喜上加喜。

乳房保健——孕五个月的重头戏

在孕五个月，孕妈妈的各种妊娠反应已经基本上消失，孕妈妈的身心处于最佳状态，从这时起，孕妈妈就要做哺乳的准备，开始乳头的保养。如果这个时期孕妈妈的乳房保养不够好的话，将不利于哺育时乳汁分泌，所以，孕五个月是孕妈妈保养乳房的关键时期。那么，孕妈妈该如何保养乳房呢？

（1）选择合适的乳罩。乳罩的质料以柔软的棉布为好。怀孕以后，孕妈妈乳房明显增大。这时孕妈妈应选用大小适宜的乳罩，将变大的乳房托起。在以后的几个月，乳房还会继续增大，所以乳罩应随妊娠月份随时更换、调整。有些孕妈妈嫌麻烦不愿更换乳罩，有的则担心乳房太大影响美观，而将大的乳房紧紧包裹在小的乳罩内，这些做法都是不正确的，对乳房的保养都是不利的，可能会导致乳房发育不良、乳汁分泌减少而产后少奶、缺奶。

（2）摒弃不戴乳罩的观念。还有一部分孕妈妈干脆不戴乳罩，任乳房自然悬垂，认为这种做法有利乳房的保养，其实这种观念是不对的。如果不戴乳罩的话，乳房就失去乳罩的固定和支持，那么增大的乳房就会因重力作用而向下垂坠，长此以往，不仅影响乳房的美观，而且还影响乳房的发育。

爱心TIPS

不管在什么时候，都要加强对乳房的保养，一些错误的观念和错误的做法，从现在开始，统统摒弃。

呼唤胎教——准爸爸和孕妈妈共同做的事

从怀孕中期开始。准爸爸和孕妈妈应加强对宝宝的正规胎教。夫妻两个可以一起对宝宝进行呼唤胎教。所谓呼唤胎教就是妈妈和爸爸一起向在母体内的宝宝进行对话的一种胎教，也就是与宝宝说话。宝宝对爸爸的声音很敏感。因此爸爸要经常和宝宝说话，给宝宝讲故事或为宝宝唱儿歌。时刻记得，你在说话，还有一个小生命在聆听，所以说话时要语调轻柔，充满感情，避免讲一些对胎儿发育不利的话语。比如孕妈妈可随时随地地呼唤他，与宝宝说一些日常语言，如“你好啊，小贝贝”、“我们睡觉吧，小贝贝”。爸爸可以对胎儿说：“贝贝，爸爸回来了。”如果胎儿活动激烈，母亲受不了时，父亲就可以用手轻轻抚摩妻子腹部，一边爱抚胎儿，一边和他说话，如此等等。虽然一开始，宝宝可能没任何反应，但是时间长了，宝宝就能感知准爸爸和妈妈的心情，从而对准爸爸和孕妈妈所说的话开始做出反应，如果孕妈妈在与宝宝谈话的时候能够轻轻地抚摩着肚子则效果全更加的明显。

不要小看这种对话式的胎教，它对宝宝的成长是非常有利的。此时期是胎儿大脑迅速发育的时期。因此这时爸爸的胎教就显得格外重要。

爱心TIPS

和胎儿对话是十分重要的，可以使宝宝有一种安宁感，对宝宝出生后加强母与子、父与子之间的感觉极为有益。

孕妈妈孕期增重多少为宜?

孕妈妈在怀孕之后，出于生理上的需要，必须增加营养，以保证宝宝的健康。有的孕妈妈为此不管不顾，只知一味的增加营养，最后胖得一发而不可收。殊不知，无限制地增加体重，会伴有许多危险的并发症，如慢性高血压、妊娠糖尿病、肾炎、血栓症、过期妊娠及胎儿过大和难产等，这样对肚子里的宝宝也是非常不利的。孕妈妈应该适当增加营养，不能吃得过多，使体重无限制地增加。那么，孕妈妈的体重应增加多少为宜呢?

对于孕妈妈来说，最理想的怀孕体重在怀孕早期的增加的重量为 2 千克，怀孕中期和怀孕末期这两个阶段最适宜增加 5 千克，这样算起来前后共增加 12 千克左右为宜。如果孕妈妈在整个孕期过程增加 20 千克以上或体重超过 80 千克，那么，对于孕妈妈来说，这些都是危险的信号，这个时候，孕妈妈就要关注自己的体重，切不可让体重继续增加下去。

肥胖的妇女最好减肥后再怀孕，不宜于怀孕期间减肥，但仍应注意每日摄取的总热量。体重过轻的妇女，怀孕期间应多增加些体重，但应请教医师、营养师做适当的增重计划。对在怀孕初期体重增加很多的孕妈妈来说，应请教医师以适当控制体重的增加。对怀孕期间体重增加很少的孕妈妈来说，也不宜于末期急速增加体重，应请给自己制订一个适合于自己的增重计划。

爱心TIPS

女性朋友应根据自身的身体情况，在怀孕期间，适当的增加体重，切不可盲目增加体重或者盲目减肥。

妊娠6个月：感觉到胎动

怀孕第六个月(21至25周)，是整个怀孕过程中最有趣的时候。你的体重会持续以每周450克(1磅)的速度增长，所以如果你的宝宝没有同步成长的话，就是一个警讯。在你增加的1~3千克中，有450克体重会长到宝宝身上。在这个月中，你的子宫会达到肚脐的上方，并且腹部会很明显地凸出，因此当你注视着镜中的自己时，你会很诧异，自己的腹部在这个月内已经大了许多，并且会经常强烈地感觉到宝宝的胎动，当然你的丈夫也同样能感觉到这些胎动。而且乳房也越来越大，要用大一点的乳罩支撑。乳头须进行适当的按摩，为今后的授乳做好准备。

这时期子宫已明显增大，仰卧位时就会压向脊柱，从而影响流向心脏的血液量。因此，心脏向其他器官输送的血液也会随之减少，若是子宫供血量减少，就会使肚子里的宝宝缺氧；若是大脑供血减少，则孕妈妈会感到头晕、心慌。所以孕妈妈应采取左侧卧位，可避免增大的子宫对大血管的压迫，有利于回心血量增加，使孕妈妈全身获得充足的供血量，还可缓解水肿发生。

爱心TIPS

步入怀孕的中期末尾，肚子已慢慢变大到可让任何人看得出你已经怀孕，但还又不至于大到让行动变得很笨拙，所以，怀孕六个月还是孕妈妈最舒服的时候，孕妈妈应抓住舒服阶段的尾巴，尽情地享受怀孕的乐趣。

最幸福的一刻——计数胎动

宝宝动了！对妈妈来说，这是最幸福的一刻。孕妈妈从这个月末开始，直到临产前，应该在每天计胎动三次，分别为上午8～9点，下午1～2点，晚上8～9点，这三次每次数1个小时。三次数字之和再乘以4，就是半天的胎动次数。当然时间也可以安排早、中、晚3次计数，但是时间上要固定。每天计数3次如果有困难的话，可以临睡前计数1次，时间也为1个小时。对比着每天记录的胎动次数，能够看到宝宝一天天的变化，妈妈的心也为此感动。

计数胎动时孕妈妈应采取什么样的姿势？宜取左侧卧位，环境要安静，思想要集中。为了避免误差，每感到胎动1次取硬币或纽扣等物品作筹码代替计数。而且作为准爸爸，这时候也不要打扰孕妈妈，应安静地坐在孕妈妈的旁边。

有人把孕妇自我监护计数与电子计数仪测得的胎动进行对照，其符合率达80%以上。

爱心TIPS

孕妈妈的自行胎动计数可以准确反映宝宝的情况，每位孕妈妈都应熟练地掌握胎动计数的方法。

抚摸胎教——爱的亲昵

抚摸胎教法是孕妈妈或准爸爸用手轻轻抚摸孕妇腹壁的胎儿部位，使宝宝感受并作出反应。抚摸胎教可以促进胎儿的运动神经发育。抚摸胎教应选择在孕6个月以后，以每天晚上胎动较频繁时进行。每次持续5～10分钟，每日1次，每周3日。如配以轻松、愉快的音乐进行，效果更佳。当然，宫缩出现过早的孕妇不宜使用这种方法！

如果抚摸的地方不到位，则有可能对宝宝造成影响。所以抚摸时孕妈妈应躺在床上，有时孕妈妈都可以察觉到，此时的宝宝看上去就像一个缩小了的新生儿。他看上去多么安静：半闭的眼睛、鼻孔和发育得很好的嘴巴。每过一阵，他会将手指塞进嘴里，然后开始练习吮吸。当然这只是孕妈妈的一种感觉而已！

在孕妈妈抚摸宝宝时，宝宝为什么这么乖？因为这时胎儿已成形，对妈妈的抚摸已经有感知。宝宝是需要母爱的，不但需要语言上的，而且还需要有肢体的接触和柔性的生命亲昵。摸一摸腹部，腹内的小宝宝可以感觉到。经常抚摸胎儿可以激发胎儿运动的积极性，你也许不会明显感到胎儿发回的信号，这种信号缓慢而有节奏，只有实践，才可能有清晰的感觉。

宝宝都喜欢被抚摸、拥抱，那么孕妈妈该怎么抚摸宝宝呢？孕妈妈在抚摸宝宝时，应全身尽量放松，在腹部松弛的情况下来回抚摸胎儿。具体做法是用一个手指轻轻按一下再抬起。开始时，有的宝宝能立即作出反应，有的则要过一阵，甚至几天再做时才有反应。如果此时宝宝不高兴，他会用力挣脱或蹬腿反对，碰到这种情况，就应马止停止。过几天，宝宝对母亲的手法习惯了，孕妈妈手一按压抚摸，宝宝就会主动迎去。到六七个月，差不多已能分辨出胎儿的头和脊，就可以轻轻推着宝宝在子宫中“散步”了，宝宝如果“发脾气”，用力顿足，或者“撒娇”身体来回扭动时，孕妈妈则可以用爱抚的动作来安慰胎儿，而胎儿过一会儿也会以轻轻地蠕动来感谢母亲的关心的。这时，应配合轻松的乐曲。

爱心TIPS

生命的亲昵，也包括父亲在内。准爸爸也可边抚摸孕妈妈的肚子，边轻声细语的告诉宝宝这是父亲在抚摸，在宝宝还未出世之前，就已经习惯了父母的抚摸，更是加深了全家人的感情。

准爸爸——准妈妈的“全身按摩”师

对于准妈妈来说，在怀孕期间，由准爸爸为自己做一个全身按摩，不仅可以让身体真正的放松，而且还能够平静孕妈妈的神经，这样的全身按摩有助于缓解准妈妈的身体酸痛，减少准妈妈的手脚肿胀、甚至提高睡眠质量。

准爸爸在给准妈妈按摩时，应当注意以下几点。

(1)准爸爸在给准妈妈按摩时，准妈妈最好跨越椅子坐，椅子前有一张桌子，桌面叠一或两个枕头，在按摩时准妈妈可休息头部。

(2)但是准爸爸要注意了，切忌不要在怀孕初期三个月内按摩，因可能会导致流产。孕中期按摩效果最好。

(3)准爸爸给孕妈妈按摩的频率在孕中期三个月内为每周一次，孕晚期三个月内为每周两次或以上。每次以20分钟为宜。

(4)按摩方法：双手搓热按摩油，最好加入数滴放松精油(如薰衣草)；按摩从背部腰围下开始，沿脊椎两侧从下到上慢慢滑动至双肩，至少持续数分钟，直到背部肌肉开始温暖和放松。不要直接按摩脊椎以及从未按摩过的准爸爸开始时最好请专业按摩师指导。

这样定期的按摩，可使孕妈妈尿液中应激激素较低，早产率较低，分娩问题较少，产后婴儿并发症出现率较低。而且还能改善孕妈妈的情绪及睡眠，同时还能减少焦虑和背痛，对孕爸爸、孕妈妈及宝宝都有好处。

爱心TIPS

适当的按摩可以让孕妈妈更加舒服，但准爸爸在给准妈妈按摩时，要注意如果准妈妈感觉到身体不适，应马上停止按摩；而且在准妈妈怀孕20周后不要俯躺按摩。

孕妈妈预防难产的体操

过了容易流产的时期后，无论是体力还是精力，对于孕妈妈来说，这个时期是个活力四射的时期，因此，要做些预防难产的体操，为将来的分娩热身。

1. 防止骨盆充血的运动

这个运动同时具有锻炼支持背部和骨盆肌肉的功能。

首先，趴在床上或地板上，两手和膝盖支撑身体，背部弓起保持圆弧的样子，头放低。

然后，头向上举，臀部不动，背部稍向下凹，做完一次呼吸后，恢复原来的样子。反复数次。

这个运动每天早晚做一次就可以了。

2. 强化骨盆肌肉的运动

这项运动能够加强骨盆关节和腰部肌肉的柔软作用。

平躺在床上或地板上，左腿伸直，右膝曲弯，并向左方慢慢翻倒，同时做一次呼吸，然后还原。接着，右膝向右外侧翻倒，尽量挨到地板为止，同时做一次呼吸，再还原。

交换，右腿伸直，左膝弯曲，方法及要领如上。

做完上面一个回合后，接着将两脚并拢，膝盖弯曲，肩不要离开地板，再两脚交替倒向左右方向。

早上起床后、饭后，或睡前做效果会更好。

3. 松弛骨盆和腰部关节的运动

这项运动除了松弛骨盆和腰部关节外，还可使产道出口肌肉柔软，并强健下腹部肌肉。

仰卧，双膝直立，腿心与掌心平放床上，腹部呈弓形向上突起，约10秒钟，还原。

运动时间选在早晚最好，以5~10次为宜。

爱心TIPS

曾经有流产迹象的孕妈妈，如果要做这项体操的话，必须在和医生商量，须经医生同意，方可进行。

妊娠7个月：享受肚子变大的感觉

这个月，孕妈妈的肚子明显变大，内部的器官也逐渐改变。长时间地站或坐会感到很累，而且手和脚会有水肿现象发生。这时期的孕妈妈应适度的参加运动，但不能过激，因为过激的运动会造成早产，所以，孕妈妈上下楼梯的次数要尽量减少，而且尽可能利用电梯。拿重东西、向高处伸手、突然站起来等，都是应该避免的动作。孕妈妈在睡觉时要把脚稍微垫高一点。

这时期的孕妈妈很容易产生便秘现象，所以孕妈妈应坚持每天早上喝牛奶和水，并多吃水果和含纤维素多的蔬菜。产前检查时，一定要再做一次贫血检查。因为孕妇腹中的婴儿迅速生长，婴儿自身开始造血，从母体摄取构成血红蛋白的成分——铁。加之怀孕后，身体容易潴留水分，血液中的血红蛋白比例自然减少，因此，这一时期贫血的人增多。贫血除容易患妊娠中毒症外，还容易在分娩时引起大出血。因而，如果经检查确诊为贫血时，要服用造血药物，并应注意饮食，尽可能地预防。除了多吃含铁多的食品（肝类、瘦肉、海藻类、菠菜、豆制品）外，还要摄取蛋白质、维生素类。维生素C有利于铁和蛋白质的吸收。

在这个月，宝宝可以听到外面的声音，并且也会对音乐做出相应的反应，比如放比较激烈的音乐，宝宝则会双腿乱蹬；听比较柔和的音乐时，宝宝则会表现得异常平静。所以这个月，准爸爸与准妈妈应该时不时与宝宝轻柔的对话，这也是对宝宝健康成长的一种胎教方式。

爱心TIPS

这个月孕妈妈仍旧享受肚子变大的感觉，身体也基本上没什么不适，只是从这个月起，孕妈妈要稍加注意，尽量不要过于激烈的运动。

孕妈妈的性格会影响到孩子吗

很多人都认为，家长是什么样的性格，孩子将来可能也是什么样的。这个认识有一定的道理，性格的影响实际是从孩子还在母亲肚子里的时候就开始的。母亲的性格通过情绪传递给孩子。

医生也会经常告诫怀孕的女性，告诫她们在怀孕期间要保持心情愉快，情绪乐观，避免不良情绪的发生和影响，良好的情绪不但对孕妇自身的健康，特别是对于腹中胎儿的健康发育，是有非常大的影响的。

医生的告诫是有科学道理的。孕妇的情绪变化是其性格的一种表现，不良的情绪会导致生理功能、身体质量与健康状况的改变，而这些改变会直接或间接地影响到胎儿的生长和发育。所以，孕妇对此必须有足够的重视。

以一位发怒的孕妇为例。当孕妇发怒的时候，体内的有害化学物质会在短时间内增多，这些物质通过血液循环很快遍及全身，而且很快直接传染给宝宝，用专家的话说就是："胎儿可以复制出母亲的心理状态"，也就是说，当你发怒的时候，你肚子里的胎儿也会发怒；你生气的时候，他（她）也会生气；同样，如果你高兴的话，高兴的情绪也会传给他（她），这种情绪的传递，会影响胎儿的性格发展，也就是说，在日后，孩子在性格、情绪上会还原母亲的性格和情绪。可见，这样的结果是很不好的。

爱心TIPS

如果你是一位脾气暴躁的孕妇，那么为了宝宝的健康，请你尽快改掉自己不良的性格。可以多想些快乐开心的事情，想些你和丈夫在谈恋爱时甜蜜的情形。

孕妈妈的情绪会影响孩子的健康吗

母亲的情绪不但影响孩子将来的性格，而且对于他们的健康也会产生很大的影响，母子是真正联体的。

我们知道，血液中的白细胞是健康的"卫士"，可以说正是白细胞保卫了我们的健康。如果孕妈妈情绪不好，将会直接影响到血液中的白细胞，使之减少，这无疑会使体内抵抗疾病的战斗力减弱，降低了人体免疫功能。于此，孕妈妈可能会感染一些疾病，并传染给肚子里的宝宝。而且，孩子出生之后抵抗疾病的能力也比正常孩子差些。由此可见，怀孕期间孕妈妈的情绪不佳，会对孩子的健康形成不利影响。

也有专家曾经调查过，一些发生腭裂、唇裂等出生缺陷的宝宝，就是因为其母亲在怀孕期间往往情绪不好。在怀孕7~10周这段时间，正是宝宝口腔腭部和上颌形成的时期，如果此时孕妈妈情绪不好，则很可能使宝宝发育产生缺陷。

如果孕妈妈情绪波动大、性情暴躁、容易发怒、多愁善感、心胸狭窄等，则在妊娠的早期以及中期都会发生流产，要比正常孕妇高出3~5倍。而且这些孕妈妈生的孩子，比正常妈妈生的孩子体重明显要轻一些。

爱心TIPS

孕妇的情绪如何，既关系到自身的健康，也关系到宝宝的生长发育，的确是一个应该认真看待的大事。

语言胎教——宝宝喜欢妈妈温柔的声音

妊娠第七个月左右，这时宝宝的音感神经已完成。随着宝宝身体的逐渐长大，肌肤已能碰触到子宫壁。而孕妈妈的腹壁也转薄，这时宝宝可以完全听见外面的声音。宝宝一出生前就能听到妈妈的声音，虽然宝宝还没有记住声音的能力，却能记住声音的音调、抑扬顿挫的节拍。宝宝出生的那一刹那，激烈地哭叫着，将他抱在妈妈脸前，让妈妈温柔地与他说说话，不久之后，宝宝即停止哭泣。这是为什么呢？这是因为妈妈的声音，又将宝宝带到了在妈妈肚子里的那种安全感。宝宝诞生在这个全新的世界里，唯一熟悉的是妈妈温柔的声音。对宝宝而言，母亲温柔的声音会让他觉得温馨、安全。

这时期的宝宝已经具备听声音的能力。在妈妈肚子里的宝宝可经常听到妈妈时高时低的声音，时间长了，也渐渐地熟悉了这种"声音"，尤其是到了妊娠后期。与宝宝对话，也是母子共同体验生活节奏的一个方法。如早晨起来，先对胎儿说一声“早上好！”告诉他早晨已经到来了。打开窗帘，啊，太阳升起来了，阳光洒满大地，这时你可以告诉宝宝：“今天是一个晴朗的好天气。”关于天气，可教的有很多。像阴天、下雨、下雪等等，另外，外界气温的冷热、风力的大小、湿度的高低等都可以作为胎教的话题。你也可以解释每天习以为常的行为，为何洗脸、刷牙。爸爸为什么刮胡子，妈妈为什么化妆，肥皂为什么起泡沫，吹风机为什么能把头发吹干？即使一个小小的洗脸间也有着足够让你不间断地每天讲一点话题。然后是衣着、打扮。把镜子里的自己视觉化，将信息传递给腹中的胎儿。你自己准备穿着时，头脑中想的及实际形象都用语言表达出来。在把思考转变为语言的过程中，你的思维印象变得更加鲜明胎儿就会逐渐地接受这些信息。

总之，要把生活中的一切都对胎儿叙述。这是胎教中最重要与最基本的。对一天的生活通过和胎儿一起感受、思考和行动，使母子之间的纽带更牢固，并培养胎儿对母亲的信赖感及对外界感受力和思考力的基础。

爱心TIPS

对宝宝而言，胎内的经验即是他人生经验的延续。在胎中时常听到妈妈温柔的声音，出生后，一听到妈妈的声音即感到安全感，而显现出温柔娴静的表情。

孕妈妈孕中期的心理变化

1. 羞怯心理

怀孕中期是孕妈妈最舒服的阶段，这时这种妊娠反应也已慢慢消失，孕期的身体处于最佳状态。但这个时候孕妈妈的腹部在逐渐隆起，肚子太大一眼就能让别人看出是怀孕了，这时，有的孕妈妈就会产生一种羞怯心理，特别是遇到要好的朋友，会感到更加的难为情。

那孕妈妈如何才能摆脱这种羞怯的心理呢？首先孕妈妈要认识到怀孕有怀孕的美，怀孕的女人是最美丽的，因为在她的肚子里正孕育着一个小生命，在不久的将来，这个小生命就会活灵活现地出现在你面前。所以，孕妈妈要尽情地享受怀孕的时光，好好珍惜，不要能为情。

不仅如此，孕妈妈还要经常和周围的好朋友分享怀孕的乐趣，且多参加集体活动，参加好友聚会。如果妻子这种羞怯心理比较强，那么丈夫就要多体谅妻子,可以请一些好朋友到家中一聚,这样有利于孕妈妈情绪的调节,也十分有利于宝宝的发育。

2. 暴躁心理

有的孕妈妈怀孕后,性格会变得非常古怪,经常乱发脾气。孕妈妈要认识到,经常生气不仅对自己的身体不利,而且对宝宝的发育也不利。

为了孩子的健康,孕妈妈一定要息怒。当遇到令人气愤的事情,先不必急躁,也可转移话题或做点别的事情,分散一下注意力。

对丈夫来说,如果妻子怀孕后爱发脾气,好找碴儿和自己吵架,丈夫可不能拉开架式和妻子吵。为了后代,丈夫理当先克制自己,然后劝妻子克制。丈夫要多给妻子摆事实,讲道理,疏通妻子心中的郁闷。对于发怒的害处,尤其是对胎儿的害处,丈夫要多加提醒,相信每一位妻子都会爱护腹中胎儿而息怒的。

3. 猜想心理

宝宝在妈妈的肚子里一天天长大,慢慢的他会在妈妈的腹中来回乱动,随着这个小淘气乱踢乱动,妈妈就会产生各种各样的猜测:宝宝长得什么样?皮肤是白还是黑?会长得很漂亮吗?当然想得最多的就是宝宝的性别问题,诸如此类负面的问题很多,长期的这种猜测心理可能会给孕妈妈造成一种心理上的压力。孕妈妈会想:孩子的性别会如愿吗?不如愿怎么办?

当然,猜想也不是什么坏事,关键是要想一些正面的事情,想一些积极的、美好的事情。不能毫无节制地胡思乱想。

作为丈夫,要多引导妻子接触一些美好的事物,多产生一些美好的想法,多做一些有益的活动。妊娠中期,要想宝宝美丽与聪明、活泼,想象胎儿在阳光下健康成长。妊娠后期,常想宝宝是那么可爱与逗人,他在眨着眼睛和你嬉戏。聪颖的宝宝需要在美好的愿望中逐渐长大。

爱心TIPS

对于在妊娠中期间,孕妈妈产生的这些负面因素,作为丈夫要多引导妻子学会自我放松和自我平衡。同时,丈夫要多开动脑筋,丰富妻子的业余生活。

妊娠8个月：进入分娩准备期

虽然离临产还有一段时间，但对于孕妈妈和准爸爸来说，这时应为孩子做好出生的准备工作，可以先留意一下医院，选择好将来要去的比较好的妇产医院。当然，孕妈妈在前期购买的育婴用品如果不齐全的话，那么在这个时间孕妈妈应该补齐。除了做好准备工作之外，孕妈妈还要注意自身的身体，这时期，有的孕妈妈可能会有提前宫缩、羊水溢出或出血等早产征兆，孕妈妈如果发现这方面的现象，应立即给医生打电话或者是马上去医院，最好去一个有早产儿监护病房的医院。

这个时期孕妈妈的体重也增加很快，每周约为500克，比妊娠前约重8～9千克。这时期的孕妈妈可能会出现胃灼热、便秘、背部疼痛、尿急等妊娠期的不适症状，所以，孕妈妈应注意休息，不要过于劳累。

胎教应持之以恒，孕妈妈这个时期应坚持对宝宝进行胎教，但是不要在宝宝睡眠时进行胎教，这样会影响胎儿正常的生理周期，必须在有胎动的时候进行胎教。

正常的胎儿出生一般为38～42周，胎龄越短，体重越轻。早产儿多为体重不足2500克的低体重儿。早产儿因娩出过早，器官尚未成熟，生活能力差，抵抗力也低下，因此，孕妈妈要预防发生早产。

爱心TIPS

及早准备可以避免手忙脚乱或准备不周的问题，这个时期的准备工作就显得尤为重要了。

孕晚期检查内容

保健指导：传授孕期卫生、营养知识，指导孕妇进行家庭自我监护——数胎动、听胎心，做好进行母乳喂养的准备。

产科检查：测血压、体重、宫底高度、腹围，查胎位，听胎心，注意有无浮肿。进行骨盆测量（24～36周）以预测分娩方式。

化验：必要时复查尿蛋白、血色素、肝功能。

爱心TIPS

不论哪个时间的检查，作为孕妈妈一项都不能落下，严格按照医生的嘱咐，一项一项的做检查。

孕妈妈的美丽

怀孕到了第8个月，用大腹便便形容此时的孕妈妈一点都不为过，再加上这个时期孕妈妈会觉得做什么事都麻烦，很容易过起邋里邋遢的生活。

作为丈夫，好不容易经过轰轰烈烈的恋爱，结婚没多久，期待中的小宝宝来临之后，看到昔日那个美丽的少女变成如今这个样子，心里难免会有想法。

首先，有的孕妈妈以肚子太大不方便为由，对丈夫颐指气使，"喂，那个拿过来一下……""给我倒杯水"等，这些对丈夫来说，已是家常便饭了，而且孕妈妈也越来越不修边幅了。所以，对于孕妈妈来说，要时刻注意到丈夫的心思，不能因为自己成了家里的宝，而对丈夫挥之即去，呼之即来。

当然，还有许多孕妈妈有这样的观念："反正孕妇装再怎么穿都好看不到哪里去"，一怀孕似乎就完全忘记什么是美丽。其实大肚子也有大肚子美丽的地方。有时甚至不需买新的衣服，例如：利用先生的运动衫或T恤，只要稍加变化，就会创造出十分贴切的效果。也许穿上先生的运动衫，然后在他下班时给他一个淘气的惊喜，说不定能产生新鲜感呢！

动感美丽的发型也很重要，不要总是一成不变。如果是短发，可以做个俏皮的娃娃头，如是长发可以编成如女学生般的辫子。也可视当天的气氛来改变发型，都可增加生活情趣。偶尔到美容院洗洗头，也许可使心情变得较为轻松，消除紧张的情绪。经常变化发型也可以改变孕妈妈的心情，对着镜子看看自己，原来自己还是一个俏佳人，不仅如此，也能获得准爸爸的赞赏。

爱心TIPS

对于孕妈妈而言，过度忙碌操劳也不太好。但是如果说因为怀孕就不再体贴丈夫，如此一来，当然也就很难获得丈夫的体贴及协助了。更何况对妻子容姿感到失望的丈夫，如果因此而不想与她拥有彼此心爱的结晶，那问题就更严重了。

胎教方案——光照胎教法

宝宝从第几个月开始对光线敏感？从第4个月起。如果对孕妈妈的腹壁直接进行光线照射时，应用B超探测观察，则可以看见宝宝对光线有躲避的反应，而且还背过脸去，同时也可看到胎儿有睁眼、闭眼的活动。这说明宝宝发育过程中，视觉也在缓慢发育，并具有一定的功能。

宝宝在子宫内就像在暗箱里，看不到物体，但当孕妈妈腹部在日光照射下，宝宝则对光线有明显的感觉。所以在宝宝觉醒时，可进行视觉功能的训练。

如何对宝宝进行视觉训练？可用4节一号电池的手电筒，一闪一灭地直接放在孕妈妈腹部进行光线照射，每日3次，每次30秒钟，并记录下宝宝的反应。进行视觉训练可促进视觉发育，增加视觉范围，同时有助于强化昼夜周期，即晚上睡觉，白天觉醒，并可促进动作行为的发展，切忌用强光，照射时间不宜过长。

宝宝的视觉功能要比其他功能发育的，在第27周以后宝宝的大脑才能感知外界的视觉刺激；在第30周以前，宝宝还不能凝视光源，直到孕36周，胎儿对光照刺激才能产生应答反应。自孕36周开始出现反应，可见到胎儿的眼睑、眼球运动，头部回旋而作躲避样运动，孕37周以后逐渐明显。

对宝宝进行光照胎教，不仅可以促进宝宝对光线的灵敏反应及视觉功能的健康发育，还有益于宝宝出生后动作行为的发育成长。

爱心TIPS

光照胎教可以与数胎动及语言胎教结合起来进行。特别应该注意的是，光照胎教切忌用强光照射，且时间不宜过长。

开始做辅助生产的运动

生产的恐惧感会导致孕妈妈的筋肉收缩绷紧，这样就更加深了疼痛，因此，怀孕期间做一些准备生产的练习，有助于宝宝的顺利生产。练习的重点在调节呼吸，这不仅可消除孕妈妈的恐惧感，并且可给予孕妇自信心。

1. 放松的方法

所谓放松，就是解除身体上的绷紧状态。如果能够放轻松些，产道就会展开，不会绷得很紧，生产自然就会比较顺利，精神上对于生产的不安也会消失。紧张的时候，筋肉会绷紧；放松的时候，就会很柔软。可以试着全身用力，再放松；也可以手、脚、脸、肩膀等部位用力，再放松，这样反复练习，习惯之后，届时自然就顺利了。

2. 呼吸的方法

正确的呼吸，不仅可以消除筋肉的紧张，供给宝宝充分的氧气，并且可以防止二氧化碳积存在体内，还可以使情绪安定放松。

3. 腹部按摩

在感到非常痛的时候，可以配合腹部呼吸来按摩腹部。吸气时，两手在腹部外侧轻轻按摩；吐气时，手移至腹部上面轻轻按摩。

4. 如何用力

宝宝头部已压到直肠和肛门附近时，就必须使劲用力，来帮助宝宝顺利通过。这时候，你必须深深地吸一口气，以你所能控制的限度吐出来，就像排便时一样，尽量憋足气再使劲用力吐气出来。但是，在练习时，不必像实际的情形那么逼真，只要憋住15~20秒之后，再吐出气来就可以了。

爱心TIPS

孕妈妈在这个月可以适当的练习一些辅助生产的运动，但是在练习的时候，一定要注意安全。

妊娠9个月：焦急和恐惧交替出现

这时期的孕妈妈那种焦虑不安的心情越来越强烈，对宝宝的即将到来会变得急不可待，这种心理可以理解，但不可取。要知道，宝宝所具有的一切功能，产前的胎儿已完全具备。一条脐带，连接了母子两颗心，无论是在情感上，还是在品性上，母亲都会影响到宝宝，所以说胎儿的成长与母亲的情绪、生理状况、环境等都有密切关系，这时期的孕妈妈要注意自己的心理变化，尽量让自己的心情保持平和。

对于在这个阶段孕妇心理产生的不良情绪，心理专家建议孕妇用以下方法摆脱不健康情绪。

(1)告诫法。在你的孕期生活中，要经常这样告诫自己，不要生气，不要着急，宝宝正在看着你呢。

(2)转移法。有时消除烦恼的最好的方法就是离开那种使你不愉快的环境，可以通过一些你所喜欢的生活，如听音乐、看画册、郊游等等，使你的情绪由焦虑转向欢乐。

(3)释放法。这是相当有效的情绪调剂方法，孕妇可以通过写日记，给好朋友写信、或向亲密的朋友述说自己的处境和感情，使烦恼烟消云散，得到令人满意的“释放”。

(4)社交法。通过广交朋友，将自己置身于乐观向上的人群中，充分享受友情的欢乐，从而使自己的情绪得到积极的感染，从中得到满足和快慰。

爱心TIPS

对于妻子在分娩前所产生的恐惧心理，作为丈夫应该表现出对妻子的关心，陪妻子度过分娩前的时光。

拒绝性生活

妊娠的最后三个月，尤其是临产前一个月，是关键时期。此时子宫下降，子宫口逐渐张开，阴道和子宫黏膜变得湿润柔软，极易充血和受伤。如果这时同房，羊水感染的可能性很大。据调查，产褥期发生感染的孕妈妈中，有50%在妊娠最末一个月有过性生活。

妊娠后期，因为肚皮膨胀和肢体疲乏，性欲也随之减弱。此时，不但性交次数要大大减少，性交时间也应缩短。性交时，最好采用丈夫从背后抱住孕妈妈的后侧位，这样不会压迫腹部，也可使孕妈妈的运动量减少。妊娠最后一个月，应坚决禁止性交，只能用温柔地拥抱和亲吻，或者爱抚来代替性交。显然，这期间丈夫和妻子都要相互理解和体谅。

如果妊娠末期不加节制，仍如平常一样过性生活，会给孕妈妈和胎儿带来难以预料的危害。首先，由于性交使腹腔内压力急剧增大，可诱发羊膜即刻破裂，致使羊水涌出。此时，胎儿脐带甚至肢体顺势而滑出，引起胎儿早产。如果脐带受伤导致血液循环障碍，会使胎儿在宫腔内窒息而迅速死亡。

其次，羊膜破裂，随着羊水的外流，造成胎盘早期剥离，会产生子宫内出血，甚至大出血，严重危及母亲生命安全。

爱心TIPS

此时期的性交带来的严重后果可想而知，不仅如此，性交还可能会将细菌带入阴道甚至逆行进入宫腔，会造成严重的宫腔内、附件或整个盆腔的感染，出现高烧、腹膜炎，甚至产生败血症或中毒性休克，危及母婴生命。所以这时期，孕妈妈最好不要过性生活。

孕妈妈担忧，宝宝愁

妊娠是女性一生中的一个非常时期，女性朋友一旦怀孕之后，就开始表现出担忧和不安。特别是临近产期，这种担忧的症状表现得更加明显，我们一再强调担心、恐惧、忧虑的心理，都会使肾上腺素的分泌增加，如果精神长期处于担惊受怕、高度紧张之中，通过神经内分泌机制的调节，肾脏会分泌大量肾上腺素。肾上腺素堆积过多，会直接影响到宝宝的生长发育。

这个时期，如果孕妈妈担忧的话，要及时的疏导，找到释放的窗口，让自己的心情快乐起来。

这个时期，孕妈妈除了表现担忧之外，还有一种恐惧的心理和忧郁心理，恐惧分娩的痛苦，这时孕妈妈就要多开导自己，要多看一些相关生产的科学读物，这样就会认识到分娩并不是那么痛苦，这是每个女人的一种本能。忧郁心理又会使孕妈妈心情压抑，体内血液中调节情绪和调节大脑各种功能的物质含量偏低，直接影响到胎儿的正常发育。受母亲的影响，这样的宝宝出生后容易感到委屈和长时间啼哭。长大后，又会表现为缺乏自信，感情脆弱，郁郁寡欢。

丈夫作为孕妈妈最亲近的人，在这个关键时刻，能请假最好请假，时刻陪伴在准妈妈的身边，给准妈妈排忧解闷，让准妈妈的心情尽快好起来，以一个愉快的心情迎接宝宝的到来。

爱心TIPS

这个时期表现出的担忧是绝大部分孕妈妈共同的特征，作为准爸爸这时就要尽一个丈夫的责任，时刻表现出对妻子的关心，与妻子同甘共苦，共同面对困难，战胜困难。

失眠的对策

很多孕妈妈总抱怨在怀孕后期晚上会睡不着，因为越接近产期，心里越感到不安，加上身体笨拙，不能自由行动，心情更加烦躁，从而导致失眠或睡眠质量不高。

如果孕妈妈出现晚上睡不着的情况时，不妨选择外出散散步，试着调节一下情绪，这样晚上可使自己容易入睡。自己也可以想想办法，如睡觉前洗洗澡，或喝一点含少量酒精的饮料。如果晚上实在睡不着，也可以白天疲倦时睡个觉休息一下，以维持充足的体力。

还有，可以替宝宝织一些鞋子、帽子等，这也是一种使心情放松下来的好方法。但是，不能因此而消耗太多的体力，应适可而止。

爱心TIPS

在孕妈妈晚上睡不着的时候，准爸爸不妨给孕妈妈作些心理工作，以缓解孕妈妈的紧张心情。

胎教方案——给宝宝讲故事

准爸爸妈妈要常给胎儿讲故事，讲小白兔、金鱼、小猫、鲜花、森林、大海，尽管胎儿听不懂，但清晰的话语和声调，可使胎儿感受到美妙和谐的意境、美丽多彩的世界，使胎儿心智得到启迪。

给宝宝讲故事时，母亲要把腹中的胎儿当成一个大孩子，用亲切的语言将信息传递给宝宝，使胎儿接受客观环境的影响，在文化氛围中发育成长。喜欢听故事是孩子的天性，讲故事的方式一是由母亲任意发挥，另一种是找来图文并茂的儿童读物讲。内容宜短，轻快平和。不要讲那些容易引起恐惧和伤感，压抑感情的故事。讲故事时母亲应取一个自己感到舒服的姿势，精力集中，吐字清楚，声音要和缓，既要避免高声尖叫，又要防止平淡乏味的读书。此外，还可以给胎儿朗读一些轻快活泼的儿歌、诗歌、散文以及顺口溜等等。

爱心TIPS

通过给宝宝讲故事、猜谜语、讲画册,可以提高宝宝的想象力、创造力。孕妈妈可以将画册的精彩画面加以展示、想象并用嘴说出来。这对宝宝大脑健康发展是一个促进的过程。

妊娠10个月:新生命的诞生月

到了十月,也是最难熬的一个月。因为让孕妈妈等待了9个月,历经了太多的艰辛,此时孕妈妈的心情是可想而知的,既紧张又开心。兴奋的是用不了多久就可以与自己怀胎十月的宝宝正式见面了,尤其不知道生产会有多痛,紧张是难免的。

再看看这个月孕妈妈的身体有哪些变化呢?

这时期孕妈妈的腹部已稍往前突出,子宫有时会收缩,已完全做好生产的准备了,有些准妈妈明明离预产期还早,却开始有阵痛现象,这时孕妈妈不必担心,这是一种正常的分娩前期现象。在这几周里,孕妈妈的体重一般比妊娠前重11~12千克,最后一周便不再增加。在40周末,皮肤极度紧张,有时痒得难受。这些现象都属于正常的现象。

这个月,孕妈妈尽量不要让自己紧张与担心,应该用轻松的心情面对这一个月。做好一些前期的住院准备工作,要注意以下事项。

(1)注意休息。有了充分的睡眠才能积蓄充足的体力,为分娩最好准备。

(2)尽量每天都洗澡,特别要注意外阴部的清洁,头发也要整理好。

(3)禁止过性生活。性生活可能造成胎膜早破和早产。

(4)最好在家里休息,不要一个人外出。因为不知道什么时候就要分娩,所以尽量避免一个人走得太远。

由于要马上面临分娩,所以很多孕妈妈表现得很紧张,对分娩充满了恐惧。其实完全没有必要担心,分娩对女性来说是一件很正常的事情,每一个孕妈妈都应该以积极的心态去面对,多想想可爱的宝宝,就会轻松很多。

这个时期的孕妈妈应该多学习一些有关分娩的知识,对分娩的先兆要有足够的认识,才能以平和的心态迎接随时可能到来的分娩。此时,孕妈妈还要坚持对宝宝进行胎教,可将音乐胎教、对话胎教、视觉胎教、意念胎教、运动胎教等胎教方法综合起来应用,对宝宝进行全方位的训练。

爱心TIPS

有的孕妈妈受传统思想——女性分娩乃过生死大关的影响，在分娩前期，一下处于紧张焦虑的状态。孕妈妈大可不必担心，因为过去医疗条件落后，不同于现在医疗条件发达，一般的孕妈妈都会很顺利地度过分娩期。

胎教方案——音乐美的胎教

临近预产期，孕妈妈的心情可能会很紧张，也会有些急躁，这时期可多听些摇篮曲、幼儿歌曲，以增加母爱，使孕妈妈感受到为人之母的幸福。例如勃拉姆斯的《摇篮曲》："安睡吧！小宝贝，你甜蜜地睡吧！睡在那绣着玫瑰花的被里；愿上帝保佑你，一直睡到天明。"这类歌充满母爱，充满做母亲的自豪感，语言优美，旋律轻柔，是孕妈妈和宝宝都能接受的。

宝宝是一个活泼敏感的小生命，他的发育与母亲紧密相关，受母亲情绪影响更为明显。因此，孕妈妈若疼爱"腹中人"，就要为宝宝创设良好的宫内环境和精神世界，母亲豁达乐观的情绪有助于小生命的健康发育，也有助于出生后活泼开朗性格的形成。每天按时演唱一首歌让胎儿听一听，出生后他会唱的第一首歌便是妈妈在孕期经常唱的这首歌。

爱心TIPS

音乐对于孕妇来说，可以放松紧张情绪，使心情舒畅。对于能欣赏音乐的人来说，可以得到美的体验，艺术的享受。有些孕妇认为自己没有"音乐细胞"，音乐对自己无益。其实，所谓的欣赏音乐并不光指贝多芬、莫扎特的乐曲，也包括孕妇喜欢听的轻音乐、民歌等各类歌曲和地方戏曲，甚至包括孕妇童年时所喜爱的歌。

迎接宝宝的到来

临产期在即，将要做爸爸妈妈的年轻夫妇可能会激动不安。但是不能忘记临产之前，有好多事要做。首先要重新算一下预产期。预产期前后两周临产分娩都是正常的，提前两周（即妊娠 37 周前）或推迟两周（即妊娠 42

周后）分娩，为早产或过期产。超过预产期10天没有“动静”，应该入院准备引产。

有的孕妈妈根本没有临产征兆，但是也要提前入院。这时准爸爸就要注意了，孕妈妈可能患了以下疾病，包括有：妊娠合并其他疾病（如心脏病、糖尿病、肾脏病等），骨盆狭窄，胎位不正，妊娠高血压综合征，曾有过难产、急产、剖宫产的，有过新生儿溶血症历史的，做过子宫手术（如肌瘤剔除、宫颈缝合）的，年龄超过35岁以及有其他异常情况的孕妇。

爱心TIPS

预产期过后随时都可能临产。所以，准妈妈应该在准爸爸的协助之下，把需要用东西准备好，做到“（临产）来之能走”，免得手忙脚乱，丢东落西。

宝宝的模样在十个月的变化

胎儿在母体内的生长非常快。从受精卵到出生，胎儿在母体中经历了10个月漫长的生长发育过程，在胎儿生长的不同阶段，其模样也发生着相应的变化。

第一个月的模样

这个月是胎儿初步形成的时期。胚胎，身长0.7~0.8厘米，约重1克。虽然眼睛、鼻子的原形还未形成，没有胳膊没有腿，但嘴和下巴已经能够看到。

第二个月的模样

这个月，胎儿的各种组织和器官已慢慢成形，虽然胚胎身长只有3厘米，体重也仅为11克，但它已经开始出现眼、耳、口鼻和手指、脚趾，肚子鼓出。此时，有弹性的骨头已处于软骨状态，性器官、胃、肠、心脏、肝脏等内脏器官已初具规模。

第三个月的模样

这个阶段胎儿的基本特征大致已经形成，此时，胎儿骨骼形成，出现了指甲，脑袋仍长得很大。身长有8厘米左右，体重也增加到20克以上，下颌和脸颊充分发育,已能看见鼻子。嘴唇四周及牙根、声带、眼皮也能直观地看到。由于胎儿内部原来的消化管道已经完全演变成胃、肠、胆管、肝、胰、脾等,所以,此时的各内脏器官更加发达,肾脏也趋完备,已具备输尿管,能自行进行微量排泄了。另外,此时胎儿的性别已能鉴别了。

第四个月的模样

怀孕4个月时,整个子宫已被胎儿、胎盘与羊水所占满,并随着胎儿的成长渐渐增大。这时的胎儿已经会吞咽羊水与排出尿液,手指甲与脚趾甲也长了出来,皮肤则呈亮红透明。胎儿的身长约15厘米,重约120克。

第五个月的模样

怀孕5个月时,胎儿已长出了头发、眉毛及睫毛,眼睛还是闭着的,皮肤暗红色,全身被一层柔细的胎毛又称毳毛覆盖着。这时的胎儿身长23~25厘米,体重约300克。检查孕妇经腹部可听到胎心。

第六个月的模样

6个月的胎儿身长大约有30厘米,体重约700克。各脏器均已发育,皮下脂肪开始沉积,但量较少。皮肤呈皱缩状。胎儿已经有睡眠与觉醒的差别了。

第七个月的模样

胎儿的体长已有35厘米,重量约有1000克。皮肤呈粉红色,皮下脂肪沉积不多,皮肤表面有一层白色或灰白色的油脂物,称为胎脂。如果这时胎儿出生,生存的可能性相当高。但由于胎肺发育还不成熟,应放在暖箱内,并注意加强营养和护理。

第八个月的模样

胎儿皮肤呈深红色,皮下已有了脂肪,不显得那么皱了,面部的毳毛已脱落。肺与其他器官也逐渐成熟了。身长约40厘米,体重约1700克。出生后如注意护理,可以存活。

此时期孕妇走路时,身体要略向后仰,双脚略开,以保持身体的平衡。

第九个月的模样

胎儿身长约45厘米,体重约有2300克,皮下脂肪已较多,毳毛明显减少，面部皱纹消失。指（趾）甲已达指（趾）尖。这时胎儿头部大都已朝下，是产前的准备姿势。胎儿已充满整个子宫腔，而子宫不能再扩大了。胎儿在子宫内也难以翻身了，但体重会继续增加。

此时胎儿出生后能啼哭及吸吮，生存力良好，基本能存活。

第十个月的模样

此时胎儿发育成熟。身长约50厘米，体重3000克以上。皮肤呈粉红色，皮下脂肪发育良好，外观体型丰满。除肩、背部外其余地方毳毛均已脱落。指（趾）甲已超过指（趾）尖。男性胎儿睾丸已降入阴囊，女性胎儿大小阴唇发育良好。

爱心TIPS

十月怀胎，一朝分娩！在每一个月，宝宝的模样都在不断地变化着，第一个月，第二个月，第三个月……直到第十个月。孕妈妈享受着宝宝成长的每一刻，无疑是一件幸事。

第三章 快乐孕妈妈的营养生活

从怀孕的这一刻开始，孕妈妈担负的就不仅仅是自己简单的营养需求了。为了自己以及日后宝宝的健康，痛并幸福的你，要开始为自己准备一套完美的饮食计划了。或许你在为工作餐的单一而发愁，或许你在补充丰富营养的同时，也在为自己的身材而苦恼，抽屉里鲜嫩嫩的水果，口袋里甜滋滋的巧克力时刻都在引诱着你。但是别担心，在这里教你一种既营养，又能保证身体快速恢复的饮食方法。放下一切重担，做个快乐妈妈就好！

科学指导

饮食搭配新概念

孕妈妈在孕期的合理饮食对宝宝的健康发育和成长具有非常大的影响。如果饮食不够合理的话，不仅不利于孕妈妈的身体，而且也不利于宝宝的健康成长，因为宝宝的营养汲取主要来自于妈妈身体的营养。所以，在孕期的妈妈一定要合理搭配好饮食。

当然，孕妈妈也不能一味地加强营养，并不是营养越多越好，营养过剩反而对母子健康不利，所以摄取各种营养成分要均衡合理。均衡的营养来自均衡的膳食。

首先，孕妈妈应做到对各种食物合理搭配，做到饭菜多品种多样化，不偏食。因为宝宝的成长需要多种营养的组合，而某一种食物只含一种或两三种较丰富的营养素，如果只爱吃一两种食物，就会造成其他营养素的缺乏。所以要养成各种食品都吃的习惯，而且多换品种花样。

其次，粗细粮、杂粮合理搭配；荤素合理搭配，动植物蛋白合理搭配；蔬菜多品种搭配；动植物脂肪合理搭配。

再有，孕妈妈尤其要注意的是千万不要以果汁来代替水果，更不可进食不干净的食物！因为如果一不小心进食了发霉的食物，不仅孕妈妈会中毒，而且会导致肚子里的小宝宝中毒，严重者导致过早流产或者导致新生儿畸形儿。

此外，孕妈妈要注意的是，有的孕妈妈经常表现出贫血，为此，孕妈妈在孕期要注意对铁的摄入量，一定要选择一些含铁丰富的食物，比如瘦肉、鱼类、肝脏、动物血制品及大豆制品，以便补充铁的含量。同时，还要补充一定量的维生素C，因为维生素C可以促进铁的吸收。

最后，在怀孕期间，有的孕妈妈喜欢吃一些过于刺激的、油腻的、过甜的食物，比如咖啡、辣椒、浓茶、酒等辛辣有刺激性的食物，这些饮食嗜好都是不可取的。

当然，孕妈妈也可根据不同的孕期，调整合理的饮食结构。

1. 孕早期

在孕早期，宝宝生长缓慢，所以孕妈妈这时对营养的需要也比较小。但是，很多孕妈妈在这个时期会产生不同的妊娠反应，这时，孕妈妈应多吃一些清淡的食物，比如可以多吃瘦肉、猪肝、豆腐、各种青菜和水果、稀粥、小米、豆浆等易消化的食物。为了防止呕吐，在早晨起床前，可以先喝杯白开水，然后吃些前天晚上准备好的一些易消化的食品，如面包、饼干等，吃完之后稍躺一会儿再起床。这样，不仅利于防止呕吐，也能保证身体的营养需求。

2. 孕中期

这个时期是孕妈妈身体最佳的时期，而且宝宝的重量在这个时期也以惊人的速度增长，所以，这个阶段孕妈妈要多吃营养丰富的食物，除了每日固定的三餐之外，下午应加一餐。

这个时期的孕妈妈也要加强蔬菜及水果的摄入，因为这时期的孕妈妈容易发生便秘，多吃些蔬菜水果有利于防止便秘。

3. 孕晚期

到了孕晚期，宝宝生长的速度比孕中期还要快，但此时期孕妈妈胃肠容积被胎儿挤压得更小，所以这时期应少食多餐，饭菜多样化，扩大各种营养素的来源，以保证各种营养成分的供给。这时期的孕妈妈容易产生水肿的现象，所以这时期的孕妈妈更要少吃多盐食物，食物以清淡为主，尽量多吃一些西瓜和海洋动物食品，对促进宝宝的生长发育有良好作用。

一点通

孕期营养知识，你了解吗

营养是身体健康的基础，人类必须每天从食物中吸取人体所需要的各种营养素，以保证机体的生长发育。这一点对孕妈妈来说尤为重要，因为不仅母体需要适量补充营养，而且宝宝也需要从母体中吸收大量营养素，供其生长需要。如果孕妈妈营养供给不足，对宝宝的影响和危害更为严重。首先宝宝宫内生长迟缓，使足月新生儿体重不足，低于2500克，为低体重儿。这种胎儿除了体重低及生长迟缓外，各方面发育未能达到应有的状态，而且死亡率较正常儿高8~10倍，即使存活也常体弱多病或者智力发育较差。某些先天性畸形，虽然与各种不利因素的冲击有关，但母亲营养缺乏或营养过多常也可产生重要影响。营养因素不足对胚胎和胎儿生长都有延迟的可能，主要表现在脑、骨骼等器官。值得注意的是营养素缺乏，不但能暂时阻碍组织生长发育，而且可影响以后组织结构和功能，如骨骼早期的钙化程度与以后是否会发生骨质疏松症有关。

孕妇如何正确补充营养素，应从以下几点考虑。

(1)不需要增加更多的主食，而应增加副食品的种类和数量，尤其要注意摄入足够的蛋白质和钙质。

(2)饮食要多样化，避免偏食，以求全面摄入营养素。

(3)要做到因人、因时、因地安排膳食。①常吃大米、白面者应多补充维生素B，添加杂粮和粗粮；②夏天蔬菜多时，可多吃些新鲜蔬菜，秋季水果多时，多吃些水果；③地处缺碘地区的孕妇要补充一些含碘多的海产食品；④平时不习惯吃肉、蛋、乳等蛋白质食物的妇女，可多吃些豆类和豆制品，以补充蛋白质的不足；⑤身材高大、劳动量和活动量大的孕妇以及平时饮食量过小的妇女，应适当多补充营养；⑥孕早期的3个月内，胎儿生长缓慢，每日体重约增加1克，各种营养的需要与未孕时基本相同；孕中期和孕晚期，由于胎儿生长很快，体重平均每日增加10克，因此应多补充营养。

爱心TIPS

孕期不论孕妈妈摄入养料多少，宝宝都要从母体中吸取大量营养以供本身生长发育，因此如果不注意孕妇营养，就容易影响孕妈妈的身体健康。

孕妈妈孕期饮食4误区

孕妈妈在怀孕期间，在饮食习惯上常陷入以下4大误区。

1. 多吃苹果少吃西瓜

有的孕妈妈认为多吃苹果生产时就会顺产，有些孕妈妈甚至认为西瓜性寒，吃了之后容易流产，所以对西瓜是不闻不问。其实，这种认识是错误的，苹果并无安胎特效，只能起到补充维生素的作用，吃多了还容易便秘。至于西瓜，只要适量食用，孕妈妈也不会因此而流产。

2. 呕吐厉害就要多吃零食

有的孕妈在怀孕初期常常呕吐不止，为了改变这种症状，有的准妈妈索性餐餐吃话梅、果脯等零食。这种做法也是不正确的，因为酸辣口味的食物虽然可以刺激胃酸分泌，但如果长期大量食用，终会损害肠胃功能。

3. 多吃动物胎盘好安胎

有的孕妈妈信奉“吃什么补什么”的道理，为了安胎，于是就不惜昂贵代价四处寻找动物的胎盘。其实，动物胎盘里所含的就是孕酮，在孕妈妈先兆流产时，能够起到稳定妊娠的效果。但是过量地补充孕酮，就可能影响胎儿生殖器官的发育。

4. 补钙就要喝骨头汤

孕妈妈在孕期的营养补充很重要，尤其是钙的摄入量。为此，有的孕妈妈就遵循了传统的观念，大补特补骨头汤。但喝骨头汤补钙的效果并不理想，而且骨头中的钙不容易溶解在汤中，也不容易被肠胃吸收。所以孕妈妈在孕期要补钙，喝骨头汤不是最佳选择。

爱心TIPS

饮食上的误区很容易让孕妈妈产生一种偏食的习惯，所以孕妈妈还是应该科学安排膳食，确保营养平衡。

孕妈妈不能混吃的6种食物

有些食物混在一起吃，不仅没有益处，而且还会起到相反的作用，严重的还会导致中毒，危及生命。所以，对于孕妈妈来说，对于这些相克的食物要警惕。那么，什么食物之间会相克呢？

1. 鸡蛋与豆浆

这两种食物混吃的话，会抑制人体对蛋白质的吸收。而蛋白质的摄取对孕妈妈及宝宝来说又非常重要。

2. 菠菜与豆腐

如果孕妈妈将菠菜与豆腐混在一起吃，则很容易患结石症，因为豆腐里含有氯化镁、硫酸钙这两种物质，而菠菜中则含有草酸，两种食物遇到一起可生成草酸镁和草酸钙。草酸镁和草酸钙都不易于被人体吸收。所以，最好将两种食物分开吃。

3. 牛奶与巧克力

将这两种食物一起吃的话，则容易发生腹泻。牛奶含丰富的蛋白质和钙，巧克力则含草酸，若二者混在一起吃，则易结合成一种不溶于水的草酸钙，这种物质不利于被孕妈妈的身体吸收，而且还会发生腹泻等。

爱心TIPS

有些食物分开来吃的话，其营养是非常丰富的，但如果混在一起吃的话，则会产生对身体的不利的其他物质。所以，孕妈妈在选择食物时，一定要谨慎。

孕妈妈刻意节食危害多多

有的孕妈妈怕吃得多了，影响自己的体型，或怕宝宝太大，造成生育困难，所以就刻意节食。殊不知，这种做法危害多多，不仅造成孕妈妈身体不健康，而且宝宝也不能正常发育。宝宝所需要的各种营养物质都是从孕妈妈那儿摄取来的。试想，孕妈妈孕期体重要比孕前重 11 千克左右，这 11 千克的营养物质从哪里来？这都得靠孕妈妈从平时的饮食中汲取。很显然，孕妈妈需要营养，宝宝也需要营养，在这种情况下节食是有害无益的。

宝宝在妈妈肚子里吸取的营养是决定宝宝生命力的重要环节，如果营养供给不足，就会给宝宝带来严重后果，如缺乏维生素，免疫力要下降，影响健康生长发育，甚至可导致发育不全；缺乏蛋白质，就会影响神经细胞的增殖，形成智力低下等，而且畸形儿的产生也与母体营养供给不足或缺少某种营养有关。

营养不良对孕妈妈本身的危害更为严重。如缺乏维生素 A，容易出现早产、死胎，而且身体抵抗力降低，容易发生产后感染；缺铁，会出现贫血、头昏脑涨；缺乏维生素 C，可加剧便秘、贫血等孕期症状，并容易出现早产、流产等。可见，孕妈妈不可随意节食，否则就容易形成某种营养素的缺乏或相互间失去平衡。

爱心TIPS

孕妈妈担心身体发胖没有必要，孕期胖了一点，只要生育后进行身体锻炼和适当控制饮食，就不会使身体发胖。顾虑难产也没有必要，只要宝宝的头能通过母亲的骨盆，身体的其他部位就能顺利通过。

营养过剩危害多多

有些孕妈妈认为在妊娠期间吃得越多越好，不仅有利于宝宝生长发育，而且还利于分娩。所以孕妈妈在妊娠期间就表现得胃口特别好，不仅吃得多，而且营养还相当丰富，加上很少运动。这样孕妈妈就越来越胖，致使胎儿过大，造成分娩困难。

进食过多对孕妈妈和宝宝有什么危害呢？如果孕妈妈每天进食过多的

话，尤其是食入糖类和脂肪食品，就会出现营养过剩，导致孕妈妈血压偏高和胎儿长成“巨大儿”。我国目前产妇死亡率为0.488‰，其中主要原因是妊娠高血压所致；另一个原因就是“巨大儿”造成的难产，分娩期延长，子宫收缩无力，引起产后大出血。也有的是因产妇过胖，造成哺乳困难，不能及时给孩子喂奶，乳腺管堵塞，引起急性乳腺炎。

所以，孕妈妈在妊娠期间的营养切忌过剩，其造成的危害可想而知。

爱心TIPS

孕妈妈要合理饮食，既不能营养不足，也不要营养过剩，即要做到营养适度，荤素搭配，注意活动，防止由于营养过剩造成的高血压和“巨大儿”的出现。

孕妈妈饮食小常识

（1）怀孕早期所需额外热量不多，需随孕期渐渐增加。

（2）少吃多餐，每天应吃5～6餐而非3餐。

（3）手袋内常备健康小吃如水果干、果仁以供需要时吃。

（4）动物肝脏含有丰富的维生素A，每星期只宜吃1～2次，过量对胎儿无益。

（5）甜品如糖果、朱古力含糖分过高，容易引起蛀牙及巨大儿，也会影响食欲，应加以避免。

（6）多选择新鲜原味的食物，以下食物要避免：腌过的食物如咸蛋、腐乳；加工的食物如香肠、火腿；浓味之香料如芥末、辣椒。

爱心TIPS

孕妈妈在孕期要注意科学的饮食习惯，要保持“一人吃，两人补”的思想，不能只考虑自己，也要考虑到肚子里的宝宝。

孕妈妈应少吃的食物

有些食物吃多了，即使是对不怀孕的女性来说也是不益的，何况对于怀有身孕的女性。现列举出几种有害孕妈妈身体健康的食物。

1. 油条

在很多家庭,油条是必备早餐之一,但孕妈妈应少吃。因为油条中含有大量的明矾,明矾是含铝的无机物,每500克面粉的油条,大约用1.5克明矾。如果孕妈妈每天吃两根油条的话,就相当于摄入了3克明矾。那一个月就是90克的明矾,这是一个惊人的数字,孕妈妈一定要了解到明矾对宝宝的影响,如果摄入过多,会通过母体侵入宝宝的大脑,造成大脑发育障碍。所以,孕妈妈尽量避免吃油条。

2. 糖精

糖精不同于糖。糖精的主要是糖精钠,是从煤焦油里提炼出来的,毫无营养价值。那为什么孕妈妈要禁忌吃糖精或含有糖精的饮料呢?因为糖精对胃肠道黏膜有刺激作用,并影响某些消化酶的功能。孕妈妈经常吃带有糖精的食品的话,可能会出现消化功能减退,发生消化不良,造成营养吸收功能障碍。而孕妈妈在孕期又必须要摄取足够的食物来补充宝宝的营养需求,所以吃糖精会严重影响到孕妈妈对食物的摄取。

3. 酸性食物

在妊娠早期,有很多孕妈妈会出现妊娠反应,为了防止妊娠反应,孕妈妈就会大量进食酸性食物,甚至有些人还滥用一些酸性药物止呕。其实,这种做法是错误的,孕期多吃酸性食物并不好。为什么这么说呢?酸性食物和酸性药物是造成畸胎的元凶之一。在妊娠的最初半个月左右,不食或少食酸性食物或酸性药物最好。

4. 咸鱼

有孕期,孕妈妈要尽量避免吃咸鱼,因为咸鱼含有大量二甲基硝酸盐,进入人体内能被转化为致癌性很高的二甲基硝胺,并可通过胎盘作用于胎儿,是一种危害很大的食物。

5. 黄芪炖鸡

黄芪具有益气健脾之功,与母鸡炖熟食用,有滋补益气的作用,是气虚的人食用的很好补品。但快要临产的孕妈妈应慎食,避免妊娠晚期胎儿的正常下降生理规律被干扰,而造成难产。

爱心TIPS

孕妈妈在孕期，对于食物的摄取，不能随心所欲，想吃什么就吃什么，因为有些食物对宝宝的成长有非常大的负面作用。

孕妈妈应少吃的果品

虽然孕妈妈在孕期多吃水果有益，但有些水果多吃的话，对于孕妈妈和宝宝都没有好处。像山楂和桂圆。如果孕妈妈大量食用山楂及山楂制品，可能造成流产。孕妈妈在怀孕后常伴有恶心、呕吐、食欲不振等反应，喜欢吃一些酸性甜果品。山楂酸甜可口，并有开胃消食的作用，是孕妈妈们喜欢的果品。但是，山楂可促使子宫收缩，因此有过流产史或有先兆流产的孕妈妈，应忌食山楂。

如果孕妈妈大量进食桂圆的话，可导致孕妈妈便秘。虽然桂圆营养丰富，被作为补品食用，但妊娠期间应该少吃或不吃。桂圆中含有葡萄糖、蔗糖、维生素等物质，具有补心安神、养血益脾的功能。其性温大热，而孕妈妈往往怀孕后阴血偏虚，阴虚产生内热，再食桂圆会热上加热，造成孕妇大便干燥，口舌干燥而胎热，不但不能保胎，反因内热迫血妄行，出现阴道出血、腹痛等先兆流产症状。所以，孕期孕妈妈对桂圆的摄取也是适量。

像木瓜和桃子，孕妈妈在孕期也不宜多吃。

爱心TIPS

有些果品的确味道鲜美，也是很有价值的补品，但对于怀孕的女性朋友来说，对部分果品的摄入应慎重。

孕妈妈当心了，水果过量可能得糖尿病

不少孕妈妈在怀孕之后，为了生个健康漂亮的宝宝，就大量地进食水果，甚至还把水果当蔬菜吃。她们认为，这样不仅补充了维生素，而且生出来宝宝的皮肤也水灵灵的，殊不知，这种想法是片面的、不科学的。

虽然水果和蔬菜都有丰富的维生素，但是两者还是有本质区别的。水果中的纤维成分不能代替蔬菜中的纤维成分，而且水果中的纤维素成分并

不高。如果孕妈妈只大量地吃水果，却不吃蔬菜，这样不仅减少维生素的摄入，而且水果吃多了还容易得糖尿病，所以，孕妈妈在进食蔬菜和水果时，应合理搭配。

爱心TIPS

多吃水果有益于孕妈妈和宝宝的健康，但是要适度，不能过量。

怀孕了，别做"酸"妈妈

怀孕了，孕妈妈要摄入更多的营养物质，尤其是蛋白质的摄入，这样孕妈妈的体质变成"酸性"的概率要多些。

一旦做了"酸"妈妈，就会感到更加容易疲劳，更容易患病，当然，对宝宝的生存环境大为不利。有报道说，如果准妈妈是酸性体质，容易导致婴儿出生后经常哭闹，模仿力和反应都较差，大脑神经功能也较差。体质过酸还可能导致畸形儿。

因此孕妈妈在怀孕期间，要注意均衡摄取各种营养素，不能偏食，造成"酸性"体质。如果孕妈妈在孕前的体质就是碱性的话，那么在孕期就不用刻意地避免酸性食物，只需要合理而平衡的饮食即可。

那么准妈妈如何在孕期改善酸性体质呢？

(1)调整孕期饮食结构，可多食用碱性食物，酸碱食物的比例建议为20：80。

(2)必吃早餐，因为不吃早餐的话，血液循环会变慢，进而氧气减少，使体质变酸。

(3)保持良好的心情，因为情绪对体液酸化影响很大。

爱心TIPS

如果孕妈妈在孕前就知道自己是酸性体质的话，那么孕期合理的饮食就非常关键了。如果在妊娠期不调整自己体质的话，很可能导致宝宝出生就是酸性体质，对宝宝的智力和身体发育都非常有害。

宝宝挑食习惯在子宫中养成

孕妈妈在妊娠期间，往往很挑食，殊不知，这种挑食的习惯也会带给肚子里的宝宝。如果孕妈妈在怀孕期间偏爱吃某种食物，那么宝宝通过子宫可以品尝到这种食物的味道，进而影响到宝宝对这种食物的喜爱。在来到这个世界时，宝宝已经习惯了这种味道，所以也很容易对妈妈在孕期经常吃的食物感兴趣。

同样，如果孕妈妈在妊娠期间爱吃蔬菜的话，那么将来的宝宝，对蔬菜也会情有独钟的；如果孕妈妈在怀孕期间喜欢吃肉类的话，那么生出来的宝宝已经习惯了肉类的味道，在吃的时候，也很少会拒绝。

爱心TIPS

宝宝的一些饮食习惯在妈妈的子宫里已经养成，所以孕妈妈在妊娠期间能够养成一个进食的好习惯对宝宝的健康成长很重要。

孕妈妈慎食过敏性食物

孕妈妈喝酒、吸烟、滥用药物对胎儿的危害很大，这一点被很多孕妈妈了解并注意防范，但是对于孕妈妈食用过敏食物对宝宝发育的影响却是很多孕妇所不了解，或者不太重视，因而往往因吃了过敏食物造成流产、早产、畸形等，即便按期生育，也可致宝宝患多种疾病。

有过敏体质的孕妈妈可能对某些食物过敏，这些过敏食物经消化吸收后，可从胎盘进入胎儿血液循环中，妨碍宝宝的生长发育，或直接损害某些器官，如肺、支气管等，从而导致宝宝畸形或患疾病。

那么，孕妈妈应如何预防食用过敏食物呢？可从以下 5 个方面注意。

(1)以往吃某些食物发生过敏反应现象，在怀孕期间应禁止食用。

(2)不要食用过去从未吃过的食物或霉变食物。

(3)在食用某些食物后如发生全身发痒、出荨麻疹或心慌、气喘，或腹痛、腹泻等现象时，应考虑到食物过敏，立即停止食用这些食物。

(4)不吃或慎吃容易引起过敏的食物，如海产鱼、虾、蟹、贝壳类食物及辛辣刺激性食物。对海产食物可先少量吃，看是否有过敏反应再决定以后是否食用。

(5)食用蛋白类食物，如动物肉、肝、肾，蛋类，奶类，鱼类等应烧熟煮透，以减少过敏。

爱心TIPS

即使是常人也要禁忌过敏性食物，何况是孕妈妈？

孕妈妈孕期最佳食物大集结

怀孕是女性一生中的特殊阶段，所以孕妈妈在进食方面，要合理化地进食；选择最佳食品。

1. 最佳保胎蔬菜

在怀孕早期，是最危险的时候，因为这期间孕妈妈可能会发生流产，所以要进食一些富含叶酸的食物来保胎，像菠菜含有丰富的叶酸，被名列蔬菜之首。是孕妈妈早期的蔬菜首选。

2. 最佳防吐食物

柠檬和土豆含有多种维生素，有良好的防吐作用。

3. 最佳零食

孕妈妈除了吃正餐，也可以适当地吃些零食来补以正餐不足的营养，如葵花子、西瓜子、南瓜子等。

4. 最佳防早产食品

常吃鱼有防止早产的作用。

5. 最佳饮料

孕妈妈可以适当地喝一些饮料，但也要有选择性，绿茶是微量元素的"富矿"，对胎儿发育作用突出的锌元素就是其中一种。不仅如此，绿茶含铁元素也较丰富，所以常饮绿茶可防贫血。

6. 最佳酸味食品

孕妈妈选择酸味食品的时候要谨慎，像山楂虽然营养丰富，却能引起子宫收缩，可能导致流产，所以孕妈妈尽量不要吃。但是像西红柿、杨梅、樱桃、葡萄、柑橘、苹果等则是有益的食品，孕妈妈可以食用。

7. 最佳分娩食品

分娩时孕妈妈需要足够的产力，但又不能进食过多，所以热量多的食物颇受欢迎，像巧克力就是最佳分娩食品。对于急需热量的产妇来讲无疑是雪中送炭。所以孕妈妈临产时吃几块巧克力，可望缩短产程，顺利分娩。

爱心TIPS

生一个健康聪明的小宝宝，又是每个孕妈妈的最大心愿。所以科学地选择食物不仅有利于母体健康，更有益于胎儿的发育。

最易被孕妈妈忽视的"营养"

在怀孕期间，有些营养最易被孕妈妈忽视，第一是阳光；第二是新鲜空气。

那么阳光和新鲜的空气会给孕妈妈带来哪些好处呢？首先了解一下阳光，阳光中的紫外线具有消毒的作用，更为重要的是通过阳光的照射，能促进人体合成维生素D，进而促进钙质的吸收和防止宝宝患先天性佝偻病。

有些孕妈妈因为怕冷或者是怕感冒，屋中常年不开窗，造成屋内空气浑浊，影响了新鲜空气的流通，长此以往，会对孕妈妈的健康带来损害。因此，孕妈妈一定要注意保持室内空气的清新。

爱心TIPS

在怀孕期间要多进行一些室外活动，这样既可以提高孕妇的抗病能力，又有益于胎儿的发育。

咖啡、可乐类饮料，孕妈妈的快乐"大敌"

咖啡和可乐类饮料越来越受很多女性的欢迎，尤其是很多职业女性，办公之时都会饮用。但是咖啡对于怀孕的女性来说，却是一大忌品。如果孕妈妈过量饮用咖啡或者可乐型饮料，宝宝则会直接受到咖啡因的影响。因为咖啡和可乐类饮料里所含的咖啡因可通过孕妈妈血液循环进入宝宝体内，使宝宝发生肠痉挛、胎动频繁、躁动不安等。

早在20世纪60年代初期，就有人用小鼠做试验，结果证明给小鼠咖啡因饮料可使仔鼠发生腭裂、趾或脚畸形。咖啡因可诱发受试动物的子代出现露脑、脊柱裂、无下颌、无眼、骨化不全等现象。在怀孕的老鼠身上注射相当于2杯可乐所含的咖啡因量，则这些小鼠骨骼发育极为迟缓。

尤其是浓咖啡或浓可乐类饮料更是对宝宝的作用明显。而且频繁饮咖啡或可乐类饮料，有可能造成宝宝先天畸形。所以，孕妈妈不宜喝咖啡或可乐类饮料。

爱心TIPS

为了未来宝宝的健康，孕妇应避免咖啡因的摄入。当然偶尔喝一杯也无大碍，只要不长期喝，不一次喝的量太大，应该不会对宝宝造成影响。

孕妈妈多吃绿叶菜，宝宝发育快

有的孕妈妈在怀孕期间只知道一味地进补鸡鸭鱼肉，却忽视了对蔬菜的摄入，尤其是绿叶蔬菜，再加上怀孕期间饮食一般做得很精细，叶酸等维生素破坏增多，叶酸等维生素远远不能满足宝宝的需要。

叶酸的摄入对宝宝的成长起着关键性的作用，孕妈妈多吃富含叶酸的绿叶菜，可预防宝宝神经管缺陷，尤其是在孕妈妈怀孕初期，更应该注意对含叶酸的绿叶菜的摄入。叶酸多存在于蔬菜、水果、瓜、豆类以及动物肝、肾等食物中，尤其是新鲜绿色蔬菜的含量丰富。

爱心TIPS

妊娠期多吃新鲜的绿叶蔬菜，无疑有助于胎儿脊髓的正常形成。

豆类食品——宝宝健脑的最佳食品

豆类或者豆类食品是健脑的重要食品，如果孕妈妈在孕期能多吃些豆类食品，将对宝宝健脑十分有益。

先来了解一下豆类食品中所含的营养物质。比如说，大豆中所含的蛋白质占40%，而且多为适合人体智力活动需要的植物蛋白。因此，从蛋白质角度看，大豆是高级健脑品。大豆中含相当多的氨基酸和钙，像大脑中的营养物质谷氨酸、天冬氨酸、赖氨酸、精氨酸在大豆中的含量分别是米中的6、6、12、10倍，可见含量之高，对健脑作用之大。大豆含脂肪量也很高，约占20%。在这些脂肪中，亚麻酸、油酸、亚油酸等优质聚不饱和脂肪酸又占80%以上，这就更说明，大豆确实是高级健脑食品。

再有，100克大豆中，含钙240毫克，含铁9.4毫克，含磷570毫克，含维生素 B_1 0.35毫克，B_2 0.30毫克，烟酸2.2毫克，这些营养素都是智力活动所必需的。

当然豆制品有很多，像黑豆、豆腐、豆浆和豆乳等都是健脑食品，为了宝宝的健康，孕妈妈应多加食用。

爱心TIPS

豆类食品对健脑有非常重要的作用，孕妈妈如果怀孕前不习惯吃豆制品，孕后考虑到宝宝健脑，也应努力多吃些豆类和豆制品。

动物肝脏——孕期的垃圾食品

动物肝脏是一大美食，不仅含有多种维生素，而且还含有多种微量元素，可见其营养丰富。有的孕妈妈在怀孕之后就大量进食动物肝脏，以补充营养，认为有利于宝宝的生长发育。可是近几年来营养学家研究证实，这种认识是错误的，在妊娠初期如果孕妈妈进食过多动物肝脏的话，则可能会导致宝宝畸形。

为什么这么说？这是因为动物肝脏中含的维生素A非常多，尤其是鸡、牛、猪肝，每100克含维生素A的平均值为正常每日规定饮食量所含维生素A值的4~12倍。这样，孕妈妈吃动物肝脏等于大量摄入了维生素A。但维生素A过量会引起发育异常，各种组织生长、分化异常。过量摄入维生素A可能阻碍了腭的生长发育，使两侧腭叶未能及时吻合而形成腭裂。维生素A的致畸作用在于改变了体内硫酸黏多糖的代谢，体内硫酸黏多糖合成减少所致。可见维生素A过量摄入对人体及宝宝可能有害。

对于孕妈妈来说，尤其是在孕初期，一定要禁忌摄入过多的动物肝脏。

爱心TIPS

动物肝脏虽然营养丰富，但是对于孕期的孕妈妈来说，一定要慎吃。

孕妈妈要“因时择食”

孕妈妈在怀孕之后，因季节的变化，在饮食上要有所差异。

(1)春季饮食：以清温平淡为主，在饮食选择上要吃一些能助阳的食品，比如葱、豉等。这个季节孕妈妈记住一定要多吃蔬菜。

(2)夏季饮食：天气炎热，孕妈妈食欲降低，因此，多吃一些消暑解渴的食物，如绿豆、西瓜、乌梅等，但不宜饮冷无度，这对孕妈妈尤为重要。

(3)秋天饮食：气候比较干燥，孕妈妈要注意少食辛辣食品，宜食用芝麻、糯米、粳米、蜂蜜、枇杷、甘蔗、菠萝、乳品等柔润食物。而且孕妈妈还要注意“秋瓜坏肚”的情况发生，这个季节的瓜果较多，但不能任意多吃。

(4)冬季饮食：气候寒冷，食欲大增，可以多食一些炖肉、熬鱼等，但一定注意绿叶蔬菜的摄入，对于孕妈妈来说，冬季是进补的最好时机。

爱心TIPS

自然界的变化，影响着人的生理和病理，尤其是孕妈妈更容易受到影响。

黑皮肤妈妈怎么生白宝宝

怀孕了，十个月之后，两口之家就变成三口之家了，对于孕妈妈来说，这的确是一件兴奋的事情。可是，在欢喜的同时，也许你还会生出几分忧虑，生出来的宝宝会不会像我和他爸爸皮肤这么黑啊，我的皮肤这么粗糙，我的宝宝会不会也像我啊等等诸如此类的问题一直困扰着孕妈妈和准爸爸，那么有什么办法能解决这些问题，帮助我们拥有一个健康漂亮的小宝贝？

饮食法是一个不错的方法，女性在怀孕期间如果能有意识地进食某些食物，会对腹中胎儿的生长发育起到意想不到的微妙作用，如果精巧科学地调配饮食，就能帮助你扬长避短，摆脱缺憾，让你拥有一个健康漂亮的宝宝。

针对孕妈妈和准爸爸担心的这些问题，我们逐一讲一下对策。

1. 改善偏黑的肤色

如果孕妈妈和准爸爸的皮肤较黑，那么，孕妈妈就要多多吃一些富含维生素C的食物。因为维生素C对皮肤黑色素的生成有干扰作用，从而可以减少黑色素的沉淀，这样日后生下的宝宝的皮肤也会白嫩细腻。

具体有哪些食物含有维生素C比较多呢？像番茄、葡萄、柑橘、菜花、冬瓜、洋葱、大蒜、苹果、刺梨、鲜枣等蔬菜和水果，其中尤以苹果为最佳。苹果富含维生素C和苹果酸，常吃能增加血色素，不仅能使皮肤变得细白红嫩，更对贫血的妇女有极好的补益功效，是孕妈妈和育儿的首选水果。

2. 告别粗糙的肤质

有的孕妈妈皮肤比较粗糙，那么孕妈妈就应该经常食用富含维生素A的食物，因为维生素A能保护皮肤上皮细胞，使将来出生宝宝的皮肤细腻有光泽。这类食物具体有动物的肝脏、蛋黄、牛奶、胡萝卜、番茄以及绿色蔬菜、水果、干果和植物油等。

3. 培育光泽油亮的乌发

当然，如果孕妈妈或者准爸爸头发早白或者略见枯黄、脱落，那么，孕妈妈则可多吃些含有维生素B族的食物。比如瘦肉、鱼、动物肝脏、牛奶、面包、豆类、鸡蛋、紫菜、核桃、芝麻、玉米以及绿色蔬菜，这些食物可以使宝宝的发质得到改善，不仅浓密、乌黑、而且光泽油亮。

爱心TIPS

如果孕妈妈在饮食上稍加注意，相信宝宝一定会健康可爱。

做个"蛋白质"孕妈妈

一般来讲，成人每公斤体重每天需要1克蛋白质，而宝宝每公斤体重每天需要3克。从事轻体力劳动的孕妈妈，每天膳食中应供给的蛋白质为85克。从事中等体力劳动的孕妈妈，每天需要的蛋白质则相应提高到90克。孕期供给足够的蛋白质，不仅是宝宝生长发育和母亲健康的需要，也是为孕妈妈子宫、胎盘和乳腺的增长做准备。孕晚期更需要贮存一定量的蛋白质，为分娩和产后哺乳做准备。

哪些食物含蛋白质较多？有肉、鱼、蛋、奶、豆类等。在膳食中，除了蛋白质数量的摄入之外，还应注意蛋白质的质量。孕妈妈在进食时，要注意以下几点。

(1)动物蛋白与植物蛋白合理搭配。不能单一地吃动物蛋白而不吃植物蛋白，也不能只吃植物蛋白而不吃动物蛋白。

(2)孕末期和产后，孕妈妈要多吃一些富含八种必需氨基酸，尤其是组氨酸的蛋白食物，如瘦的牛、羊、猪肉，带皮的鸡肉和鱼。因为孕末期的胎儿和出生后的婴儿按每公斤体重所要求的八种必需氨基酸明显高于成人的需要量，特别需要组氨酸的供给。

(3)重视蛋白质的互补作用。将两种或三种含不同氨基酸的食物混合进食，则能互补单一食物所缺少的氨基酸，其营养价值比原有一种食物高。例如：单一吃牛肉或单一吃豆腐，其营养价值(亦称生理价值)为60%～65%；如果牛肉煮(烧)豆腐两种食物混合进食，其营养价值就提高到89%。又如：小米、玉米、黄豆三种食物，如果只用其中一种煮稀饭，其营养价值只有57%～65%，因为某一种食物所含的必需氨基酸单一，由于缺少多种必需氨基酸的相互平衡作用，致使人体吸收率低。倘若按合理的比例将小米与玉米、黄豆合用煮稀饭(40%小米，40%玉米，20%黄豆)，则三种食物都能互补其自身所缺的氨基酸，从而形成多种必需氨基酸相互保持平衡，这三种食物的营养价值(生理价值)就可提高到77%～80%。

(4)孕妈妈经常吃些鱼很有好处。因为鱼含有多种必需氨基酸，而且鱼中的各种必需氨基酸互相间保持平衡，易为人体吸收，故营养价值高。有人做过实验：给大白鼠喂鱼肉或鱼干粉，生长情况良好，如果对大白鼠另外再加喂某一种氨基酸，它生长情况反而变坏，这是必需氨基酸不平衡的后果。鱼还含有丰富的维生素和微量元素，烧豆腐时，如果加进鱼头或鱼肝和鱼肝油，可大大提高其营养价值，因为鱼与豆腐可以互补其自身所缺的必需氨基酸，而且鱼肝油中维生素D促进人体对豆腐中钙元素的吸收。鱼还含有丰富的不饱和脂肪酸，能优化人脑神经细胞膜磷脂的分子结构，促进神经细胞功能的提高，所以人们常说，经常吃鱼的人聪明。

爱心TIPS

蛋白质是构成人体细胞的主要物质，对人体的生长发育、特别是对胎儿、婴幼儿大脑的生长发育起着至关重要的作用，它是脑细胞分裂增殖和体积增大的物质基础。

避免畸形，注意补充维生素

孕妈妈一定要注意对各种维生素的补充，因为维生素是宝宝成长最基本的要素。维生素种类很多，如：维生素 A、维生素 B_1、B_2、B_6、B_{12}、叶酸、维生素 C、维生素 D、维生素 E、维生素 K 等。现分别介绍一下这些维生素的功能。

维生素 A 能促进宝宝的生长发育，增强孕妈妈的抵抗力和免疫力，并能抑制致癌物质。如果缺乏此维生素，可引起先天性畸形。维生素 A 主要存在于动物性食品中，像动物的肝脏和蛋类中含量较多。某些蔬菜和水果中的胡萝卜素具有维生素 A 的活性，在人体吸收后转化为维生素 A。

维生素 B_1、B_2 和叶酸 是保证和促进宝宝生长发育的重要物质。维生素 B_1、B_2 维持神经、消化、肌肉、循环系统的正常功能，并促进食欲，刺激乳汁分泌。除从谷类、豆类食品摄取之外，可适当地吃些动物的心、肝、肾、脑和绿叶蔬菜。叶酸属 B 族维生素，在孕前三个月和孕初期，孕妇应保持每天有 400～800 微克的叶酸摄入量，以防止宝宝神经管畸形。

维生素 B_6、B_{12} 这两种维生素与蛋白质和脂肪代谢的关系很密切，主要来源是豆类、谷类、肉类。这两种维生素对宝宝的细胞首先是脑细胞的发育和成熟尤为重要，肝、肾和肉类含量较多。

维生素 C 是促进代谢、增强抵抗力、防止坏血病和流产早产的重要维生素。要多吃各种新鲜蔬菜和适量的水果，尤其要多吃绿色的蔬菜，品种要多样。

维生素 D 为宝宝骨骼、牙齿发育所必需，促进人体对钙、磷等微量元素的吸收和在骨骼中的沉积。主要来源于动物的肝脏、鱼肝油和蛋黄等食物，茄子等一些蔬菜亦含有维生素 D。日光照射皮肤可使皮肤内合成维生素 D。

维生素 E 促进细胞分裂，推迟人体衰老，它与维持生殖系统的正常功能有很大关系。它主要来源于植物油、葵花子、谷类和一部分新鲜蔬菜（花菜、包包菜等）。

孕妈妈应当全面适量地吸取以上这些维生素，缺乏任何一种都会影响胎儿的正常发育和孕妇自身的健康。但要注意，维生素 A 和维生素 D 含量高的食物，不能食用过多，超量食用反会有害。

爱心TIPS

维生素能保证其他营养素充分发挥效果，保证宝宝的机体和各个器官的正常功能，以维持生命和健康，可见，维生素的补充是孕妈妈营养补充必不可少的。

合理补充无机盐和一些微量元素

对于孕妈妈来说，妊娠期营养问题还应注意无机盐和一些微量元素的摄入量。这是孕妈妈各种营养素的重要组成部分，其中重要的有钙、磷、铁、镁、锌、碘、铜，这些都是胎儿生长发育不可缺少的元素。锌、铜、碘与胎儿大脑锥体细胞的增长关系密切。

钙 是胎儿骨骼、牙齿生长的重要元素，还可增强母体血液的凝固性、安定神经、防止疲劳。按照国际卫生组织提出的标准，孕妈妈每日需要摄入钙1500毫克，比孕前增加1~2倍。孕期如果摄入量不够，血钙降低，就直接影响胎儿生长。如果缺钙严重或缺钙时间长，胎儿会出现骨质钙化不良，体重下降，甚至会发生佝偻病，孕妈妈也会发生骨软化病。所以孕期孕妈妈要多吃含钙丰富的食物：乳类、蛋黄、黄豆及豆制品、虾仁、虾皮、排骨肉。香菜、芹菜、小葱和红枣等食物，其钙、磷、铁含量也不少。

铁 是造血的重要原料。随着宝宝的生长，母体的血液量需要增加，而且胎儿需要的铁元素亦可通过胎盘从母体的血浆中取得。特别是分娩后期，孕妈妈更要加强对铁元素的补充。如果铁补充不够，可造成孕妈妈生理性贫血，严重者导致宝宝出生时贫血，且产后体能恢复缓慢，婴儿易感染、抵抗力差，生长发育缓慢。所以，孕妈妈一定要从食物中摄取足够的铁元素。含铁丰富的食物有：猪肝、瘦肉、蛋黄、菠菜、石榴等。

锌 动物的肝脏、鱼、核桃、花生中含量较多。

碘 碘盐、海带、紫菜等食品中含量较丰富。

磷在许多食物中都有丰富的含量，含镁、铜、锰较多的食物有豆类、谷类、肉类和蔬菜。

爱心TIPS

无机盐和一些微量元素是宝宝健康成长必不可缺的重要物质，宝宝摄取这些物质必须通过母体来摄取，所以，孕妈妈为了宝宝的健康，一定要注意对无机盐和微量元素的汲取。

燕窝养血安胎汤防习惯性流产

燕窝养血安胎汤具有养血安胎的作用。

原料：1只鸡，2片姜，石莲子、川续断各12克，菟丝子、阿胶各18克，白燕窝一盒，盐适量。

做法：把鸡洗干净，放入滚水中煮3分钟，取出放入炖锅内待用。白燕窝浸2~4小时待用。石莲子、川续断、菟丝子放入煲汤袋中，同放瓦煲内，注入清水，煎30分钟。将煎汁加入炖盅内，再放入姜片及阿胶，加盅盖隔水炖两个半小时，再放入白燕窝炖半小时，下盐调味，即可趁热食用。

爱心TIPS

若孕妈妈有习惯性流产的现象，可吃此汤养血安胎。

孕妇科学饮水，可以健脑防病

脑重量的77%是水分，与香蕉的含水量大致相同。所以，对孕妈妈来说，一定要注意对水的摄入量，但是孕妈妈切忌不要喝以下6种水。

(1)孕妈妈不要喝久沸的开水。因为水在反复沸腾后，水中的亚硝酸银、亚硝酸根离子以及砷等有害物质的浓度相对增加。孕妈妈喝了这样的水，血液中的低铁血红蛋白结合成不能携带氧的高铁血红蛋白，而引起血液中毒，对孕妈妈和宝宝都不利。

(2)不开的自来水不能喝。因为自来水中的氯与水中残留的有机物相互作用，产生一种“三羟基”，是致癌物质。如果孕妈妈喝了这样的水，可能会导致流产或畸形儿。

(3)孕妈妈也不要喝在热水瓶中贮存24小时以后的开水。因为瓶内所装虽为开水,但是随着瓶内水温逐渐下降,水中含氮有机物会不断地被分解成为有害的亚硝酸盐,对孕妈妈身体的内环境不利。

(4)保温杯沏的茶水不要喝。因为将茶叶长期浸泡在保温杯中,茶叶中所含的多种维生素被大量破坏而营养降低,这样的茶水有害物质增多,饮用后可引起消化系统及神经系统的紊乱。所以孕妈妈切忌不要喝这种茶水。

(5)孕妈妈切忌喝蒸饭或者蒸肉后的"下脚水"。

(6)不喝被工业生产中的废水、废气、废渣等污染物污染过的水。即使经高温煮沸,水中有毒化学物质仍然存在。

爱心TIPS

孕妈妈应遵照科学的饮水方法,首先要在清晨一杯凉开水,再者切忌口渴才饮水。因为科学的饮水可以健脑防病,对宝宝的健康发育也有利。

上班族孕妈妈科学补充营养

对于忙碌的上班族们,一日三餐,常常是这种情形:早餐边走边解决,午餐以快餐为主,晚餐买些外卖食品回家吃,这样的饮食情况对身体健康不利。如果怀孕,更不能再这样摄取营养。

人体必需的六大营养素(碳水化合物、蛋白质、脂肪、矿物质、维生素、水)并不是炸鸡、比萨和汉堡中所能包含的,所以对于一个忙碌的职业女性来说,怀孕后应当学会放慢脚步,好好地调整一下饮食习惯,不论怀孕前的饮食习惯多随意,为了肚子里的宝宝,一定不要再这样无所谓。因为健康的饮食将有助于宝宝的健康成长,不合理的饮食将可能使宝宝的免疫力或者其他方面有所降低。

当然,巧搭配也可使速食成为健康食品。比如,现在许多速食店都提供了丰富的速食生菜沙拉,可以在生菜沙拉上淋一些橄榄油或醋,这样既营养又快捷;还可以吃个蔬菜汉堡解解馋,也可以全麦面包代替汉堡,再夹上些番茄等。工作之余,还可为自己准备些水果、酸梅、坚果、酸乳酪等。

爱心TIPS

对于上班族怀孕的孕妈妈来说，面对忙碌的工作，有时候会忽略宝宝，为了宝宝的健康，孕妈妈一定要注意改变自己的饮食习惯，科学地补充营养。

食欲不振可吃些马铃薯

食欲不振是早孕反应的表现之一。此时吃些马铃薯对孕妈妈比较好。马铃薯俗称土豆，虽说其貌不扬，但却营养丰富。据测定：马铃薯不仅富含粗纤维素，食用后容易产生饱腹感，且含有丰富的维生素 B_6、C，对缓解孕早期厌油腻、呕吐均有良好的作用；还含有多量的钾、钙、铁、镁、碘等矿物质以及碳水化合物等。印度戈克尔博士的研究表明：马铃薯富含钾，每天吃 5 ~6 个鸡蛋大小的马铃薯，可以维持血压正常及预防中风。因此，马铃薯也是妊娠中、晚期防治妊娠高血压的食疗保健品。

研究证实，生活在缺少新鲜蔬菜或水果地区的人，只要常吃马铃薯，就很少患维生素缺乏症，故马铃薯素有“地下苹果”的美称。美国的营养学专家断言：每餐只要吃全脂奶和马铃薯，就可以得到人体需要的营养素。

爱心TIPS

土豆宜放在干燥、避光的地方贮藏。如果发现土豆外皮变绿，哪怕是很浅的绿色都不要食用。因为土豆变绿是有毒生物碱存在的标志，如果食用会中毒。

早期孕妈妈的开胃小菜

营养的摄入对孕妈妈来说是非常的重要的，如果营养不够丰富的话，会对宝宝的生长不利，可是，对孕妈妈来说，面对一大桌的美味菜肴，却激不起孕妈妈的任何食欲，那怎么办？也许上一道开胃小菜，可以让孕妈妈的胃口大好。

肉沫酸豆角是个不错的选择，很多传统饮食书中认为酸豆角会影响妈妈和宝宝的身体健康，所以孕妈妈不宜吃酸豆角，其实在高温状态下，对人体有害的亚硝酸已被分解，所以少量食用酸豆角并无坏处。

做法：将酸豆角浸泡10分钟后，洗净切成小段，备用。将红辣椒切成3毫米长的小段，姜剥去皮切成姜粒，备用。五花肉剁成肉末，加入盐(3克)、生粉、老抽、料酒，搅拌均匀腌制10分钟。取炒锅加油置大火上烧热后，下五花肉肉末，煸炒一下，盛出。最后再放少许油，倒入酸豆角段，再下姜粒和红辣椒段，煸炒1分钟，加入炒熟的肉沫，加入少许清水，盖上锅盖，焖1分钟，调入味精后，即可关火出锅。

爱心TIPS

豆角特殊的酸味对于妊娠期间的妈妈们来说，还能起到生津开胃的作用，但却不能过量食用。

孕妈妈的解“秘”美食

孕妈妈在孕晚期，特别容易产生便秘，这时孕妈妈就可为自己制作一道防便秘的美食。

原料：生菜2小叶、豆芽菜2小把、四季豆1条、胡萝卜1长条、虾仁2只、紫菜2细长条、沙拉酱2小匙、小麦麸2小匙。

做法：先将生菜、豆芽菜、四季豆、胡萝卜、虾仁洗净。将四季豆、胡萝卜对切，并以滚水烫熟，虾仁烫熟备用。在生菜叶上抹上沙拉酱，然后包入四季豆、胡萝卜及豆芽菜；夹入虾仁后，淋上小麦麸，以紫菜绑住尾端即可食用。

这道菜做起来简单，而且营养又丰富，是孕妈妈防便秘的首选食品。

爱心TIPS

孕妈妈尽可任意挑自己喜爱的蔬菜，来进行随意搭配组合。

孕妈妈孕晚期的主打营养素

孕妈妈进入怀孕晚期，一切都是为了分娩做准备，尤其是营养素的补充

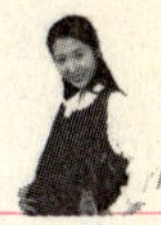

更为重要。那么孕晚期该如何补充营养素？应该进补哪些营养素？

1. 怀孕第 7 个月主打营养素："脑黄金"。

"脑黄金"，顾名思义，就是补充大脑所需要的营养，比如：DHA、EPA 和脑磷脂、卵磷脂等物质，孕妈妈摄入充足的"脑黄金"可以防早产，也能保证宝宝的大脑正常发育。

那么"脑黄金"在哪些食物中含量较多呢？含天然亚油酸、亚麻酸的有核桃、松子、葵花子、杏仁、榛子、花生等坚果类食品，此外海鱼、鱼油等都是富含"脑黄金"较多的食品，孕妈妈可以多进吃这些食物。

2. 怀孕第 8 个月主打营养素：碳水化合物

宝宝在第 8 个月正是在肝脏和皮下储存糖原及脂肪的时候，所以这个时期孕妈妈要多储存一些热量，主要以补碳水化合物为主，孕妈妈可以增加主食的摄入，如大米、面粉等。一另外可增加一些粗粮，比如小米、玉米、燕麦片等。

3. 怀孕第 9 个月主打营养素：膳食纤维

这个时期随着宝宝的增大，孕妈妈很容易发生便秘，为了防止便秘，孕妈妈要多吃一些含有膳食纤维较多的食物，像全麦面包、芹菜、胡萝卜、白薯、土豆、豆芽、菜花等。

4. 怀孕第 10 个月主打营养素：硫胺素（维生素 B_1）。

临近产期，孕妈妈必须补充各类维生素和足够的铁、钙、充足的水溶性维生素，尤其以硫胺素最为重要。如果硫胺素不足，易引起孕妈妈倦怠、体乏，还可影响分娩时子宫收缩，使产程延长，分娩困难。这个时期孕妈妈可以多进食一些豆类、糙米、牛奶等。

爱心TIPS

孕妈妈们在怀孕期间营养是很重要的，尤其是孕晚期，更应该注重对营养的摄入。这些营养元素不仅对宝宝而且对孕妈妈的健康多了一道屏障。

消除孕期黄褐斑，用吃来治疗

怀孕后，有些爱美的准妈妈总担心黄褐斑悄悄地爬到自己的脸上，有什么方法能让准妈妈去除这份担心呢？实际上，饮食就是最好的良药。我们给孕妈妈提供一个抗斑“英雄”榜，孕妈妈不妨可以试试。

TOP1：猕猴桃，被喻为“水果金矿”。含有丰富的食物纤维，可预防色素沉淀，保持皮肤白皙。

TOP2：西红柿，具有保养皮肤、消除雀斑的功效。常吃西红柿可以有效地减少黑色素形成。

TOP3：柠檬，也是抗斑美容水果。

TOP4：黄豆，不仅能抑制皮肤衰老，更能防止色素沉着于皮肤。

TOP5：牛奶，具有延缓皮肤衰老的作用，经常食用，能有效改善皮肤。

TOP6：带谷皮类食物，能有效抑制过氧化脂质产生，从而起到干扰黑色素沉积的作用。

爱心TIPS

魔高一尺，道高一丈！所以孕妈妈不要为脸上将要出现的黄褐斑而提心吊胆，可以有选择性地吃一些抗斑食物。

孕妈妈怎么吃不发胖

在怀孕期间，孕妈妈的体重增加平均为8～12公斤，如果超出这个标准则是不适当的。孕妈妈虽然不能减肥，但却可以采取有效的措施来控制体重。

孕妈妈要认识到饮食并非少吃就能减肥，如进食的技巧、食物的烹调、食物的选择等等，都是控制体重的关键。从现在开始，孕妈妈要改变一些陈旧的观念，学习一些新的技巧。这样孕妈妈再怎么吃也不会发胖。

1. 进食行为改变

改变进餐顺序：先喝水，再喝汤，再吃青菜，最后才吃饭和肉类。

养成三正餐一定要吃的习惯。

以水果取代餐后甜点。

肉类应去皮且不吃肥肉，只吃瘦肉部分。

注意食物的种类及吃的分量。

睡前三个小时不再进食（但白开水除外）。

带汤汁的菜肴，将汤汁稍加沥干后再吃。

炸食品先去油炸面皮后再吃。

2. 烹调方式改变

尽量采用水煮、蒸、炖、凉拌、红烧、烤、烫、烩、卤的烹调方式。

少用糖醋、醋熘、油炸、油煎的烹调方式。

尽量少加油。

烹调时少加入糖。

烹调时少加用勾芡。

善用葱、蒜、姜、九层塔、五香粉、花椒粒、八角及一些中药材来增加美味。

爱心TIPS

同样的营养价值，如果选择热量较低的食物，对体内的宝宝并没有差别，但是对于母亲本身，可是影响却很大！

怀男宝宝的孕妈妈食量大

怀男宝宝的孕妈妈和怀女宝宝的孕妈妈比较起来，一般怀男宝宝的孕妈妈的食量比较大，因为男宝宝对营养的需求量大于女宝宝，所以就不断地向孕妈妈发出一种“必须吃”的信号，使妈妈的食量大增。此外，虽然怀男宝宝的孕妈妈会产出较重的婴儿，但她们在怀孕期间本身增加的体重并不比怀女宝宝的孕妈妈重，所以胎儿的性别并不影响孕妈妈的体重。

营养学家发现，怀男宝宝的孕妈妈所摄入的蛋白质数量平均比怀女宝宝的孕妈妈高出8%，摄入的碳水化合物高出9%，动物脂肪高出11%，植物脂肪高出15%。

爱心TIPS

怀男宝宝的孕妈妈在孕期内吃下的食物量比她不怀孕时大得多，但她们并不是吃不同或古怪的食物，而是猛吃她平时喜爱的食物。

孕妈妈能吃美味海鲜吗?

有的孕妈妈在怀孕的时候特别喜欢吃海鲜,特别是鱼。究竟怀孕期间吃海鲜是否安全呢?

一般来说,不干净、生的或者没有熟透的鱼可能会带有寄生虫,所以,孕妈妈在接触完这些生鱼的时候,一定要及时洗手,再有孕妈妈在挑选鱼类或者水产的时候,一定要看清楚其是否新鲜。总之,孕妈妈在选择鱼类的时候,应注意以下几点。

(1)应该避免的鱼类海产。黄鲈鱼、白鲈鱼、溪红点鲑、鲶鱼、鲤鱼、鳟鱼。

(2)较为安全的选择。鲑鱼、鳊鱼、目鱼。

(3)最安全的鱼。鳕鱼。

多吃鱼会对宝宝的发育是十分重要的,所以孕妈妈在怀孕期间不是所有的海产品都是禁止食用的,只要你选择正确同样能够给你带来好处。

爱心TIPS

孕妈妈既要吃两个人分量的时候,吃的时候还要留两份的心。尤其是吃海鲜。

孕期控制体重的6个秘诀

怀孕期间,如果孕妈妈进食太多的话,可能会导致营养过剩,从而使体重超出正常的范围,进而引起很多并发症。所以,孕妈妈有必要适当的控制一下体重,但只是控制,不是刻意的节食。

(1)天天称体重,以此来警惕自己。

(2)如果一不小心贪吃了,不妨在第二天减少食量,以清淡为主,但营养要丰富。

(3)想象一下产后瘦身的辛苦,也有助于孕妈妈从怀孕开始就时时警惕自己,科学地控制自己的体重。

(4)请老公每天确认孕妈妈的体重数字,为老婆的体重严格把关。这一招非常有奇效。

(5)孕妈妈可以试着自己动手制作或者准备婴儿用品，时间便在即将为人母的快乐心情中度过，让你根本无暇吃点心。

(6)如果肚子感到饿时，为了分散注意力，可外出散步，以减少吃东西的欲望。

爱心TIPS

如果孕妈妈在妊娠期间进食过多的话，害处多多，所以孕妈妈时刻要提醒自己：莫贪吃。但是宝宝必需的营养还是要注意及时摄取。

调料，孕妈妈健康小魔剂

调味品与孕妈妈日常生活密切相关，合理搭配食用调味品能使孕妈妈保持健康，但调味品食用不当就会危害母婴健康。那么孕妈妈如何食用调味品呢？

1. 食盐

食盐过多的话，孕妈妈容易产生水肿现象，过少的话，又会导致孕妈妈免疫力下降。所以孕妈妈每天补充的盐应控制在5～7克之间。

2. 鸡精

鸡精摄入过多的话会造成孕妈妈体内的锌缺乏，出现水肿症状。鸡精中的鸡肉粉含有丰富的营养元素，能够帮助孕妈妈补充营养，每天食用鸡精控制在7克左右，对孕妈妈的身体有益无害。

3. 味精

味精吃得过多的话，会影响胎宝宝脑发育，但适当地吃些味精，可提高身体素质，故孕妈妈对味精的摄入量不能超过5克，并且需要分多次食用。

4. 酱油

酱油是一种鲜美的调味品，而且对孕妈妈健康产生很大的影响。但是孕妈妈如果食用酱油过量，则容易破坏消化系统功能。所以孕妈妈每天酱油的食用量控制在1～2小勺，随着孕期月份的增加还应逐渐地减少。

5. 热性作料

孕妈妈吃热性作料，如小茴香、八角、花椒、胡椒、桂皮、五香粉等容易消耗肠道水分，使胃肠分泌减少，造成肠道干燥、便秘。发生便秘后，孕妇必然用力屏气解便，使腹压增加，压迫子宫内的胎儿，易造成胎动不安、早产等不良后果。

爱心TIPS

调味品食用不当不仅易对孕妈妈健康造成影响，对胎宝宝的健康也有诸多不利。

拒绝做"糖"妈妈

由于生活条件的改善，许多孕妈妈在怀孕期摄入的糖分过多，最后导致患上了糖尿病，而糖妈妈分娩巨大宝宝的可能性也很高，一般为25%～40%。而且在孕早期血糖过高可使宝宝发育受累，最终可能导致流产，所以糖妈妈的早产率明显高于非糖尿病孕妈妈。而且宝宝畸形的发生率比正常妊娠高7～10倍。

所以，孕妈妈要拒绝做糖妈妈，可以通过调节饮食来达到目的。

(1)每餐比例。根据少食多餐的原则，每日六餐来分配总热量，早餐10%，早点5%，午餐30%，午点10%，晚餐30%，晚点5%，早餐、早点和午点尽可能吃粗粮。早晨体内胰岛素拮抗激素浓度最高，所以早餐量宜少。

(2)食谱制定。为自己制定饮食计划。总热量不小于1800千卡/天，孕妈妈可根据自身的体形的情况增减。理想体重25～30千卡/公斤，偏瘦的30千卡/公斤，肥胖的25千卡/公斤，酌情增减。

(3)食谱结构。用黄瓜、番茄等蔬菜来代替水果，蔬菜每日摄入量不少于500克，绿色蔬菜不小于60%。

爱心TIPS

摄糖过多，可导致孕妈妈在孕期糖尿病的发病率升高，而且还可使宝宝太大而导致难产！所以，从现在起，拒绝做糖妈妈。妊娠期摄糖过多的孕妈妈，可以通过饮食方面来控制血糖。

怀孕1个月时极易产生倦怠感，不少孕妈妈在怀孕初期的3个月，往往因为缺乏铁、蛋白质，或因为热量不足，而使得倦怠感更为严重。

为此，怀孕1个月时的可参照下边几个食谱。

[清蒸鲤鱼]

原料：新鲜鲤鱼一条，重500克以上。

做法：将鱼去鳞、肠、肝、鳃，洗净，置菜盘中，放入笼中蒸15～20分钟，取出即可食用。

特点：禁用一切油盐调料。妊娠呕吐者愈吃愈感香甜可口。对治疗恶呕，尤有良效。

[西红柿烧豆腐]

原料：番茄250克，豆腐两块，油75克，糖（最好是白糖）少许，酱油少许。

做法一：先用开水把番茄烫一下，去皮，切成厚片。把豆腐切成3厘米左右的长方块。将锅内油烧热，放番茄片小炒片刻，随即把切好的豆腐块放入，加酱油、白糖滚几滚，待豆腐炒透即好。

做法二：在炒完番茄片后，加适量清水，烧开。放入豆腐块和糖、酱油适量，加少许盐，烧开，放些绿色蔬菜，即可上盘。

此菜红、白、绿相间，色美而味鲜。番茄含有大量的维生素C，它对于骨、齿、血管、肌肉组织极为重要，并且能刺激食欲，增加对疾病的抵抗能力。豆腐的营养价值也十分高。

[素火腿]

原料：豆油皮4张，精盐、绍酒、味精、胡椒粉、酱油、白糖、香油、红曲、胡萝卜、葱、芹菜少许。

做法：胡萝卜切片，葱头切丝，芹菜切段，红曲用水煮成红曲水。

锅烧热加适量香油；油热后下葱头丝、芹菜段，胡萝卜片炒熟，再加绍酒、酱油、鸡汤；等胡萝卜烧至酥烂将锅离火，去渣取汤，将汤再烧沸加入精盐、白糖红曲水、胡椒粉、味精调味，汤汁呈深玫瑰红色，再放入豆油皮，文火浓煎；等豆油皮入味，淋上些香油，离火。

取一块干净的纱布，淘湿铺在平底容器中，将豆油皮捞出放在纱布上，然后将纱布卷起来，再用绳捆紧放入容器再倒入原汤，蒸30分钟。用重物压制晾凉，拆去绳和纱布，改刀装盘，淋上原汁香油即可食用。

这道菜色泽红亮，味道咸甜适中。含丰富的蛋白质，有益于妊娠初期食用。

[栗子鱼肚]

原料：栗肉150克，鱼肚100克，葱、姜、白糖、醋、盐、味精、黏面粉各适量。

做法：水发鱼肚洗净晾干，黏面粉放油锅炸黄捞出；煸香葱、姜；栗肉切碎放油锅中翻炒，倒入盐、醋、味精、白糖即可食用。

这道菜栗子味甘、性温，功能养胃健脾、补胃强筋，适用于反胃、腰脚软弱，加之鱼肚营养丰富，故本菜肴有益于孕妇。

[烘肉蛋饺]

原料：鸡蛋4个，猪肉60克，慈姑3个，青菜150克，豆油3克，酱油0.6克，精盐1.2克，水淀粉3克，猪油（熟化）30克，虾米3克，高汤150克，葱3克。

做法：用温热水泡洗虾米，切碎；慈姑去皮洗净，用刀拍破剁细；青菜要切成片；葱切成细花。

猪肉剁成碎末，放入慈姑、葱花、虾米、淀粉、豆油，调成馅儿待用。

蛋打散于碗中，加盐0.3克用筷子调匀，搅成蛋汁。

放少许猪油于炒菜用的手勺内，置火上，然后倒出油，随即一调羹蛋汁倒于手勺内，将手柄一转，使蛋汁在勺内成圆的饺成形，趁蛋汁未全干时，急取肉馅放上，用筷子将蛋皮折合做成蛋饺；如法再做其余的蛋饺，将蛋汁做完为止；放汤少许于锅内，加猪油，并放入青菜微煮后再加盐，调好后放入蛋饺，用小火烘5分钟至熟即成。

这种蛋饺营养丰富，非常有益于胎儿和孕妇，若有条件的宜常食之。

[芝麻藕]

原料：藕500克，芝麻25克，甜面酱50克，白糖25克，豆油500克（约耗50克），味精、料酒、姜末、葱花各适量。

做法：把藕洗净，削去外皮，一切两半，顶刀切成一分厚的片；勺内放油，烧至五、六成热时，将藕放入，炸成柿黄色捞出；勺内留油 75 克，将甜面酱放入炒匀，放入少许鲜汤，熬成浓汁，然后下入白糖、姜末、葱花、味精和料酒，待汁烘起，下入炸好的藕片，用勺炒匀，撒入芝麻，颠几个个儿即成。

说明：咸甜筋香。

[拌藕丝]

原料：鲜藕 250 克，京糕（山楂糕）50 克，白糖 50 克，醋、香油、味精各适量。

做法：将藕洗净，削去皮，切成丝；将京糕切成丝，放入盘内备用；将藕丝用开水烫透，捞出用凉水过凉，控净水分；将醋、香油、白糖拌入即可。

[汆脊髓脑汤]

原料：猪脊髓两条，猪脑两个，黄瓜、水发玉兰片、鱼骨各少许，酱油、料酒、姜汁、精盐、味精、糖、面粉各适量。

做法：将黄瓜洗净，切 4 厘米长、12 厘米宽、3 毫米厚的长片；将玉兰片、鱼骨均切成 4 厘米长、12 厘米宽、1.5 毫米厚的长片，分别放入开水内焯透，捞出。

将猪脑上的血线摘净，同脊髓一起洗净，放入开水勺内，倒入料酒和姜汁；水开后，用微火炖熟，捞出过凉，然后，将猪脑劈成 4 半，脊髓切成一寸二分长的段：勺内加入高汤，将脊髓、猪脑、鱼骨、玉兰片和黄瓜下勺，放入姜汁、味精、精盐和酱油；烧开后，撇去浮沫，盛入大碗内即成。

这道菜有益于胎儿的脑发育。

[小黄鱼汤]

原料：小黄鱼 250 克，素油 100 克，雪芹 25 克，肉汤 250 克，黄酒、盐、糖、淀粉、味精、葱、姜末、麻油适量。

做法：小黄鱼洗净去头和内脏，加盐、黄酒、淀粉腌一会，开油锅，油浸七成，把小黄鱼放到油里两面煎黄即捞出；锅底留油，将姜、末、雪芹煸炒一会，下进肉汤、糖，烧开放进小黄鱼，加麻油、味精烧开即可。

黄鱼含有蛋白质、脂肪、钙、磷、铁、硫胺素、核黄素、尼克酸、碘等营养物质，开胃、益气、填精，对于脾胃不佳之孕妇食之尤益。

[糖渍红枣]

原料：干红枣 50 克，花生米 100 克，红糖 50 克。

做法：枣洗净泡发，花生略煮后，取花生衣，将枣与花生衣同放入煮花生的水中，加冷水适量，文火煮半小时，捞出花生衣，入红糖溶化后收汁，当做点心服用。

[桂圆莲子粥]

原料：桂圆肉约20克，莲子约30克，糯米30～60克，红枣10枚，白糖适量。

做法：将莲子去皮心，红枣去核；与桂圆、糯米同煮做粥如常法，食时加糖。

这道菜养心宁神。

[炒萝卜]

原料：萝卜500克，食油30克，酱油、盐、葱丝、姜丝、蒜泥少许，明油10克。

做法：将萝卜去叶、根、皮，削净身上的节疤，清水洗净，沥干，切成粗条。

锅中放入食油，用旺火将油烧热，把萝卜放入煸炒至八成熟时盛起；碗内放入酱油、盐、葱丝、姜丝、蒜泥和温水，拌均匀作为调料。

再在锅内放入食油少许，烧热，将调料汁和萝卜条同时放入炒拌，加入明油，翻个身即可出锅。

爱心TIPS

怀孕一个月的孕妈妈极易产生倦怠感，浑身乏力，从而食欲不振，所以这个时期孕妈妈的饮食应以清淡为主。

妊娠两个月饮食食谱：多补氨基酸，开胃促食欲

本月的饮食保健十分重要，原因是本月孕妈妈有妊娠反应，可极大地影响孕妈妈对营养物质的消化吸收，而且由于早期胚胎缺乏合成氨基的功能，故宝宝发育所需的氨基酸不能自身合成，需由母体供给，如果摄入不足，可引起胎儿生长缓慢，身体过小。根据这些母体及胎儿的生理特点可以制定如下的食谱。

[熟羊肝凉拌瓜片]

原料:黄瓜200克,熟羊肝150克,香菜50克,海米25克,酱油、醋、精盐、味精、花椒油适量。

做法:黄瓜洗净,切成3厘米长、0.9厘米宽、0.3厘米厚的片,放在盆内。熟羊肝去筋,切成4厘米长、0.9厘米宽、0.3厘米厚的片,放在黄瓜上。香菜洗净去根,切成1.5厘米长的段,撒在肝片上。海米用开水发好,倒入盆内。调料搅匀浇在瓜片和肝片上即成。

[虾仁鲫鱼汤]

原料:虾仁3克,鲜鲫鱼150克,葱、生姜、食盐适量。

做法:将鲜鲫鱼去鳞、鳃,剖腹去内脏,洗净。将虾仁放入鱼腹中,投入锅内(沙锅最好),加水适量,用温火烧开。锅内汤烧开后,放生姜、葱、食盐,即可食用。

特点:醒脾开胃,利湿止呕,适用于恶心呕吐、食欲不振。

[豆腐皮粥]

原料:豆腐皮2张,粳米100克,冰糖159克,清水1000克。

做法:豆腐皮用水洗净,切成小丁块。粳米淘洗干净,下锅,加清水,上火烧开加入豆腐皮丁、冰糖,慢火煮成粥。

主治:肺热咳嗽、妊娠热咳、自汗等。

[柠檬炒肉片]

原料:瘦猪肉200克,竹笋50克,胡萝卜50克,柠檬原汁1匙,素油50克,糖、细盐、淀粉、黄酒、味精、葱、姜末适量。

做法:猪肉洗净切成薄片,用盐、黄酒、淀粉上浆,锅放油烧开,油温四成,旺火将肉片下锅翻炒至断血,出锅待用。锅底留油,将笋、胡萝卜切成片,入锅翻炒,加进调料,放少许水,旺火炒片刻,放进肉片、柠檬汁拌匀即可。

说明:本菜可提神醒脑,健脾养胃,强身健体。非常适合妊娠2个月时的孕妈妈吃,因为此时孕妈妈已有早孕反应,胃口开始消化不良,没有食欲,故宜吃些能够开胃的菜肴。

[香菜萝卜]

原料:香菜100克,白萝卜200克,植物油10克,精盐4克,味精少许。

做法:把萝卜洗净,去皮,切成块,香菜洗净,切成3.3厘米段。

油锅烧热先炒萝卜,炒透后加适量的食盐,文火烧至烂熟时,再放入香菜段烧一下即成。

说明:菜中的白萝卜下气止呕、香菜温和理气,非常适用于妊娠初期有孕吐反应者。

[牛奶全麦粥]

原料:全麦片50克,牛奶150克,白糖50克,精盐少许。

做法:将麦片在清水小浸泡半小时以上;用文火煮15~20分钟后,加入牛奶、盐,继续煮15分钟,加入白糖,拌匀。

说明:具有养心安神,润肺通肠,补虚养血从促进新陈代谢作用,孕妇食之,可强壮身体。

[八宝饭]

原料:糯米500克,蜜枣片6克,桂圆肉6克,南瓜子肉3克,红绿瓜细条6克,莲米(串瓣)6克,青梅片6克,豆沙90克,白糖90克,板油丁15克、猪油30克。

做法:糯米淘洗干净,冷水泡2小时捞出,放入蒸笼中蒸25分钟(下垫纱布);把糯米饭倒入瓷盆,加入白糖90克、猪油30克拌匀。

大碗一只,碗内先涂上熟猪油(防粘),摆上桂圆肉、蜜枣、红绿瓜条、南瓜子肉、莲米、青梅,摆成各种鲜艳喜欢的形状,然后盛出一部分糯米饭,摊成碗形中间放入猪油、豆沙、板油丁,再盛些糯米饭盖牢,贴牢,把糯米饭放在桂圆肉、蜜枣等上面。

把装好桂圆肉、蜜枣等配料及糯米饭的大碗放入蒸笼蒸透,蒸至油、糖、饭融合在一起,第二天再蒸,蒸至糯米饭呈红色为止,覆在盆中,拿掉扣碗,即可食用。

说明:花色美观,甜香适口,功能滋阴养血,非常适合孕妇食用。

[鲤鱼山楂鸡蛋汤]

原料:鲤鱼一条,山楂片25克,鸡蛋1个,料酒、葱段、姜片、精盐、白糖适量,面粉150克。

做法：将鲤鱼去鳞、鳃及内脏，洗净切块，加入料酒、精盐渍 15 分钟，将面粉加入清水和白糖适量，打入鸡蛋搅和成糊；将鱼块下入糊中浸透，取山后蘸上干生面粉，下入爆过姜片的温油锅中翻炸 3 分钟捞起；山楂片加入少量水，上火溶化，加入调料及生面粉糊少量，制成芡汁水，倒入炸好的鱼块煮 15 分钟，撒上葱段、味精即成。

说明：本汤开胃健脾，尤宜于孕妇有妊娠反应，即怀孕 2 个月时服用。

[水晶菠萝]

原料：罐头菠萝 250 克，白糖 250 克，凉粉 200 克，白醋、盐少许。

做法：将菠萝切成片，分摆于若干小菜碗内；将白糖、醋、水、盐、凉粉、菠萝上蒸笼，蒸至溶化，稍凉后分倒在小菜碗内，然后入箱冷冻，食时扣出。

说明：凉甜爽口，具有浓香的菠萝味。

[玫瑰枣糕]

原料：玫瑰 5 克，小枣 100 克，蜜枣 50 克，红糖 250，小米面 50 克。

做法：在发酵好的白面里放入食用碱，用鼻闻无酸味待用，红糖用玫瑰水溶化，与小米掺入发面中，调搅成半稀糊状。

把屉布用水浸湿，将调好的面糊倒入一半摊平，放上去核小枣，再将剩下的一半面糊倒上，刮平，放上蜜枣，用屉面裹好，置旺火上蒸半小时即成；熟后晾凉，切块。

[蒸炸芹菜]

原料：芹菜 500 克，猪瘦肉末 50 克，植物油 250 克（实耗 50 克），鸡蛋 1 个，黄油 50 克，面糊 250 克，精盐、五香粉、辣酱油、味精、胡椒粉、淀粉、清水、牛肉松各适量。

做法：将猪瘦肉末放精盐、五香粉、味精、辣酱油、鸡蛋、淀粉和清水搅拌均匀，放入大碗内。

取 250 克芹菜去根、叶洗净，切成碎末，撒在肉末上面，再将碗入蒸锅，隔水蒸约 15 分钟待用。

余下的 250 克芹菜去根和叶，洗净后切段，撒上精盐和胡椒粉拌匀，然后放入面糊中蘸匀，放入七成热的油锅中炸黄，盛入盘的一边，上面撒少许黄油。

将蒸好的芹菜取出，撒上少许味精拌匀，放在盘的另一边，中间放些牛肉松将蒸菜与榨菜隔开即成。

说明：此菜黄绿相间，酥绿消香，尤对妊娠高血压有益。

[奶油鹌鹑蛋汤]

原料：鹌鹑蛋6个，虾仁50克，黄酒、葱、姜、沙拉油、盐、味精、淀粉适量。

做法：虾仁加酒、盐、水淀粉拌匀，鹌鹑蛋打入碗内，加少许盐打匀入油锅炒熟，加水煮10～15分钟，再汆入虾仁，加黄酒、葱、姜末，并调味淋上沙拉油即可。

说明：本汤营养丰富，孕妇食之有益于健康。

[水晶桃]

原料：核桃仁500克，柿霜饼500克。

做法：将核桃仁蒸熟，待冷却后用柿霜饼一起放入瓷器罐内再蒸，直至溶化为一，晾凉后即可食用。

说明：香烂、清醇。

爱心TIPS

怀孕二个月，孕妈妈的妊娠反应比较严重，所以吃些开胃的食物比较适宜。

妊娠三个月饮食食谱：多吃营养高的，不吃油腻刺激的

凡是能吃的东西，就毫不犹豫地吃下肚子去；但是尽可能选择营养价值高的种类，一定不要让肚子饿着。

早上一起床就马上吃些咸饼干或喝些牛奶，然后再去洗漱。由于孕妇体内新陈代谢率提高，要供给大量水分，但饮水也有学问，饭前少饮，饭后或吃了固体食物后要大量饮水，牛奶、汤、果汁、水果、新鲜蔬菜可大量食用。一定要摄取丰富的维生素和矿物质，原因是一个新生命的萌芽、发育、成长和新陈代谢的提高等，完全离不开丰富的维生素和矿物质，尤其是维生素B1缺乏时，孕吐更严重。孕妈妈在孕吐时对味道较敏感，凉的东西味道不重，较合胃口。所以，米饭、副食菜等可在尚有余温时食用，但不能太冷或冷冻过。为了增加孕妇的食欲，孕妇可适当地吃少许辣味食物。此外，因孕吐反应，食物要清淡，避免食用过分油腻和刺激性强的东西。

[咖喱牛肉土豆丝]

原料：牛肉 500 克，土豆 150 克，咖喱粉 5 克，食油 10 克，酱油 15 克，盐 5 克，团粉 5 克，葱、姜各 1 克。

做法：将牛肉自横断面切成丝，将团粉、酱油、料酒调泡牛肉丝。土豆洗净去皮，切成丝。将油烧热，先干炒葱、姜，再将牛肉下锅干炒后，将土豆丝放入，再加入酱油、盐及咖喱粉，用旺火炒几下即成。

特点：富含铁、维生素 B、叶酸等，适合孕妇食用。

[软烧仔鸡]

原料：仔公鸡 2 只（2 千克左右），大肉 150 克（肥 3 瘦 7），生菜叶数片，葱、姜、盐、料酒、桂皮、八角、花椒、酱油、香油、花生油、白糖、普通汤、味精适量。

做法：鸡由腋下开膛，剁去脚爪，斩下头脖，翅扭向背别上；大肉切成丝；生菜叶消毒洗净；葱、姜切成片。水烧开，用钩钩住鸡的脖根骨，在开水内涮几下，取出擦去水分，趁热用料酒加少许盐在鸡身上抹遍挂于通风之处，晒干皮面。在晾鸡的同时，烧热锅，放入花生油 50 克，油热时放入肉丝、姜、葱干炒，待肉丝断生时，加酱油、料酒、盐、桂皮、八角、花椒、白糖、味精、汤（以能灌两只鸡腹的一半为度），开后倒入容器晾凉。用一节高粱秆堵住鸡的肛门，由腋下开膛处灌入炒好的肉丝和汤汁，挂于烤炉内烤热，刷上香油。烧菜时，在鸡的两大腿间部位顺拉一切，将汁和肉丝流入碗内，剔下腿（连骨），脯（去骨），剁成块，摆入盘内（脯在上）。围上生菜叶，浇上汁（肉丝不要）即可。

特点：色泽红亮，质地嫩香。

[炒豆芽肉丝]

原料：猪肉 50 克，冬菜 10 克，黄豆芽 150 克，食油 10 克，酱油 10 克。

做法：将猪肉切成细丝，冬菜切成小段，黄豆芽摘好；油锅熬热后先煸肉馅丝，煸过暂盛出，再热余油，煸黄豆芽，煸几下后可加少量水，将熟时即放入冬菜同炒，最后加入煸过的肉丝，并倒入酱油用旺火炒熟即成。

说明：滋润肌肤，可提供丰富的蛋白质，本菜肴中的黄豆芽用量最多，其营养价值与黄豆类似，在妊娠早期，孕妇极需蛋白质，若蛋白质供应不足，可引起胎儿生长缓慢、身体过小。

[奶汤瓜片]

原料:黄瓜200克,鲜牛奶80克,火腿15克,豌豆15克,精盐、花椒水、味精各适量,高汤500克,猪油少许。

做法:把黄瓜去籽切成片,火腿切成小片。

勺内放高汤,加精盐、花椒水、味精、瓜片、牛奶、火腿、豌烧开,撇净浮沫出勺盛在碗内。

说明:妊娠3月,孕妇反应较严重,但身体又需营养,故应吃些易消化的食物,尤其是多喝些汤。本汤营养丰富,当孕妇食欲不振、身体虚弱时,应多喝一些。

[清汤燕窝]

原料:干燕窝15克,鸡清汤1000克,食用碱少许,盐适量。

做法:将燕窝放入温水中泡软(约泡15分钟),轻轻捞出,用镊子择清燕窝上的黑毛和根,再用温水洗去灰尘(洗时要用水捏着洗,不可揉搓,否则易碎)。

用500克水把少许食用碱泡开,放入洗过的燕窝,用筷子慢慢搅动一下,泡5分钟后捞出,接着再用1000克开水泡5分钟,燕窝就胀发起来,然后取1000克开水,晾到八成热,把泡过两次的燕窝放入再泡4分钟,以去净碱分,捞出挤净水。

把锅放在旺火上,放入鸡清汤,加盐适量,烧开后撇去浮沫,倒入大汤碗里,把燕窝放入即成。

说明:燕窝是昂贵的滋补品,味甘,性平,功能滋阴润燥,补气和中,久病体虚、肺虚咳喘、身体虚损的孕妇宜喝此汤。

[鱼肉水饺]

原料:面粉500克,鲜鱼50克,猪肉100克,清汤300克,香油、酱油、精盐、味精、豆油各少许。

做法:将鱼洗净,去皮去骨,剔出鱼肉,把鱼肉同猪肉一起剁成细肉泥,加清汤搅拌(每斤鱼泥加250克清汤),边加边搅拌。待清汤全部打进鱼肉泥内成糊状时,加精盐、豆油、酱油、味精继续搅,待搅拌成稠糊状时,再加香油拌匀成馅。

面粉中加少许精盐,用凉水调成面团,揉匀,捏成小剂子,擀成圆皮,包上馅,将口捏紧,即成饺子。

待水烧开时,陆续将水饺下锅,边下边用勺子在锅内慢慢推转,待水饺浮起时，盖上锅盖煮饺。

说明：鲜嫩可口，鱼肉蛋白营养价值高。

[猪肝菠菜汤]

原料：猪肝100克，菠菜150克，酱油、精盐、味精、花椒水、肉汤、猪油。

做法：把猪肝切成小薄片，菠菜切成6分长的段；勺内放入肉汤，汤烧开后把肝、菠菜倒入勺内，加上酱油（少许）、精盐、花椒水、味精，待汤烧开时，把猪肝、菠菜捞在碗内，撇净汤内浮沫，加少许猪油，把汤浇在碗内即成。

说明：本汤大补阴血，孕妇食之可增强体质。

[萝卜煲鲍鱼]

原料：干鲍鱼20～25克，鲜萝卜250～300克（去皮）。

做法：二者煲汤服食，隔天1次，6～7次为一疗程。

说明：本菜能滋阴清热，宽中止渴。

[啤酒龙虾]

原料：乳鸽、龙虾各2只，啤酒适量，蒜茸、姜、盐各少许。

做法：先将宰好洗净的乳鸽用白水煮熟捞起，然后用啤酒浸泡乳鸽，放在冰箱内冷藏1小时，取出切好，放在碟中；将龙虾起肉，切成球状，放色拉油，再加调味品把龙虾炒熟，伴于乳鸽两边，就可以上席。

说明：此菜特点是一冻一热，样子好看，味道也佳。

孕妇食之益身体。

以啤酒制作菜肴是一种创新之作，可以变通，以其他原料制作啤酒菜肴。

[山楂蛋白糕]

原料：冻粉22克，白糖750克，清水750克，甘草粉300克，鸡蛋清180克，山楂糕625克。

做法：把冻粉放在盆内，用清水洗净，再换清水浸泡2小时，挤干水分，放在干净锅内，加清水750克，烧开，待冻粉溶化后，加白糖，待白糖溶化后，离火，过滤，再倒入锅内保持烧开的温度，备用。

把山楂糕切成8根长条（约长36厘米，宽、厚各1.5厘米），取约36厘米长、28厘米宽的铝制长方盘洗净消好毒。

把鸡蛋清放入干净的蛋糕桶内，抽打成泡沫状，再慢慢倒入冻粉糖液，边倒边搅匀，分成两份，一份要保持五六成的热度，另一份稍凉后倒入备好的长方盘内摊平，把8条山楂糕排好（距离约3厘米宽），再把另一份倒入摊平，待全凉后先切成8条，再把每条斜刀切成块即可。

说明：此食谱出自《滋补中药保健食谱》，软香滑酣，有山楂酸味。

[蛋炒饭]

原料：大米饭1200克，鸡蛋1个，猪油30克，葱、盐、味精少许。

制作：炒锅烧热放油，先炒蛋后加饭与盐、味精、葱，再同炒几分钟即成。此俗称“银包金”，因蛋色黄，饭色白，故有金、银之称。

炒锅烧热放油，将饭加盐、葱、味精炒透后，将蛋搅散掺入再炒，见蛋包裹在饭粒上即成。此俗称：“金包银”。

在蛋炒饭上面，可加各种配料，如肉馅、鸡丝、腰花、火腿等。

说明：本饭含有较丰富的蛋白质，受孕3个月食之尤宜。

[梅花枇杷]

原料：罐头枇杷1听，豆沙馅125克，松子少许，白糖100克。

制作：将枇杷控净原汁，用豆沙裹住，再将松子按梅花图案摆在豆沙上，放入盘中蒸透，将罐头内的枇杷原汁倒在锅中加适量清水、白糖煮沸，用淀粉勾芡，浇在梅花枇杷上即可。

[海米拌芹菜]

原料：海米15克，芹菜250克，香油、酱油、陈醋食盐、姜末各适量。

做法：将芹菜去根洗净，用筷子把菜叶稍微削去一点；下开水锅焯熟，切成半寸段，加食盐拌匀，盛在盘里。

将海米泡开，切成细末，撒在芹菜上，再调上香油、陈醋、姜末即成。

说明：此菜清淡味美。

爱心TIPS

这个月孕妈妈的妊娠反应仍旧很严重，所以孕妈妈在进食的时候，能吃则吃，但尽量选取营养价值高的食物。

妊娠四个月饮食食谱：营养为主

此期是宝宝迅速发育的时期，必须精心地安排好孕妈妈的营养食谱。

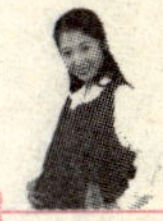

[木耳肉片汤]

原料:干木耳25克,瘦猪肉150克,水淀粉10克,韭菜25克,精盐4克,味精3克,清汤1000克。

做法:将干木耳用温水浸泡发好;瘦猪肉洗净切片放入碗内,加精盐1克、水淀粉少许抓匀;韭菜择洗干净,切成3.3厘米长的节;锅置旺火上,放入清汤,木耳烧开,再下肉片煮一会,待肉片熟时,下精盐、味精、韭菜,起锅盛入汤碗即可。

说明:本汤阴阳两补,益气养血,尤宜于孕妇在疲劳、体力不佳时服用。

[冰糖莲子]

原料:莲子120克,冰糖180克,鲜菠萝30克,罐头青豆15克,罐头樱桃15克,桂圆肉15克。

做法:先将莲子去皮、去心,放入碗内加温水90克,蒸至软烂,桂圆肉用温水洗净;鲜菠萝去皮,切成1厘米见方的小块。

锅置火上,放入清水500克,再放入冰糖烧沸,待冰糖完全溶化,端锅离火,过滤去渣,再将冰糖倒回锅内,加青豆、樱桃、桂圆肉、菠萝,上火煮开。

先蒸熟的莲子,滗去水,盛入大汤碗内,再将煮外的冰糖水及配料一齐倒入大汤碗,莲子浮在上面即成。

说明:香甜爽口。

[核桃仁炒韭菜]

原料:核桃仁50克,韭菜250克,鲜虾150克,芝麻油150克,食盐3克。

做法:将韭菜洗净,切成3厘米长的节;鲜虾剥壳,洗净;葱切成段;姜切成片。将锅烧热,放入植物油,烧沸后,先将葱下锅煸香,再放核桃仁、虾和韭菜,烹黄酒,连续翻炒,至虾熟透,起锅装盘即可。

特点:清香味美,补血养血。

[菠菜煎豆腐]

原料:菠菜500克,豆腐3块,素油、酱油、糖、味精、盐各适量。

做法:锅烧热加油,豆腐切成片放入油锅两面煎黄;加上配料,烧12分钟,再加入菠菜翻锅即可。

特点:色味鲜美,含大量维生素。

[鸡子饼]

原料:富强粉白面120克,鸡蛋清120克,白羊肉120克,豆豉汁适量。

做法:将羊肉剁成肉酱,制成肉羹;用鸡蛋清和面,作成面条或饼,放入锅中,加豆豉汁煮熟。

吃时可放味精等调味品,与羊肉羹同吃;每日做早点一碗。

说明:此饼既含有一定的蛋白质,又有丰富的脂肪和淀粉,非常适合妊娠反应刚刚消失的孕妇食用。

[油爆肚仁]

原料:羊肚120克,蒜1.5克,羊奶24克,卤虾油6克,干淀粉3克,料酒3克,植物油250克,葱1.5克,姜1.5克,盐3克。

做法:将羊肚撕去皮和油,切成肚块;肚块放到开水中氽一下,肚块立即卷起,即刻出,滤去水;葱、姜、蒜切成细末与盐、料酒、羊奶及淀汾汁调好待用。

将油锅放在旺火上,等油热后,即将肚块倒入热油中炸一下,迅速倒入漏勺里,漏去炸油;把肚块放在炒勺中,把粉芡倒进去,用小炒勺搅几下,等粉芡熟时即成,蘸卤虾汕吃。

说明:补虚健胃,原因是菜中的主料是羊肚。

在妊娠4月,胎孕反应刚刚消失,胃气还未完全恢复之时食之,有利于孕妇身体健康,迅速补充不足的营养特质。

[豆浆粥]

原料:鲜豆浆500毫升,大米50克,白糖少许。

做法:将洗净的大米用豆浆煮成粥,加白糖调味,早晚食用。

说明:润肠,补虚,止咳,适用于体虚消瘦、咳嗽、便燥等症。

爱心TIPS

进入四个月,孕妈妈的妊娠反应就好转了,这个月以后也是宝宝发育的最佳时期,所以这个时期孕妈妈要开怀大吃,要大补。

因孕妈妈体内负担增加，并要开始储备多种营养物质，以便满足孕晚期宝宝生长需要。所以，饮食更应丰富。

[虾子海参]

原料：干海参150克，干虾子15克，肉汤1000克，葱、姜各15克，料酒30克，盐3克，味精3克，淀粉6克，猪油30克，酱油6克。

做法：将海参放入锅内，加入清水，加盖用小火烧开后，将锅端离火位，待其发胀至软时捞出，剖肚挖去内肠，刮净肚内和表面杂质，洗净。

再放入锅内，加清水，用小火烧开后，又将锅端离火位，待其发胀（按此方法多次反复进行），海参即可发透（但在发胀过程中，切忌沾上油和盐，因油对海参起溶化作用，盐对海参起收缩作用，会影响海参的胀发质量）。然后将发透的海参肚内先划十字花刀，入开水锅内氽一下，捞出，沥干水分备用）。

虾子洗净盛入碗内，加入适量的水和酒，上笼蒸约10分钟取出。

锅烧热，放入猪油，投入姜、葱，煸炒后捞出，烹入料酒，加入肉汤、盐、酱油、放入海参、虾子，煨透成浓汤汁，用淀粉勾芡，加味精，起锅，整齐地装入盆内即成。

说明：此菜呈牙黄色，鲜糯、味浓，可协调人体阴阳，孕妇食之，可强身健体。

[小烧什锦]

原料：舌100克，牛肝100克，牛心100克，水发玉兰片50克，瘦牛肉100克，油50克，酱油50克，菜油150克（耗50克），菌子50克，汤1500克，鲜菜100克，食盐5克，味精1.5克，水豆粉125克，葱姜50克。

做法：将肝、舌、心出水，然后分别刮干净，煮熟，均切成长约5厘米，宽1.5厘米，厚1厘米的条。玉兰片及鲜菜（菜头、萝卜或青笋均可），切成条。瘦肉剁细，放入碗内，加少许盐、水豆粉拌匀，再在八成热油锅内炸成丸子。菌子用水发胀，淘洗干净，切成片，用清水漂起待用。炒锅置旺火上，放入油，烧至五成熟时，先下葱、姜煸出香味后，随即将肝、舌、心一齐下锅炒下水汽。然后依次下食盐、酱油、肉丸子，掺汤和开，再连汤倒入锅内，用小火慢烧。肝、舌心等约烧两小时,加入菌子、玉兰片。再烧约半小时,而后加入蔬菜同烧。直烧至肚烂、菜熟时,随即下水豆粉,勾成芡,下味精起锅。

特点:色泽金黄,味浓可口。

[虫草鸭子]

原料:脊背开膛填鸭一只,虫草25克,清汤12克,料酒、味精、胡椒面、葱姜适量。

做法:从鸭子的颈骨皮下剁断,挖去鸭臊,在开水锅内煮片刻,捞入清水内洗干净。虫草用温水先洗两遍,再用少许水泡胀,捞出(原泡水留下)洗净泥沙,葱剖开切成段,姜切成片。将鸭头颈卷在鸭腹内,葱、姜塞人腹内,脯向上放入罐子,在鸭脯上用竹签扎满小眼,将虫草插入孔内,注入泡虫草的水和清汤,下入食盐、胡椒面、料酒,调好味,绵纸用水浸湿封严罐子口,上笼蒸烂(约两小时),取出揭去纸,拣去葱、姜,加入味精即可。

特点:此菜营养丰富。

[凉拌猪皮冻]

原料:猪皮1000克,花椒、八角、佳皮、姜末、麻油、葱末、黄酒、盐、酱油适量。

做法:猪皮洗净切碎入锅,将花椒、八角、桂皮用纱布包好下锅,倒入黄酒、葱、姜加水旺火烧开,文火煮烂;捞出纱布包,让煮烂的肉皮冷却;吃时切好加酱油、麻油调匀即可。

说明:常服可健肤美容,对胎儿的皮肤生长极为有利,因为妊娠5个月时胎儿的头上、身上毛发皆已开始生长。

[酱醋羊肝]

原料:羊肝500克,黄酒、姜、淀粉、食油、酱油、醋、糖、葱各少许。

做法:羊肝洗净,切片,用湿淀粉拌匀,油锅烧热,爆炒,烹上酱油等调料,嫩熟即可。

说明:清香可口,明目,妊娠前期食有益。

[奶油番茄]

原料:番茄250克,牛奶30克,味精、盐、水淀粉适量。

做法:把番茄洗净,用开水烫过,去皮去籽,切成6~8瓣;将牛奶、味精、盐、淀粉共同调成汁。

锅内放水适量，开锅后将番茄放入；水沸后，将调好的稠汁倒入，不断推转，待芡汁略浓即可出锅。

说明：本菜中的牛奶为长寿食品，功能补虚损，益肺肾，生津润肠，为完全蛋白质食品，含8种人体必需的氨基酸，尤以植物蛋白质所缺乏的蛋氨酸和赖氨酸更为丰富，是孕妇不可多得的保健食品。

[赤豆泥饭]

原料：大米1000克，赤小豆800克，白糖适量。

做法：将赤豆煮烂，去皮，做成豆沙；将大米淘洗净，添入适量水，用旺火烧开锅，改用慢火焖熟；然后将锅离开火源，打开锅盖，将豆沙泥快速拌入饭内，加入白糖，再将锅盖盖上，略焖一会，即可食用。

说明：本饭食健脾胃，适于孕妇食欲不振，脾胃虚弱且有水肿者食用。

爱心TIPS

孕妈妈的状态越来越好了，但在饮食习惯上却容易引起偏食，只摄取一种食物的坏习惯，所以这个时期孕妈妈的食谱应以内容丰富的食物为主，应少吃多餐、花样多多。

妊娠六个月饮食食谱：蛋白质、矿物质、维生素、铁、钙

妊娠六个月，由于宝宝生长较快，饮食应富含蛋白质、矿物质和维生素，而蔬菜中菠菜、白菜、西红柿、土豆等都含有铁、钙和维生素，铁质是胎儿造血的重要原料，孕妈妈一定要多进食含铁丰富的食物，如肝、蛋等。

[酿金钱猴头]

原料：小猴头一对，鸡泥子100克，摊蛋皮半张，火腿末15克，油菜末15克，青豌豆12粒，炼乳、味精、洁白粉面、绍酒、食盐各多许，鸡鸭汤适量。

做法：将猴头下开水锅里发透，切成一分厚的12个圆片，把鸡泥子抹在每片的中央，把蛋皮切成半月形片，摆在鸡泥子上呈金钱形状，把火脚末、油菜末撒在蛋皮上，豌豆放在每片中心，然后一片一片地平放在盘里，上笼蒸熟，瓢里添鸡鸭清汤，加入炼乳、味精、绍酒、食盐、洁白粉面，勾成汁浇在上面即成。

说明：此菜色泽洁白，营养丰富。

[红烧鳜鱼]

原料:鳜鱼一条,素油250克,酱油75克,蒜瓣5个,黄酒、淀粉、味精、盐、姜、糖、葱适量。

做法:鳜鱼去鳞、肉脏,洗净,鱼身直划三刀,抹上盐、黄酒、淀粉腌10分钟。

油锅烧开,降至七成,放进鱼,炸至两面呈黄色,出锅待用;锅留底油,下入酱油、姜末、蒜泥、葱、糖,加点水烧开,把鱼放进,翻身勾芡,加味精即可。

[鱼香肝片]

原料:牛肝250克,泡辣椒20克,葱25克,蒜15克,酱油15克,姜10克,盐2克,菜油150克,醋10克,绍酒10克,水豆粉30克,汤25克,白糖10克,味精1克。

做法:将牛肝切成长约4厘米,宽约3厘米,厚约0.3厘米的片,加盐与水豆粉(20克)和匀;姜蒜去皮,切成米粒;葱切成葱花;泡辣椒剁成碎末。用一碗水豆粉(10克)、绍酒、醋、白糖、味精及汤汁。炒锅置旺火上,下菜油,烧至七成热时,放进牛肝炒散后倒入泡辣椒、姜、蒜末,待牛肝伸展时下葱花、烹汤,最后簸转起锅入盘。

特点:黄色金红,肝片细嫩,姜、葱味醇厚,最宜佐餐。

[雪里蕻炒肉]

原料:瘦猪肉100克,雪里蕻200克,油、酱油、味精、葱花、姜末适量。

做法:把肉切成末,把雪里蕻洗净切成末;勺内放少量油,用葱、姜炸锅,放入肉末煸炒片刻,再放入雪里蕻煸炒半分钟,加酱油、味精翻炒几下,淋香油出锅即成。

说明:此菜柔嫩爽口,富含脂肪、蛋白质、钙、磷铁等多种矿物质、孕妇常食,有利于钙、铁的吸收。

[麻酱拌水萝卜]

原料:水萝卜500克,胡萝卜100克,麻酱、精盐、醋各适量。

做法:把水萝卜和胡萝卜去掉缨和根毛,洗净,切成细丝,码放在盘内。

在麻酱里放入精盐,用凉开水调匀,浇在萝卜上,淋上香油和醋,拌匀,即可食用。

说明:本菜脆嫩香鲜。其中水萝卜顺气消食,胡萝卜营养丰富,有益于孕妇。

[翡翠豆腐]

原料:豆腐5块,菠菜200克,花椒油75克,精盐、味精各适量。

做法:将豆腐上屉蒸一下,去掉水分,切成2.4厘米长、1厘米宽、6厘米厚的细丝,然后用凉水投凉,沥净水。

将菠菜梗切成8分长的段,放入沸水中焯一下,捞出,放入凉水中投凉,沥净水。

将豆腐和菠菜装入盘内,浇上热花椒油,撒上精盐和味精,拌匀即成。

说明:此菜色泽美观,清淡可口,豆腐中含有钙磷及钠、钾等矿物质质,并富含维生素B,而菠菜养血,对孕妇有一定的滋补作用。

[烧卖]

原料:面粉,肉菜馅,干淀粉。

做法:将烫面揉匀搓条,每50克而揪4个剂,按扁;将面剂擀成圆饼,再撒上干淀粉,用走锤(制烧卖的工具)将圆饼的外边压成卖穗形状,制成烧卖皮;抹上拌好的肉馅,放在屉上,上锅蒸熟即可。

说明:本食谱既含有一定的脂肪,又有一定量的蔬菜,从而提供了孕妇所需的维生素,常吃带馅食品有益于孕妇。

[清汤绣球]

原料:猪里脊100克,肥膘肉50克,蛋清1个,嫩白菜头、香菜段、水发海米少许,精盐、味精、花椒水、胡椒粉、醋、葱和姜丝、香油各适量。

做法:把里脊剁成泥,加鸡蛋清和少量水,再加精盐、葱、姜末搅匀,肥肉膘和白菜头均切成小块,海米切成末一起放入肉泥中拌匀。

勺内放清水烧开,将肉泥挤成核桃大的丸子,放进勺内余熟,捞在碗内。

勺内放清汤烧开,加精盐、花椒水、醋、胡椒粉、味精、葱、姜丝、香菜末、香油,浇在碗内即成。

说明:本汤色、香、味俱佳,且含有丰富的营养,孕妇多食,有利于母婴健康。

[乌鱼冬瓜汤]

原料:乌鱼500克,冬瓜250克,黄酒、葱、姜、盐、味精适量。

做法:乌鱼去内脏留鳞,油热爆姜片放入鱼块略煎,加黄酒、水者20分钟，再加冬瓜片煮5分钟，调味撒上葱花即可。

说明：乌鱼，补肾气、健肝胃，冬瓜健肝利湿，二者合同，有消除孕妇水肿之作用。

爱心TIPS

宝宝生长的速度越来越快了，这个月的孕妈妈就要进食一些含营养素较高的食物，尤其是能生血的食物。

妊娠七个月饮食食谱：多吃水果和蔬菜

妊娠晚期的孕妈妈食量比较大，但要注意控制，以防胎儿过大，造成分娩困难。

[清炖牛肉汤]

原料：牛肉200克，香菇50克，熟豆油30克，干辣椒1个，精盐、味精、姜片、葱丝各适量。

做法：把牛肉洗净，切成3厘米见方的小块，放入砂锅中；把香菇洗净，去蒂，一切4瓣。

砂锅中放入辣椒、姜片、葱丝、熟豆油、精盐和500克清水，用中火煨3个小时，加入香菇，继续煨1小时，撒入味精，即可出锅。

说明：牛肉性味甘、温，能补中益气、益养脾胃、强健筋骨、消水肿，本汤尤宜于妊娠后身体虚弱之妇女食用。

[清汤百合花]

原料：百合花50克，熟豌豆1000克，鸡蛋2个，胡萝卜40克，圆白菜心50克，奶油25克，白糖10克，菠菜50克，土豆50克，精盐、味精、猪肥膘等各适量。

做法：将鸡蛋打开，入碗，放少许精盐，将煎盘烧热，再用一小块猪肥膘把热煎盘擦一遍，把鸡蛋倒入摊成圆片，取出，切成6厘米长的丝。

把百合花用水浸泡后，洗净，切细丝；圆白菜心洗净，切细丝，土豆、胡萝卜洗净，去皮，切细丝；菠菜去根、老梗，只需嫩叶，洗净，待用。

煮锅烧开水，放土豆丝、胡萝卜丝、百合花丝、圆白菜丝一起入锅，烧开后，下菠菜叶，不等开锅，即捞出，沥水，投入冷水中拔一下，捞出，沥干。

净锅后，化黄油，放鸡清汤、百合花、圆百菜、熟豌豆、鸡蛋线、土豆丝、胡萝卜丝、味精、精盐、白糖，调好口味，见开即成。

说明：百合味微苦性平，功能润肺止咳、清心安神，适用于肺虚久嗽、虚烦惊悸、神志恍惚、脚气浮肿之人，亦是常用的保健品，本汤营养价值极高，很适合于孕妇。

[鱼吐司]

原料：面包、净鱼肉各150克，鸡蛋1个，油150克，料酒、淀粉、盐、味精、葱、姜少许。

做法：枕头面包去边皮，切成厚4～5毫米的片4块，鱼肉斩成泥，加蛋清、葱、姜、酒、盐、味精、淀粉一起拌匀。将调好的鱼泥分四份抹在切好的面包上，用刀搭平。油锅五成热时，放入鱼吐司（鱼泥包裹的面包）炸，炸至外皮呈黄色后出锅。每片切成8小块，盘边上加甜酱（甜酱加少许水、糖，用筷子拌匀，上笼蒸5分钟，加麻油）。

[红烧兔肉]

原料：兔肉（带骨）1000克，酱油50克，葱20克，姜15克，白糖5克，绍酒10克，青蒜5克，桂皮5克，胡椒粉0.5克，八角0.5克，味精1克，花生油100克。

做法：将兔肉洗净去血水，剁成3厘米见方的块，放入清水锅中煮开后捞起，再冲洗一次。葱切块，姜拍松，青蒜切成末。中火烧锅，放油烧热，下兔肉块炒干水分，放入绍酒、酱油、精盐、葱、姜、白糖、桂皮、八角和开水（浸平肉块）一起烧开，撇去浮沫，盖上锅盖，改用小火烧至兔肉熟烂时，再用旺火烧浓汁汤，拣去葱、姜、八角、桂皮等，放入味精、青蒜末，撒上少许胡椒粉起锅即可。

特点：色泽红润，兔肉熟烂，鲜香味浓，富含营养素，肥而不腻，瘦而不硬。

[珊瑚白菜]

原料：圆白菜1000克，青红椒50克，冬笋50克，香菇100克，干辣椒25克，葱、姜各25克，盐15克，白糖400克，醋精25克，红油少许。

做法：将青红椒、干辣椒、冬笋、香菇切成细丝，开水氽透，冷水过凉；葱、姜丝和以上各种细丝下锅煸炒，加糖、醋精、盐后盛出。

圆白菜去老叶，一劈4瓣洗净，开水氽透过凉控干，放入盐、糖、醋精抖匀，浇上红油。将炒好的几种丝放在圆白菜上即成。

说明：本菜肴含有大量的维生素，有益于胎儿的生长需要，在怀孕中晚期应多食之。

[糖醋海带]

原料：浸发海带250克，白糖50克，醋50克，香油、酱油、盐、料酒、葱姜末少许。

做法：先将浸软泡发的海带洗净，然后卷成卷，在锅内放上素油加热，下葱姜末煸炒，当发出香味时就可以把调料和适量清水一并加入；最后把海带下锅煮几分钟，即改小火焖烧，直到汤汁浓稠时加香油，就可以出锅，装盘。

说明：本菜含有丰富的碘、钙；磷、铁、锌、蛋白质、脂肪、胡萝卜素等多种营养素，适合此时期孕妈妈的食用。

[山药汤圆]

原料：生山药150克，糖150克，水磨糯米粉250克，胡椒面适量。

做法：将生山药蒸熟，剥去皮，放入大碗中加白糖、胡椒面，拌匀成馅泥；糯米粉揉成软料，将山药馅泥包成汤圆，煮熟即可。

说明：香、甜、糯。补益肾气，适合于身体虚弱的孕妈妈食用。

爱心TIPS

这个时期孕妈妈容易产生便秘，为了不造成便秘，应多吃水果和纤维素多的蔬菜。

妊娠八个月饮食食谱：不过度吃盐

[糖醋排骨]

原料：排骨250克，油750克(耗75克)，酱油、酒、白糖、盐、醋、面粉、淀粉等各适量。

做法：将排骨斩块，酒、盐、湿淀粉、面粉等拌匀待用，其余佐料倒在碗中，加水50克调成汁待用。油锅烧至六成热，将排骨一块块入锅中炸两分钟，捞出，等油锅热至九成再炸1分钟，捞出，油倒出。锅内留少量油，将糖醋汁倒下，倒入排骨翻炒几下即成。

特点：排骨酥烂，糖醋口味。

[荷包鲫鱼]

原料：鲫鱼350克，瘦肉200克，油100克，葱姜少许，酱油、料酒、糖、味精少许。

做法：鲫鱼从背脊开刀，挖去内脏，洗净，在身上刮几刀。将精肉切成细末，加盐、味精拌匀，塞入鲫鱼背上刀口处。片刻后将鱼下油锅，两面煎煮，放入料酒、酱油、糖、汤水。加盖烧20分钟，启盖后加味精，淋少量油起锅。

特点：鲫鱼味道鲜美，肉质细嫩，对妊娠期水肿有一定疗效。

[肠粉]

原料：大米500克，生油10克。

做法：把大米洗净，浸泡约两小时半，然后磨成细浆，磨米时边磨边加水，磨完后把米浆用细眼箩斗过筛。

将面浆的稀稠度调好（500克米调成米浆约1.65千克为宜），加入生油搅拦，使米浆增添润滑并除去淀粉的气味；然后用白布垫住粉架的疏气部分，在白布上放入粉浆用旺火蒸约三四分钟至熟（只有快熟才爽），肠粉的厚薄度则1.2毫米左右为宜。

把蒸熟的粉片前端拉起向后卷成圆卷形，加上美味的生抽熟油，便是可口的斋肠了；如要做荤汤（如滑肉、牛肉、鲜虾、鱼片等），可在放入粉浆时随即加入肉料。

说明：对于以面食为主的孕妇，有时可变换口味，这样摄取的营养更全面，亦即怀孕时，宜多食一些其他品种的食物。

[蜜汁甜藕]

原料：藕750克，糯米150克，蜜莲子25克，蜂蜜50克，白糖200克，湿淀粉15克，蜜桂花5克。

做法：将藕洗净，切去藕节一端，将糯米用清水洗净，浸泡两小时，捞起晾干。藕孔内灌入糯米，边灌边用筷子顺孔向内戳，使糯米填满孔。

入笼屉上火蒸30分钟，取出，再用清水浸泡两分钟，取出，撕去藕皮，晾干，切去一端藕节，从中剖开，切成0.7厘米厚的块，整齐摆入碗中，加入白糖125克，再放入笼屉，置旺火上蒸10分钟。

待糖溶化取出，扣入盘内，再将炒锅置火上，放清水50克、白糖75克、蜂蜜、蜜桂花、蜜莲子烧沸，用调稀的湿淀粉勾芡，起锅倒在藕块上即可。

特点：糯米含有蛋白质、脂肪、钙、糖类、磷、铁及维生素，且富含纤维等成分，能增进胃肠道蠕动。藕含有丰富的蛋白质、维生素等，营养价值很高。加工后，呈粉红透明，香甜似蜜。

[炒姜丝肉]

原料：瘦猪肉 150 克，姜 25 克，青椒 25 克，油、酱油、精盐、味精各适量，绿豆芽 150 克。

做法：将瘦猪肉洗净，切成 6 厘米长、3 毫米粗的细丝用酱油拌匀；青椒洗净去蒂去籽切成丝，姜去皮切成丝，绿豆芽摘去根洗净。

勺内放油烧热后下肉丝番炒，八成熟时出勺盛碗中待用；勺内再放油少许，烧热后加入青椒丝和绿豆芽，炒几下后加精盐，再加姜丝合炒几下，倒入肉丝，炒匀后加味精，再翻炒几下出勺。

说明：本菜肴中的主料之一是姜，姜能温胃散寒，故常吃本菜可健胃，既增加了食欲，又能促进孕妇对营养物质的吸收。

[鲜莲银耳汤]

原料：干银耳 10 克，鲜莲子 30 克，鸡清汤 1500 克，料酒、盐、白糖、味精适量。

做法：把发好的银耳放入一大碗内，加鸡清汤 150 克煮一小时左右，将银耳完全蒸透取出。

鲜莲子剥去青皮和一层嫩白皮，切去两头，捅去心，用水氽后，仍用开水泡起。

烧开鸡清汤，加入料酒、盐、白糖、味精少许，将银耳、莲子装在碗内，注入清汤即可。

说明：莲子味甘、温，性平，为养心、补脾、益肾之常用佳品，是历代保健之良药；银耳润肺生津、补脑强心，亦为不可多得的营养佳品，二者合用养颜和血、补气生津，适合于孕妇食用。

[小窝头]

原料：细玉米面 400 克，黄豆粉 100 克，白糖 250 克，小苏打 0.2 克，桂花 5 克。

做法：将细玉米面、黄豆粉、白糖、苏打掺在一起，再逐渐加温水，慢慢揉和，和得与饺子面相仿即可。

将和好的面揪成剂，每两做 10 个；再蘸着桂花水团成小窝头，上屉蒸熟即可。

说明：本食谱含有丰富的蛋白质、糖及其他微量元素，非常适合于孕妇食用。

爱心TIPS

孕妈妈应少吃过咸的食物，以免引起脚腿浮肿，患有高血压或心脏病的孕妈妈更应注意。

妊娠九个月饮食食谱：清香可口又带补

[木耳粥]

原料：黑木耳30克，粳米100克，大枣3~5枚，冰糖少许。

做法：先将木耳浸泡半天；再用粳米、大枣煮粥，待煮沸后，加入木耳、冰糖适量，同煮为粥。

说明：润肺生津，滋阴养胃，补脑强心，适用于体质衰弱，虚劳咳嗽以及慢性便血者食用。孕妇食之，对胎儿发育有利。

[牛肚煲]

原料：牛肚1000克，鲜荷叶2张，茴香、桂皮、生姜、胡椒、黄酒、盐各适量。

做法：牛肚先洗一次，后用盐、醋半碗，反复擦洗，用冷水反复洗净；净鲜荷叶垫于砂锅底，放入牛肚，加水浸没，旺火烧沸后中火烧80分钟，取出切小块后复入砂锅，加黄酒3匙，茴香、桂皮少许，小火煨2小时，加盐、姜、胡椒粉少许，继续煨2~3小时，直至肚烂。每次饮汤1小碗，每日2次，牛肚佐餐服食。

说明：本汤名“补胃”，为补胃健脾的食疗佳品，身体虚弱之孕妇食之大有益，产前服用，可增长体力。

[紫菜卷]

原料：河鳗750克，紫菜5张，鸡蛋3个，小葱5根，姜末、黄酒、盐、味精、淀粉、麻油各少许。

做法：河鳗洗净，用刀沿脊背剖开，剔去背骨，除去皮，除去筋刺，用刀斩成细泥，放入碗内，加姜末、黄酒、精盐、味精、鸡蛋清（1个），冷水100克，用力搅拌，拌上劲后，再拌以淀粉、麻油，即成鱼泥。鸡蛋敲入碗内，加淀粉、盐，用筷子打匀，在锅内分别摊成5张蛋皮待用。台板上摊开一张紫菜，覆上一层蛋皮，再抹上一层鱼泥，中间放入一根小葱，顺次卷拢。依此方法，做成5条，放入蒸笼，用旺火蒸10分钟，取出冷却后，切成块即成。

[黄鱼羹]

原料：黄鱼500克，精肉100克，韭菜50克，鸡蛋1个，酱油、料酒、味精、姜末、

醋、淀粉少许，食油100克。

做法：黄鱼去头、尾、骨头，留皮用清水洗净，放入盘内，上放姜片、料酒少许，上笼蒸10分钟，取出再理净小骨，精肉切成丝。锅烧热，放入食油100克，肉丝下锅煸炒，加入料酒、酱油，即将鱼肉下锅，加汤水一碗，液起后加入醋、淀粉，最后放打散的鸡蛋、韭菜、生姜末、加上熟油1两，出锅即成。

特点：此菜具有蟹肉的味道。

[红烧鲤鱼]

原料：净鲤鱼750克，油100克，高汤750克，酱油、白糖各15克，料酒、蒜片各20克，盐3克，团粉30克，姜块、葱段、香菇、笋片各25克。

做法：鱼去鳞、腮、内脏后洗净，一面用坡刀划十字花刀，另面横拉数口。

把鱼炸至金黄色后起出，原油锅放入蒜片、葱、姜高汤、料酒，开锅后放入炸好的鱼，再放入调味料移至微火煨炼，至汤剩一半时将鱼盛入盘内；锅移旺火，用水团粉勾芡浇于盘中鱼上即成。

说明：此菜色金黄，味鲜美，汁浓鱼香；分娩前食用，有利于孕妇清除因水钠潴留所致水肿。

[凉拌粉皮]

原料：绿豆粉100克，海米10克，胡萝卜50克，黄瓜100克，香菜少许；精盐、麻酱、芹菜、酱油、米醋、蒜、葱、干辣椒、味精。

做法：将粉皮洗净捞出沥水，切成1厘米左右宽的长条，拌以香油；将胡萝卜洗净、去皮、切丝，炒一下；黄瓜洗净切丝；海米洗净加沸水泡发；干辣椒洗净去籽剪成段再用香油炸焦；香菜洗净切小段；蒜去皮捣成泥，葱切末；麻酱用凉水搅稀。

海米加沸水调成稀糊，盖后在温热处闷发，再加凉开水调成稀汁。滗渣

后加麻酱、精盐、米醋、酱油、蒜泥、葱末、味精、辣椒油制成卤汁。

将粉皮摆在盘中，上码胡萝卜丝、黄瓜丝、海米、香菜段，再浇卤汁即可。

说明：本菜鲜艳悦目，清凉开胃；宜于产前服用。因为祖国医药学认为，“产前宜凉，产后宜温”。

[拌蜇米]

原料：发好的海蜇丝、海米各100克，黄瓜100克香菜、酱油、醋、香油、味精、蒜、辣椒油、荞米面。

做法：把黄瓜洗净切成丝；香菜洗净切成段，蒜剁成末，荞米面调匀发好。

把黄瓜丝放在盘内，再把海蜇丝放在黄瓜上面，加上香菜、海米、味精、蒜末、荞米糊，淋上香油、酱油、辣椒油、醋，拌匀即可。

说明：本菜肴性偏凉，适用于产前有热的孕妇，若所怀胎儿过大，孕妇本身又较肥胖者，食之有益。

[土豆汤]

原料：土豆100克，洋葱25克，水发海带100克，盐、味精、海米各少许，植物油10克，高汤适量。

做法：土豆去皮洗净切成细丝，水发海带也切成同样的丝，洋葱切成末。

勺内入植物油烧热，加洋葱略炒出香味，加高汤烧开，加入土豆丝、海带丝、海米、盐、味精后，再烧开即好。

说明：清香可口，有益于胎儿发育。

[椒盐排骨]

原料：排骨500克，食油750克(约耗50克)，鸡蛋1个，湿淀粉75克，面粉30克，精盐5克，白糖10克，料酒15克，味精1克，五香粉5克，咖喱粉2克，香油5克，花椒、盐少许。

做法：将排骨洗净，斩成约4厘米长、2厘米宽的块，放在盆里，加入精盐、料酒、咖喱粉、五香粉、白糖、味精抓匀，约腌渍15分钟；鸡蛋磕入碗内打散，加入湿淀粉、面粉调成蛋糊，再将腌好的排骨块放入蛋糊中挂匀。

将炒勺上火放入食油，烧至五成热时，将挂匀蛋糊的排骨块逐一下入油勺中炸至八成熟时捞出；待勺内油再烧至七成热时，将排骨再投入炸至呈金黄色捞出，髓后放入凉热油中浸一下(使其皮酥)捞出，沥去余油，装入盘中，淋上少许香油，吃时随带椒盐上桌即成。

说明：本菜软嫩适口，含有丰富的优质蛋白质，极易被人体吸收、利用的铁、锌等矿物质，并含有丰富的维生素A、D、B及尼克酸，孕妈妈多食可预防贫血。

爱心TIPS

这时期孕妈妈要为分娩做准备，所以进食不要太多，以免分娩困难。

妊娠十个月饮食食谱：精细有味

[海参烧丸肉]

原料：水发海参50克，荷兰豆15克，大肉200克，冬莱10克，熟火腿25克，清汤750克，笋片25克，豆粉面25克，荸荠50克，酱油25克，葱段50克，果油500克，精盐、鸡蛋白、料酒、姜末及香油各少许。

做法：把葱(10克)、姜切末，海参、火腿、荸荠(去皮)及笋片切成碎丁。把大肉洗净，剁成肉馅，用葱姜、精盐(少许)、酱油(10克)、香油、鸡蛋白、豆粉面、海参、火腿、荸荠、笋丁及荷兰豆调匀煨上。把炒锅放上，倒入果油烧至七成热时，把肉馅捏成直径约2.5厘米的扁圆形丸子下锅，待炸成银红色捞出；放入葱段炸好捞出。把葱段、肉丸子放在砂锅中，加上精盐、酱油、料酒、冬菜、清汤，放火上烧开3分钟，再改用文火烧40分钟即成。此菜上桌时，一般盛放在大汤盘中，下面有水锅子，上面有盖，以便保温。

特点：红黑相间，味鲜汁浓，四时皆宜。

[蒜薹炒肉丝]

原料：蒜薹150克，猪肉200克，油，味精，酱油，精盐，香油。

做法：把猪肉先切成3毫米厚的薄片，再顺刀切成4.5厘米长、3毫米粗的细丝；把蒜薹去掉两头，用开水焯一下捞出，用凉水投凉，然后每根劈成4条，再切成3毫米长的段。

勺内放油在急火上烧热，先把肉丝下勺煸炒，熟时再把蒜薹下勺煸炒，加上酱油、味精、精盐，炒熟后淋香油出勺。

说明：本菜肴清淡可口，可增加食欲。

[虾子海参]

原料：干海参150克，盐3克，干虾子15克，味精3克，肉汤500克，淀粉6克，葱、姜各15克，料酒30克，酱油6克。

做法：将干海参放入锅内，放入清水，加盖用小火烧开后，将锅端离火位，待其发胀至软时捞出，剖肚挖去肠，刮净肚内和表面杂质，洗净。再放入锅内，加清水，用小火烧开后，再将锅端离火位，待其发胀（按此方法反复进行），海参即可发透（但在此发胀过程中，切忌沾上油和盐，因油对海参起溶化作用，盐对海参起收缩作用，均会影响海参的发胀）。然后将发透的海参肚内划十字花刀，入开水锅内滚一下，捞出，沥干水分备用。将虾子洗净盛入碗内，加入适量的水和酒，上笼蒸约10分钟取出。将锅烧热，放入猪油，投入姜、葱，煸炒后捞出，兑入料酒，加入肉汤、盐、酱油、海参、虾子。煨透成浓汤汁，用淀粉勾芡，加味精，起锅，整齐地装入盆内即可。

[凉拌海蜇头]

原料：海蜇头250克，鸡蛋1个，香菜、海米、荞米粉、香油、酱油、醋各适量。

做法：先将蜇头的沙粒洗去，在冷水中浸泡1小时，用刀斜切成1.5毫米厚的薄片，在沸水中焯一下，捞出沥去水；鸡蛋打散，煎成薄饼，切成丝；海米用温水泡5分钟洗净；香菜择洗后切成3厘米长的段。

将海蜇片盛入盘内，放蛋丝和香菜在上面，海米撒在最上面；荞米粉盛入小碗中，用沸水慢慢冲入碗中，边冲边用筷子搅拌，调成糊状，倒在海蜇上，再加酱油、醋、香油拌匀即成。

爱心TIPS

这时期孕妈妈会随时面临分娩，但这时期的孕妈妈也不能不注意饮食规则，由于这时期的孕妈妈容易产生恐惧心理，所以进食应以精细有味为主。

第四章　孕妈妈孕期危险不容忽视

随着"小苹果核"的逐渐长大，孕妈妈也表现出大腹便便的样子，行动、生活都受到一定的限制。而由于宝宝的脆弱，很多孕妈妈以往日常生活中的常规行为都会影响到宝宝的健康，所以孕妈妈要多注意。无论行、走、坐、立、工作、饮食都要以安全为第一要任。

科学指导

了解孕期存在的危险信号

孕妈妈在孕育宝宝的过程中既充满了希望和快乐，又潜伏着许多危险。怀孕给孕妈妈的身体带来了诸多变化，了解自己身体变化，了解怀孕过程中可能出现的危险，对孕妈妈和宝宝都有益。那么，哪些是孕期危险的信号呢?

信号一:痒。如果孕妈妈全身发痒，并不见什么发红或疙瘩，就是危险的前兆了。这很可能是胆汁郁积引起的，肝脏分泌胆汁，通常情况下经过胆囊收缩进入十二指肠，但怀孕会引起胆囊的功能失调，就会造成胆汁郁积，多余的胆汁通过血液，引起全身范围的瘙痒。胆汁郁积对孕妈妈是危险的，轻的会在分娩后两周内消失，严重的能并发肝炎，引起胎儿早产，因此有全身无名发痒的症状，必须观察监控。

信号二:腹痛。如果孕妈妈腹部持续不间断的收缩，尤其在怀孕早期，无论流血还是不流，都应该去看医生；或只有一侧尖锐的疼痛，往往意味着宫外孕，胚胎没有在子宫里，而在一侧的输卵管中，也应去看医生；孕妈妈在

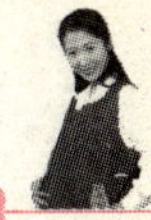

怀孕后期肚子突然疼痛，伴随着出血，很有可能是胎盘与子宫剥离了，必须马上急诊；如果孕妈妈觉得肋骨下面比较高的位置疼痛，有可能是惊厥的前兆，必须就医。

信号三：头晕。如果孕妈妈怀孕后期出现晕眩，且伴有流血、腹痛等症状中的任何一种，都是胎盘离开子宫壁的征兆，要迅速就医，而惊厥的前期也有可能有突然的晕眩。

信号四：头疼和视觉错觉。如果孕妈妈持续好几个小时的头痛，同时伴随着眼前出现闪光、视野中有污点障碍，就很可能是惊厥的先兆，需要马上就诊。

信号五：阴道流血。怀孕早期出现的阴道流血可能（但也并不总是）是先兆流产，也可能是妊娠并发蜕膜息肉、子宫颈息肉或糜烂等引起的出血。孕晚期的阴道出血，几乎都是严重的情况，胎盘早剥，前置胎盘等，都必须入院观察。而分娩前阴道会有褐色的并不鲜艳的少许血，就是俗称的“见红”，这是子宫颈准备工作的信号。

信号六：阴道分泌物。如果孕妈妈的分泌物闻起来味道恶劣，或者有疼痛或瘙痒，那就是真菌或细菌感染，要尽快处理。而大团的液体突然涌出就是破水，破水是分娩的前兆，但是如果怀孕还不到37周，必须住院监测。

信号七：严重的呕吐。如果孕妈妈发生剧烈的孕吐，胃里面存不下任何东西，常常是危险的信号，会引起营养不良和脱水，要进行一定的补液。而在最后3个月时候的突然呕吐，并伴有上腹部痛的话，则可能是惊厥的症状，要马上就医。

信号八：肿胀。如果在孕期孕妈妈的脸和手也开始肿胀，或者浮肿得极其突然，或者体重骤然增加，则要去检查一下原因。

信号九：特别的渴。孕妈妈在孕期总觉得非常渴，则很可能是孕期糖尿病的症状。

信号十：疲劳。如果孕妈妈在孕期疲劳的程度很严重，出现眩晕、无法呼吸、心跳过速等现象，那可能是贫血的表现，这个时候需要在医生的帮助下补充铁元素。

信号十一：背痛。如果孕妈妈出现伴随发烧的背痛，可能是肾脏感染的结果，这种情况下非常容易引起早产，要及时治疗。

一点通

细数孕妈妈身边的危险辐射源

要想胎宝宝健康，孕妈妈一定要注意少接触电磁辐射，要知道，辐射是引起孕妈妈危险的首要大敌。下面介绍一下隐藏在孕妈妈身边的电磁辐射源，了解它们对孕妈妈是不是存在着危险。

(1)X线辐射。对孕妈妈来说，如过量接受X光照射，在怀孕的早期会导致胎儿严重畸形、流产及胎死宫内等。一般情况下，胸部或四肢照射，X线对胎儿的影响相对较小。愈接近预产期，影响也越小。孕妈妈要远离X线，但并不是说孕妈妈绝对不能照X光，如果需要照一张腹部X光，对胎儿的影响并不足以要求孕妈妈做人工流产。

(2)电热毯辐射。电热毯通电后会产生电磁场，产生电磁辐射。这种辐射可能影响母体腹中胎儿的细胞分裂，使其细胞分裂发生异常改变，胎儿的骨骼细胞对电磁辐射也最为敏感。孕妈妈如果使用电热毯，长时间处于这些电磁辐射当中，最易使胎儿的大脑、神经、骨骼和心脏等重要器官组织受到不良的影响。

(3)电吹风辐射。电吹风是高辐射的家用电器，特别是在开启和关闭时辐射最大，且功率越大辐射也越大。由于使用时离头部较近，主要引起中枢神经和精神系统的功能障碍，主要表现为头晕、疲乏无力、记忆力衰退、食欲减退、失眠、健忘等亚健康症状。尽管电吹风辐射很大，但由于平时使用的频次少、持续时间短，对孕妈妈影响不大，是较安全的电器。如果孕妈妈比较担心，也可不用。

(4)微波炉辐射。微波炉的辐射在家用电器中高居榜首，对孕妈妈影响较大。使用时要注意微波炉不要放在卧室里，开启微波炉时，人不要站在旁边，等停止运行时再过去处理食品，微波炉不用时要拔掉电源。孕妈妈不要使用微波炉烹饪食品，因为烹饪食品要长时间近距离接触微波炉，接受的辐射最大。

(5)电脑显示器和主机辐射。电脑显示器和主机是电脑辐射最大的两个部件，但电脑辐射对胎儿到底有多大的影响还没有定论，但能尽量少接触毕竟放心一点。孕妈妈用电脑时，要与电脑保持安全的距离、穿防辐射服、控制使用时间。

(6)手机辐射。尽管手机辐射不高，但由于跟人的关系密切，孕妈妈常不离手，使用不当可能会产生不良后果。手机信号刚接通时，处在最大输出功率状态，手机辐射最大，所以在接通瞬间应将手机远离头部。孕妈妈可使用专用耳机和麦克风接听电话，尽量减少通话时间，提倡使用程控电话。

(7)电视机辐射。如果孕妈妈沉溺于电视就会受到电磁辐射的影响。因此孕妈妈看电视时最好与电视保持2米的距离，室内有适当照明，看电视时间不要连续超过两小时，看完电视洗洗脸，及时地清理面部皮肤吸收的辐射物质。

(8)复印机、打印机辐射。这两种电器孕妈妈偶尔使用问题不大，办公一族经常使用就要保持30厘米以上的距离或者穿防辐射服了。

(9)安检辐射。很多孕妈妈都有乘坐飞机的经历，做安检的时候都会忐忑不安，顾虑安检的辐射会不会影响到胎儿。安检主要是通过电磁场的辐射，对金属物进行探测。电磁的辐射小，一般不要持续6分钟以上就不会对人体形成影响。

爱心TIPS

为了安全起见，孕妈妈最好在怀孕前3个月(胎儿处于细胞分裂和器官分化时期，对辐射较敏感)尽量少接触电脑，如工作离不开，可以距电脑至少一米开外，穿防护服(防辐射背心或防辐射围裙)；给电脑配上视保屏；工作完毕，洗澡换衣服。

孕妈妈防辐射的七个方法

在上文中我们介绍了辐射的危害，在此我们介绍一些孕妈妈防辐射的方法。

方法一：不要扎堆放电器。不要把家用电器摆放得过于集中或经常一起使用，特别是电视、电脑、电冰箱不宜集中摆放在卧室里，以免使自己暴露在超剂量辐射的危险中。

方法二：勿在电脑后逗留。电脑的摆放位置很重要。尽量别让屏幕的背面朝着有人的地方，因为电脑辐射最强的是背面，其次为左右两侧，屏幕的正面反而辐射最弱。

方法三：用水吸电磁波。室内要保持良好的工作环境，如舒适的温度、清洁的空气等。水是吸收电磁波的最好介质，可在电脑的周边多放几瓶水。不过必须是塑料瓶和玻璃瓶的才行，绝对不能用金属杯盛水。

方法四：待机时间要减少。当电器暂停使用时，最好不让它们长时间处于待机状态，因为此时可产生较微弱的电磁场，长时间也会产生辐射积累。

方法五：及时洗脸洗手。电脑荧光屏表面存在着大量静电，其聚集的灰尘可转射到脸部和手部皮肤裸露处，时间久了，易发生斑疹、色素沉着，严重者甚至会引起皮肤病变等，因此在使用后应及时洗脸洗手。

方法六：补充营养。电脑操作者应多吃些胡萝卜、白菜、豆芽、豆腐、红枣、橘子以及牛奶、鸡蛋、动物肝脏、瘦肉等食物，以补充人体内维生素A和蛋白质。还可多饮茶水，茶叶中的茶多酚等活性物质有利于吸收与抵抗放射性物质。

方法七：接手机别性急。手机在接通瞬间及充电时通话，释放的电磁辐射最大，因此最好在手机响过一两秒后接听电话。充电时则不要接听电话。

爱心TIPS

有时我们居住的房子也是一个大的辐射源，为了孕妈妈和胎宝宝的健康，可以对居住的居室环境做一个辐射检测。

孕妈妈慎用化妆品

爱美之心，人皆有之，因此许多女性不化妆不出门。但是对孕妈妈来说，使用化妆品有可能存在着危险。科学研究表明，皮肤增白及祛斑类除色素化妆品中含有无机汞盐（氯化汞或碘化汞）和氢醌等有毒的化学药品，很容易被正常皮肤吸收，并有积聚作用，经常接触汞的女性，染色体畸变率升高，产下畸形儿或智力低下儿的实例较多。因此孕妈妈在孕期要慎用化妆品。下面这几种化妆品孕妈妈不能用。

（1）染发剂。染发剂不仅会引起皮肤癌，而且还会引起乳腺癌，导致胎儿畸形。所以孕妈妈不宜使用染发剂。

（2）冷烫精。孕妈妈怀孕后头发非常脆弱且极易脱落。若是再用化学冷烫精烫发，更会加剧头发脱落。此外，化学冷烫精还会影响孕妈妈体内胎儿的正常生长发育，少数孕妈妈还会对其产生过敏反应。因此，孕妈妈也不宜使用化学冷烫精。

(3)口红。口红是由各种油脂、蜡质、颜料和香料等成分组成。其中油脂通常采用羊毛脂,羊毛脂除了会吸附空气中各种对人体有害的重金属微量元素,还可能吸附大肠杆菌进入胎儿体内,而且还有一定的渗透性。孕妈妈涂抹口红以后,空气中的一些有害物质就容易被吸附在嘴唇上,并随着唾液侵入体内,使孕妈妈腹中的胎儿受害。因此,孕妈妈最好不涂口红,尤其是不要长期抹口红。

(4)洗涤剂。洗涤剂含有的物质,通过皮肤吸入人体,达到一定的浓度时就导致受精卵的死亡,使妊娠中止。

孕期禁用含有维生素 K、维生素 A 酸及其他维生素 A 衍生物的化妆品。

爱心TIPS

如果孕妈妈一定要化妆品,一定不要用含有激素类的和对胎儿有害的化学成分。所以最好选择性质温和的纯植物的产品。

怎样度过一个美好的夏天

孕妈妈在怀孕期间的新陈代谢会增加,生理负荷加大,如果再处于高温、脱水的环境中,孕妈妈就极易发生中暑。中暑后,孕妈妈轻则头晕、胸闷,重则高热、昏迷、抽搐,同时,母体血液循环障碍将影响子宫—胎盘间的营养交换,导致胎儿缺血、缺氧,继而造成胎儿宫内窘迫,甚至胎死宫中等严重后果。

那么,孕妈妈如何度过炎炎夏天呢?

在炎炎夏日,孕妈妈要增强防暑意识。酷热天气里应尽量减少户外活动,尤其要避免在中午高温时段外出,即使外出也要戴防晒帽或打伞。居所要求通风良好,室温最好维持在25℃~30℃之间。由于夏季汗腺分泌旺盛,孕妈妈要勤洗澡,勤换衣,保持毛孔排泄通畅和皮肤清爽洁净。孕妈妈的衣服要宽松、舒适,面料应柔软、透气、散热性好。为了清凉解暑,孕妈妈平时可多饮温开水、绿豆汤、酸梅汤等,出门要注意随身携带温水、清热解毒药(如清凉油等)及手机等通讯设备。一旦不慎出现中暑先兆,要立即转到阴凉、通风处休息,松开衣物,多喝水,同时积极寻求他人帮助。

在夏日,孕妈妈的饮食宜少食多餐、循序渐进。多吃些清淡且富含蛋白质和无机盐的食物,忌油腻、辛辣及含咖啡因的饮食,冷冻、过咸、腌制类食物进食要适度,平常可以多喝点红豆汤、绿豆汤和白开水。水果的补充最好在两餐之间，每日最多不超过200克，同时应注意选择含糖量较低的水果，或以蔬菜代替，千万不要无限量吃西瓜等高糖分水果。另外，饮食要求新鲜卫生，经常变换花样，既增进食欲，又满足营养需要。

夏季天气炎热，孕妈妈要睡一个好觉，首先要选择一个安静清洁的睡眠环境，室内需通风透气，并安有纱窗或蚊帐。睡觉时，电扇、空调应避免直接对着孕妇吹。使用空调时，室温宜控制在26℃左右，并且每隔八小时通风换气一次。其次，睡前适当运动，洗个温水澡，让皮肤保持洁净清爽，或喝一杯温牛奶，听听轻松的音乐，都有益于睡眠。至于睡眠时间，孕妇每天最好睡7~8小时，有条件者，外加一小时左右的午睡，以使脑力和体力得到充分休息。

在炎炎酷暑，由于天气闷热，再加上怀孕带来的种种生理变化，孕妈妈的情绪更易出现波动。孕妈妈要学会自我调节。

爱心TIPS

夏季是病原体极易滋生繁殖的时期，孕妈妈吃瓜果蔬菜时一定要注意饮食卫生，生吃水果前必须洗净外皮，不要到卫生状况差的餐馆就餐，以免病从口入，危及母婴健康。

孕妈妈洗澡有讲究

如果孕妈妈不注意，洗澡也会存在危险。因此孕妈妈在洗澡时也要仔细小心，洗个"安全澡"。

(1)洗澡前后的温差不宜过大。洗澡前后的温差过大，很容易刺激孕妈妈的子宫收缩，造成早产、流产等现象。尤其是夏冬两季，冬天气温低，孕妈妈不宜马上进入高温的浴室中洗澡，应及早进入浴室，慢慢适应浴室内逐渐升高的温度；夏天气温高，孕妈妈不能求凉快而洗冷水澡，洗澡的水温应适中，不宜过冷也不宜过热。

(2)洗澡时间不能太长。每次沐浴的时间不要过长，以10~20分钟为宜，因为洗澡时间过长，不仅皮肤表面的角质层易被水软化，导致病毒和细菌的侵入，而且孕妈妈容易产生头昏的现象。另外，洗澡频率，应根据个人的习惯和季节而定，一般来说3~4天一次，有条件的话，最好是每天1次。

(3)不要坐浴。坐浴容易使细菌进入阴道，造成阴道炎、附件炎等疾病。相对而言，沐浴比较安全卫生。如果喜欢坐浴，则一定要保证浴缸和水的清洁。

(4)热水不要长时间冲淋腹部。因为这样做有可能对胚胎产生不良影响。

(5)浴室门不宜锁。孕妈妈洗澡时要注意室内的通风,避免晕厥,最好不要锁门,以防万一晕倒、摔倒可得到及时救护。

爱心TIPS

孕妈妈饭前饭后不可洗澡。饭后马上洗澡,皮肤血管扩张,血液过多流向体表,易影响食物的消化,甚至引起晕厥;空腹洗澡,则易诱发低血糖而虚脱昏倒。而且不可用碱性肥皂或高锰酸钾清洗外阴。否则,可能损害局部皮肤。

孕妈妈怎样安全过冬

寒冷的冬季对孕妈妈也存在着一定的危险因素,孕妈妈一定要加强自身的保健工作,以保证胎宝宝的顺利成长发育。

(1)注意不要生病。冬季气温低、温差大,孕妈妈呼吸道抵抗力低,极易患风疹、流感、水痘等疾病。流感的发烧症状不但会伤害胎儿正在发育着的中枢神经系统,严重的还会造成流产、死胎、畸形等。患流感后,孕妈妈要注意吃药问题。如果服用阿司匹林、非那西汀药物治疗感冒,有可能引起胎儿神经系统、骨骼、肾脏等发生畸形。在怀孕晚期服用,还可使新生儿及胎儿发生头部血肿、紫癜或便血。如果不服药,则会延长病情,甚至合并其他疾病。因此,应做好自身保健,以不患病为好。为了防止患病,孕妈妈要注意衣着温暖,室温力求稳定,当寒潮袭来时,外出时更应预防着凉受寒。孕妈妈所在地区如果流行病毒疾病时,不要随意外出,不能到电影院、剧院、商场等人多的公共场所去。当家中或单位有人患上述疾病时,孕妈妈更应注意避免和患者接触,严防被传染。还要注意室内经常开窗通风,保持空气的新鲜。

(2)孕妈妈要经常晒太阳。由于孕妈妈需要更多的钙质,以保证自身骨骼系统的健壮和胎儿的骨骼发育。钙在体内的吸收离不开维生素D,而它需要在阳光中紫外线参与下,体内合成。因此,孕妈妈在冬季天气较好的日子里,每天应晒半小时以上的太阳。

(3)孕妈妈要注意饮食。孕妈妈在冬季还应注意饮食营养,这是抵抗外来有害因素的重要措施。由于冬季人体散热多，孕妈妈应该比其他季节多吃些营养食物。

(4)孕妈妈别求太暖。有许多孕妈妈会特别注意腹部的保暖，为避免受寒会在肚子上捂个热水袋。但专家指出，孕妈妈尤其是怀孕3个月以内的孕妈妈，腹部不能过热，最好是保持常温。

(5)孕妈妈冬季少用电器。在寒冷的冬季人们比其他季节更离不开电器。然而这些电器大多有辐射，如果孕妈妈长期处在电磁波的辐射下，会导致多种疾病，从而使自己和胎儿处在危险的境地里。

爱心TIPS

冬天湿冷，阴雨天气压又较低，空气流通性差，部分孕妈妈的血压会增高，加上气温低，孕妈妈血管易收缩、痉挛，造成血液含氧量降低，引发全身缺氧、抽搐，并伴随意识丧失，对孕妈妈本人和胎儿影响极大。尤其是孕前本来就患有高血压的孕妈妈，在这种天气尤其容易发病。孕妈妈一定要注意。

孕妈妈要注意穿衣的安全

孕妈妈孕期穿衣也有讲究，穿衣不当也会使孕妈妈处于危险之中。那么孕妈妈应该如何穿衣呢?

(1)内衣。适合孕妈妈的内衣应具有可以吸汗、保持胎儿位置等作用。一是要选择纯棉、纯毛等天然材料制成的内衣，二是要大小适中，穿着时轻松自如。由于怀孕后，孕妈妈的代谢率较高，体表温度比平常提高2～3℃，所以不太怕冷，如果在夏天则感觉更热。因此孕妈妈在选择内衣时要注意比以往更轻薄、更柔软。

(2)外衣。孕妈妈孕期的服装应适应这一时期的特殊需要。随着怀孕月份的增加，孕妈妈体形改变，行动变得笨拙，服装最好以舒适、宽大、洁净为原则。可选择色调明快、柔和甜美的图案，简单易穿脱的式样。冬季时的服装应注意不要让腹部和腰腿受寒，衣着要轻而暖，最好选用保暖性能好的毛料。短款的风衣便于行动，是比较好的选择，而且下摆宽大的短风衣看上去还非常浪漫。在炎炎酷暑，孕妈妈应选用易穿脱、易清洗、吸湿性能好的服装和布料，最好是纯棉服装。

(3)鞋。许多孕妈妈怀孕3个月后脚部开始浮肿，到怀孕后期，脚和腿的浮肿会更明显，走路时难以平衡。因此，孕妈妈从怀孕3个月起应穿着对脚负担小、行走方便的鞋。孕妈妈不要穿高跟鞋，否则，会给脚和腰增加负担。因此，鞋跟在2厘米以下的鞋最适合。此外还要注意穿宽松、轻便、透气性好的鞋，沉重、不透气的鞋会使脚的负重加重，孕妈妈跌跤的机会相对增加，危险性大，穿有防滑鞋底的鞋，有弹性、柔软的鞋还能减轻脚的疲劳。

爱心TIPS

孕妈妈的衣服应以不妨碍胎儿的生长发育为前提，以宽大舒适、透气良好、吸汗力强、防暑保暖与穿脱方便为原则，再结合个人的爱好选择衣服的颜色和款式。

选好床上用品，保孕妈妈安全

怀孕后，许多孕妈妈会出现嗜睡的情况。睡眠有助于孕妈妈的健康，睡眠可使处于负代谢状态而消瘦的母体得到保护，从而少得病，对感冒防治效果更佳。研究也表明人在睡眠时，体内细菌可以制造一种“胞壁酸”，这种物质既促进睡眠，又增强人体免疫力。为了孕妈妈的身体健康，我们要为其创造一个良好的休息环境，选择床上用品就成了重中之重。那么，我们应该怎样选择床上用品呢？

选择床上用品要讲究以下4点。

(1)床铺的选择。孕妈妈适宜睡木板床，铺上较厚的棉絮，避免因床板过硬，缺乏对身体的缓冲力，从而转侧过频，多梦易醒。

(2)枕头的选择。孕妈妈的枕头以9厘米(平肩)高为宜。枕头过高迫使颈部前屈而压迫颈动脉。颈动脉是大脑供血的通路，受阻时会使大脑血流量降低而引起脑缺氧。

(3)被子的选择。理想的被褥是全棉布包裹棉絮。不宜使用化纤混纺织物做被套及床单。因为化纤布容易刺激皮肤，引起瘙痒。

(4)蚊帐的选择。蚊帐的作用不止于避蚊防风，还可吸附空间飘落的尘埃，以过滤空气。使用蚊帐有利于安然入眠，并使睡眠加深。

做好以上四点，孕妈妈就可以安然入睡了。

爱心TIPS

孕妈妈每天最少要保证7~8小时的睡眠时间，如果有条件的话，每天还可午睡1小时左右。

了解孕妈妈的睡姿

孕妈妈怀孕后的睡姿是否恰当对自己和胎儿的安危均有影响，因此，孕妈妈的睡姿一定要正确，以免出现伤害自己和胎儿的情况。那孕妈妈应该采取什么睡眠姿势呢?

怀孕后，孕妈妈的子宫体积明显增大，占据了腹腔的大部分空间。小肠、大肠都被推向上方，而下腹部的乙状结肠，由于其位置固定且位于下腹左侧，因此妊娠子宫会发生不同程度的右旋。当孕妈妈位于仰卧位时，由于增大的子宫压迫脊柱前方的下腔静脉，使下肢和盆腔的血液回流受阻，可发生低血压，称为仰卧位低血压综合征，对胎儿的发育是不利的；同时由于盆腔静脉压升高，胎盘内静脉压亦相应升高，当超过一定压力时，可发生血管破裂、出血，造成胎盘早剥，可危及孕妇和胎儿的生命。左侧卧位时，不会压迫下腔静脉，可以增加子宫和胎盘的血流量，增加营养物质和氧气的供应，有助于维持胎儿的正常发育；左侧卧位有利于纠正子宫的右旋。解除子宫对右侧输尿管的压迫；还可减轻下肢浮肿；静脉曲张，防止痔疮的发生。因此，孕妇应尽量减少仰卧位时间，多采取左侧或右侧卧位，特别是多采取左侧卧位。

爱心TIPS

如果孕妈妈在怀孕前多趴着睡觉或搂着东西睡觉，怀孕后一定要改掉这些不良的睡姿。

孕妈妈适当休息保安全

如果孕妈妈在怀孕期间休息不好，会影响自己和胎儿的安全，严重时还会出现流产、早产的现象。孕妈妈应该怎样休息呢?

多休息孕妈妈怀孕后，其生殖系统会发生明显变化，子宫长度由原来的7.5厘米左右逐渐增大到35厘米左右；重量由60克增至1100克左右；宫内的胎儿从小到大，一直长到分娩前的3000克左右。供应子宫的血液也由50毫升增至分娩前的500～700毫升。生殖系统的巨大变化，使孕妇的循环、消化、泌尿等各系统和心、肝、肾等重要器官的负担明显加重。这样一来，孕妇就比一般人更容易疲乏。所以，应该多一些休息。

(1)勤休息。所谓勤休息就是孕妈妈要增加休息的次数。由于孕妈妈容易疲乏，所以劳动持续时间宜短些，休息要勤一些，不要等到感觉累了再休息，应干一会儿就休息一会儿。照常上班的孕妈妈可上下午各增加一次工间休息的时间。在家里做体力家务活儿，则应做半小时左右就休息约10分钟。勤休息不仅有益于孕妈妈健康，而且还能提高劳动效率。

(2)休息方式要灵活。不要以为孕妈妈的休息就是多睡、多卧、多坐。其实，这种静止不动的消极休息过多，对孕妈妈和腹中的胎儿会产生不利的影响。生活中确实有不少妇女，妊娠后就辞了工作，在家全休待产。她们每天除了吃就睡、懒懒散散，结果极易导致身体虚胖、胎儿过大，给分娩带来困难，滞产和难产的发生率显著增加。孕妈妈应该坚持适量的体力活动，做些较轻的家务活儿。休息的内容和方式也要丰富多彩、灵活多样。如可以多参加一些有益身心的文娱活动，在歌声、琴声、欢笑声中休息；也可以在欣赏中休息，孕妈妈可阅读优秀的文学作品、听优美的音乐、观赏自己喜爱的绘画和工艺品，适当看些歌颂真善美的电视、电影和戏剧等。

爱心TIPS

还有一种适合孕妈妈的休息形式——怡然自得的散步。如坚持晚饭后就近到公园、广场、体育场、田野、宽阔的马路或乡间小路散步。最好夫妻同行，同时说说悄悄话，除能解除疲劳外，也是调节和保持孕妈妈良好精神状态的妙方，对孕妈妈和胎儿的身心健康均有收益。但行程要适中，还应避免着凉，否则会得不偿失。

运动会给孕妈妈带来危险吗

适当的运动不会给孕妈妈带来危险，然而孕妈妈在做运动时千万要小心谨慎，要注意下面这几方面。

(1)运动方式不要激烈。孕妈妈在运动时要采取比较温和的方式。根据美国产科和妇科大学研究显示，孕妇每天做30分钟或更长时间的温和运动是十分安全的。孕妈妈在怀孕前的身体状况决定了你在怀孕时是否适合长时间运动。

(2)运动量不宜过大。孕妈妈在感到疲惫时就应停止运动，而且出外工作也要注意休息，不要弄得筋疲力尽。孕妈妈的运动量适在做运动时仍可继续谈话为宜。

(3)要注意心跳频率。一般来说，孕妈妈做运动时的心跳应该维持在每分钟140次左右，不过这个数字也可因人而异。

(4)失去平衡的运动不宜做。孕妈妈应避免有可能使自己失去平衡的练习或运动，例如骑马、在山地骑自行车。即使你在平时这些运动都做得很好，要牢记怀孕时的荷尔蒙分泌会使得盆骨的连接处和韧带松弛，使得你更容易扭伤和跌倒。

(5)注意营养。孕妈妈在怀孕时每天大约需要额外消耗300卡路里，因此，如果孕妈妈想要运动的话，特别要注意自己的饮食健康，而且要饮用足够的水来防止脱水。

(6)注意避免高温。孕妈妈在运动时，其血液流动会加速，新陈代谢也会加快，这就意味着孕妈妈会觉得比平时更热，在整个怀孕过程中，孕妈妈必须避免体温过高，在怀孕的前三个月，胎儿的各个器官都在发育成长的过程中，这点尤为重要。为了避免过热，孕妈妈可穿得尽量宽松，在运动时穿着舒适的衣服和饮用大量的水，运动场所要在通风良好的室内，而且要尽量避免高温和潮湿的天气。

爱心TIPS

由于妊娠五个月时是胎儿和孕妈妈皆安定的时期，较适宜于运动。这期间孕妈妈可做一些柔和的体操、缓慢的深呼吸，有利于全身的血液循环，促进孕妇消化和营养的吸收，这对母体和胎儿都是十分有益的。

了解孕妈妈走、坐、站的正确方法

怀孕后，孕妈妈的身体会随着妊娠周数的增加发生巨大的变化，如腹部逐渐向前突出，身体的重心发生变化，骨盆韧带出现生理性松弛，容易形成腰椎前倾，给背部肌肉增加了负担，易引起疲劳或发生腰痛。此时，如果孕妈妈的行走、坐、站立姿势不正确的话，会给自己和胎儿带来不良影响，因此孕妈妈在行走、坐、站立时一定要采取正确的姿势，这样不但会减轻孕妈妈的身体上的不适，还可促进胎儿的发育。

（1）行走的姿势。孕妈妈在行走时要挺直身躯，背直，抬头，保持全身平衡，稳步前进不可弯腰，也不能用脚尖走路。

（2）坐的姿势。孕妈妈采取坐位时，一定要舒适妥帖，整个臀部要接触坐椅，后背笔直靠椅背，膝关节成直角，大腿成水平状，勿坐在椅子的一边或一角。坐椅子时，臀部先坐在椅子的前缘，然后慢慢后移，将背部靠在椅背上。

（3）站的姿势。孕妈妈在站立时，要两腿平行，两脚稍微分开，重心落在两脚之中。若站立时间较长，则两脚一前一后站立，隔几分钟后变换前后位置，使自己的重心落在伸出的前腿上，以减轻疲劳。

爱心TIPS

如果怀孕6个月的孕妈妈需从地面拣拾起什么东西，腹部会妨碍背部做弯曲动作，因此俯身动作不仅要慢慢轻轻向前，还要首先屈膝并把全身的重量分配到膝盖上。孕妈妈要清洗浴室或是铺沙发、沙发床也要照此动作。

孕妈妈洗衣服会有危险吗

孕妈妈在怀孕后做适当的家务劳动是可以的，只有不觉得疲劳即可。因此孕妈妈进行适量的洗衣运动对其健康有益无损。然而，孕妈妈在洗衣服时应注意以下几点才不会发生危险。

孕妈妈每次洗衣服时，不要洗得过多，站立时间不宜过久，避免因过度劳累致使流产或早产；孕妈妈在搓衣服时不要用搓板顶住腹部，以免胎儿受压；孕妈妈洗衣适宜用肥皂，不宜用洗衣粉，尤其在早孕阶段，因为洗衣粉里含有可损害受精卵的化学物质；拧衣服不要用力过猛，晾衣服时不要向上伸腰（晾衣绳或竿可放置低一些）；冬春寒冷季节不用冷水而用温水洗衣服，避免感冒受凉。此外，孕妈妈在洗衣服时洗衣的姿势要稳，不能蹲位洗衣，因蹲位可使胎儿受压，影响血液循环。

爱心TIPS

孕妈妈在洗衣服时可使用无残留、无刺激的液态皂。它是一种可机洗的透明皂，为洗衣液的一种。其特有的DOB因子和天然原料，可快速溶解、强力去污，且完全溶解于水，绝无残留物，对已清洗的衣物无二次污染，漂洗两次后即可彻底干净。由于采用了天然配方，这种更为环保的中性洗衣液，能有效除菌、养护纤维和保护肌肤，而其独特的香味，可有效缓解孕妈妈妊娠期由于内分泌激素的变化而引起的焦虑、敏感、烦躁的精神压力及身体不适。

孕妈妈对居住环境有哪些要求

良好的居住环境对孕妈妈和胎宝宝的健康都十分有益，如果孕妈妈不注意自己的居住环境，会对胎儿和自己产生一些不良影响，给孕妈妈和胎儿带来危险。那么，孕妈妈对自己的居住环境有哪些要求呢？

(1)整洁、通风。孕妈妈的房屋不要求豪华漂亮，但要求较好的通风，室风应整齐清洁，舒适安静。

(2)保持适宜的温度。最好在20～22℃。温度太高(25℃以上)会使人感到精神不振，头昏脑涨，全身不适。温度太低，会影响人的正常工作和生活。孕妈妈可以通过下面的方法来调节温度：夏天室温高，可开窗通风；亦可使用电风扇，但不能过凉或电风扇直吹孕妈妈，以免患感冒或生病。冬天以暖气取暖调节室温；若以煤炉取暖，应防止发生一氧化碳中毒，因一氧化碳中毒而造成的缺氧对母婴均有害，所以即使在冬天，也不要忘记定时开窗使空气流通。

(3)保持适宜的湿度。最好的空气湿度为50%。若相对湿度太低，会使人觉得口干舌燥、喉痛、流鼻血等。调节的方法是在火炉上放水壶，暖气上放水槽，室内摆水盆，或地上喷洒水等；若湿度太高，则室内潮湿，衣服、被褥发潮，可以引起消化功能失调，食欲降低，肢体关节酸痛、水肿等。调节办法是移去室内潮湿的东西及沸腾的开水，或打开门窗通风换气，以散发潮湿的空气。

(4)室内物品和设施要便于孕妈妈日常起居。应将孕妈妈的日常用品、衣服、书籍放在其随手可得之处，不需要孕妈妈爬高爬低。家中的设施安置要便于孕妈妈从事家务劳动，如厨具、熨衣具、晾衣具、灯绳等的高度要适当，以孕妈妈站立操作时不弯腰、不屈膝、不踮脚为宜。消除一切易使孕妈妈发生危险的因素，家中各样物品的摆放要整齐稳当，以免孕妈妈碰着磕着，光滑地面要有防滑设备如铺上垫子，以免孕妈妈摔跤。

（5）不宜有噪音。噪音不利于孕妈妈的健康和胎儿的发育，它会使孕妈妈心烦意乱，听力下降，会使胎儿不安、早产，甚至脑功能发育受挫。但是，无声也不利优生。过于寂静使孕妈妈感到孤独、寂寞，使胎儿失去听觉刺激，因此，二者均不可取。家中可以经常播放一些有益的胎教音乐，孕妈妈和准爸爸可经常对胎儿说话。

爱心TIPS

孕妈妈的居室中还要注意色彩搭配。色彩可对人的心理产生明显的暗示作用。孕妈妈在不同妊娠期对不同的色彩有不同的感觉，可以选择孕妈妈所喜爱的颜色来装饰居室，以使其心情舒畅。

不要让食物伤害孕妈妈

对孕妈妈而言，充足的营养是保证其身体和胎儿健康的基础。营养来自各种食物，因此，孕妈妈一定要注意自己的饮食。但下面这几种食物不易多吃，多吃易引起流产或对胎儿发育有影响。

（1）螃蟹。螃蟹味道鲜美，但其性寒凉，有活血祛淤之功，多食对孕妇不利，尤其是蟹爪，有明显的堕胎作用。

（2）甲鱼。尽管甲鱼具有滋阴益肾的功效，但是甲鱼性味咸寒，有着较强的通血络、散淤块作用，因而有一定的堕胎作用，尤其是鳖甲的堕胎作用比鳖肉更强。

（3）薏米。薏米是一种药食同源之物，中医认为其质滑利。药理实验证明，薏仁对子宫平滑肌有兴奋作用，可促使子宫收缩，因而有诱发流产的可能。

（4）马齿苋。马齿苋既是草药又可做菜食用，其药性寒凉而滑利。实验证明，马齿苋汁对于子宫有明显的兴奋作用，能使子宫收缩次数增多、强度增大，易造成流产。

（5）罐头食品。罐头食品在制作过程中都加入了一定量的添加剂，如人工合成色素、香精、防腐剂等。尽管这些添加剂对健康成人影响不大，但孕妈妈食入过多则对健康不利。另外，罐头食品营养价值并不高，经高温处理后，食物中的维生素和其他营养成分都已受到一定程度的破坏。

(6)菠菜。人们一直认为菠菜含丰富的铁质，具有补血功能，所以被当做孕期预防贫血的佳蔬。其实，菠菜中含铁不多，而是含有大量草酸。草酸可影响锌、钙的吸收。孕妈妈体内钙、锌的含量减少，影响胎儿的生长发育。

(7)巧克力和山楂。过多食用巧克力会使孕妈妈产生饱腹感，因而影响食欲，其结果是身体发胖，而必需的营养却缺乏。孕妈妈比较喜欢吃酸东西，山楂便成了首选果品。山楂对子宫有兴奋作用，孕妇过食可使子宫收缩，导致流产的可能，故要少吃。

(8)猪肝。因为在给牲畜迅速催肥的现代饲料中，添加了过多的催肥剂，其中维生素A含量很高，致使它在动物肝脏中大量蓄积。孕妇过食猪肝，大量的维生素A便会很容易进入体内，对胎儿发育危害很大，甚至会致畸。

(9)久存的土豆。土豆中含有生物碱，存得越久的土豆生物碱含量越高。过多食用这种土豆，可影响胎儿正常发育，导致胎儿畸形。当然，人的个体差异很大，并非每个人食用后都会出现异常，但孕妈妈还是不吃为好，特别是不要吃长期贮存的土豆。

爱心TIPS

孕妈妈为了自己和胎儿的健康一定要摄取充足的营养，但在食物的选择上最好能听一听医生的意见，不要盲目地进补，否则反而会伤害自己和胎儿。

孕妈妈做家务安全技巧要牢记

在妊娠期间，孕妈妈坚持做一些适宜的家务劳动，既可增加孕妈妈的活动量，又可防治孕期最容易出现的便秘，这样既能增进孕妈妈的食欲，又可改善孕妈妈的睡眠。同时，还有助于预防孕妇发胖，可见做适当的家务劳动对孕妈妈来说是利大于弊的。然而，如果孕妈妈在做家务时不注意安全，其危险也是巨大。下面分别介绍一些做家务活的安全技巧。

(1)做饭时的安全技巧。孕妈妈淘米、洗菜时尽量不用手直接浸入冷水中，尤其是在冬春季节更应注意，因着凉受寒有诱发流产的危险；厨房最好安装抽油烟机，油烟对孕妈妈尤为不利，可危害腹中胎宝宝；炒菜、炸食物时，油温不要过高；烹饪过程中注意不要让锅台直接压迫肚子，以保护好胎宝宝；早孕反应较重时，不要到厨房去，因油烟和其他气味可加重恶心、呕吐。

(2)打扫卫生时的安全技巧。孕妈妈可从事一般的擦、抹家具和扫地、拖地等劳作,但不可登高打扫天棚,不可上窗台擦玻璃,不要搬、抬笨重家具,更不可让家具压迫着肚子。擦抹家具时,应尽量不弯腰,妊娠晚期更不可弯腰干活儿,拖地板不可用力过猛。打扫卫生时,也应避免直接接触冷水。

(3)购物时的安全技巧。孕妈妈应分担家庭中的部分购物工作,因为上街买东西可以离开小家庭,到更广阔的空间去,这样会使孕妈妈心胸开阔,感到轻松些。同时,走路等于散步,也是一种很好的锻炼。但也应注意下面这几点:不宜行走过多,每次不应超过 1 千米,行走速度不宜快,更不要穿高跟鞋散步;去商店购物不宜多,不超过 5 千克;不要在城市人流高峰时间出去挤公共汽车,不宜到人群过于拥挤的市场去,以免被挤着;在气候恶劣(寒潮、大风)时不要上街,特别是在流感和其他传染病流行时,更不要到人群密集的地方去。

爱心TIPS

孕妈妈在做家务活儿时,不宜常弯腰,不可做一些如挑水、抬水等重活儿,更不能接触农药。避免爬高上果树干活儿,也不要总向上伸手摘收瓜果。

让孕妈妈感到舒适的姿势

孕妈妈的腹部增大以后,照通常的姿势坐下或躺下可能会感到不舒适,特别是在妊娠末期。如果孕妈妈仍采用平躺的姿势躺一段时间,那么胎儿的重量将会使分布在背部的大血管受到压迫,使孕妈妈在不舒适的同时,还会影响胎儿的正常发育。下面介绍几种能让孕妈妈舒适的姿势。

(1)躺下的姿势。侧身躺下,床上方的大腿和手臂向上弯曲,另一只手臂放在体侧。如果在膝部和大腿下面垫上一个或几个枕头,那么,孕妈妈会觉得这种姿势更为舒适。

(2)减轻背部疼痛的姿势。孕妈妈只要感到舒适,可以平躺着,在双膝下垫上些垫,就是一种非常好的休息姿势,尤其是如果背部有些不适量更应如此。

(3)抬高双脚。平躺下,在臀部垫些软垫,离墙大约 45 厘米。伸起双腿,倒放在墙上。双腿伸直并尽量分开直至觉得舒适为止。

(4)斜靠的姿势。孕妈妈如果觉得侧身躺着还不能休息的话，那么可以用一种向后斜的姿势，能用多少枕头就用多少。把一些枕头放在膝部下面，这样有助于孕妈妈双膝能柔和屈曲。

(5)挺身坐起。这一姿势有助于加强孕妈妈的背部肌肉。你可能会发现在腰背部垫上一块软垫会更舒适，特别是驾驶汽车时更是如此。为了得到休息，可将双脚平放在与髋部等高的位置。孕妈妈如果使双腿屈起，就可增强小腿背后的肌肉。

(6)盘腿而坐。盘腿而坐，或者将双脚放在一起，挺直背部，张开腹股沟，使大腿内侧绷紧。轻轻地将大腿向下压以增加这种伸展，能在分娩期间更好地使双腿张开。

爱心TIPS

孕妈妈还可以用下面这个姿势来缓解自己的不适。即叉开双腿，肩膀和背部垂直，叉开双腿坐着，这对脊柱、大腿内侧和腹股沟都有好处。屈起双脚会感到沿着大腿有紧张感。孕妈妈的双膝和脚趾一定要朝上。

做孕妇实用体操防止分娩时出现危险

孕妈妈做孕妇体操的好处很多，能够防止由于增加体重和重心变化引起的腰腿疼痛；能够松弛腰部和骨盆肌肉，为分娩时胎儿顺利通过产道做好准备；还可以增强自信心，在分娩时能够镇定自若地与配合医生，使胎宝宝平安降生，同时也降低自己的危险。那么孕妇体操要怎样做呢？

(1)腿部运动。孕妈妈坐在椅子上或床边，腿与地面呈垂直状，两脚并拢放在地面上。脚尖使劲向上，待呼吸一次后，再恢复原状。将一条腿放在另一条腿上。上面腿的脚尖慢慢地上下活动，然后换腿进行。通过脚尖和踝骨关节的活动，增强血液循环和脚部肌肉，防止脚部疲劳。每次做3～5分钟。

(2)盘脚坐。孕妈妈在床上坐好，盘好双脚，挺直背部，正视前方，两手放在膝盖上。每呼吸一次，用双手下压膝盖至床面，反复进行。这项运动可以松弛关节，伸展骨盆肌肉，使胎儿在分娩时顺利通过产道。每次可做5分钟左右。

(3)扭动骨盆运动。孕妈妈仰卧在床，两腿与床成45°，双膝并拢。双膝并拢带动大小腿左右摆动。摆动时两膝好像在画一个椭圆形，要缓慢地，有节奏地运动。双肩和脚底要紧贴床面。左腿伸直,右腿保持原状,右腿的膝盖慢慢向左倾倒。右腿膝盖从侧面恢复原位后,再向左侧倾倒,此后两腿交替进行。这项运动可使骨盆关节和腰部的肌肉保持柔软,减少疼痛,每个动作各做10次。

(4)振动骨盆运动。孕妈妈仰卧在床,后背紧贴床面,两腿与床成45°,脚心和手心放在床上。腹部向上挺起,腰部呈拱状,默数10下左右,再恢复原来体位。做10次。呈趴卧体位双膝和双手贴床,将头伏在双臂之中,后脊背双臂呈流线型。抬头,上体向前方慢慢移动,腰部、臀部同时前移。每呼吸一次做一次,可做10次。这项运动可以松弛骨盆和腰部关节,还可以使产道出口肌肉柔软,并增强腹部肌肉力量。

做孕妇体操的时间宜选择在早晨起床后或晚上临睡觉前,同时注意不要受凉。习惯后,早、晚各十次。

爱心TIPS

孕妈妈做操时动作要轻,要柔和,运动量以不感疲劳为宜,每日都应坚持,如果出现流产先兆时,应当咨询医生后再决定是否坚持。做操之前应排尽大小便。

孕妈妈不要接触有害(毒)化学物质

如果孕妈妈在孕期经常接触一些有害(毒)的化学物质,其危害巨大,不仅对孕妈妈伤害巨大,更能影响胎儿的智力发育,甚至引起畸形。这些化学物质包括甲基汞(先天性水设病)、多氯联苯(油症儿)、铅(流产、不孕、神经损害、神经发育障碍)、硒(骨骼畸形)、甲基对硫磷(死胎、畸形胎儿)、酒精(胎儿酒精中毒症)、一氧化碳中毒、抽烟(低体重儿、流产、发育迟缓、智力差)等。

在生产油漆、制鞋、制药、橡胶、染料、农药等单位工作的妇女以及从事喷漆和喷洒农药的女工,怀孕早期应避免接触苯、甲苯、二甲苯等挥发性有机溶剂。这类化学物质对早期胎儿有致畸的作用,尤其容易造成子代神经管缺陷、唇腭裂等先天出生缺陷。怀孕早期孕妈妈要避免呆在刚装修过的房屋内,也是同样的原因。男子接触这些化学品将会影响精子的质量。此外,哺乳期的妇女也应避免接触这类化学物质,因为乳母在喂奶时体内的化学致畸因子也可能通过乳汁进入新生儿体内。

铅广泛存在于汽车尾气、土壤、水和一些生活用品中,例如炊具、水壶、陶瓷、化妆品等。铅可影响胎儿大脑的正常发育,因为胎儿大脑对铅的敏感性比成年人要高得多,因此怀孕早期,孕妇应少到繁华人多的地方,要加强营养,补充铁、钙、维生素 C 和 E 等多种微量营养素,这样对胎儿有一定的保护作用。

当然在生活中,有害(毒)的化学物质还有很多,但孕妈妈只要小心谨慎就不会出现较大的问题。

爱心TIPS

刚刚装修好的房子,孕妈妈最好不要住。因为这样的房子可能会残留着装修后的有毒气体。最好用环保材料装修房屋。

噪音对孕妈妈的伤害

噪音对孕妈妈和胎儿的伤害非常大。

噪音对孕妈妈的影响是巨大的。噪音能刺激母体丘脑下部、垂体前叶、卵巢轴系统,使母体内激素发生逆向改变,影响受精卵的正常发育。噪音还能使孕妈妈体内分泌腺体的功能紊乱,从而使脑垂体分泌的催产激素过剩,引起子宫强烈收缩,导致流产、早产。噪音的刺激,可引起母体神经细胞改变,继而影响胎儿神经系统的正常发育。另有专家研究认为,噪音可以间接干扰胎儿发育,甚至直接作用于胎儿的遗传基因,引起突变致畸。

接触强烈噪音不仅会对孕妈妈的健康产生危害,而且也会对胎儿产生许多不良的影响。研究指出,构成胎儿部分内耳的耳蜗从妊娠第 20 周起开始成长发育,其成熟过程在婴儿出生 30 多天时间时仍在继续进行。由于胎儿的内耳耳蜗正处于成长阶段,极易遭受低频率噪声的损害,外环境中的低频率声音可传入子宫,并影响胎儿。胎儿内耳受到噪音的刺激,能使脑的部分区域受损,并严重影响智力的发育。

妊娠期理想的声强环境是不低于 10 分贝,不高于 35 分贝。但是,现代生活中的孕妈妈已很难找到这种环境了。孕妈妈每天接触 50 ~ 80 分贝的噪声 2 ~ 4 小时,便会出现精神烦闷紧张,呼吸和心率增快,心肺负担加重;神经系统的功能紊乱,头痛、失眠随之而来;内分泌系统功能降低,尤其是雌激素和甲状腺素分泌不足;消化功能受损,孕妈妈难以获得足够的营养;免疫机能下降,孕妈妈容易患病毒或细菌感染性疾病。这些都是导致胎儿发育不良、新生儿体重不足、智力低下或躯体器官畸形的重要原因。

因此，要想让母子平安，除了吃好、睡好以外，造就一个脱离噪音、相对安静的环境，也是很有必要的。在生活和工作中，尽可能创造条件，把接触噪音的机会降到最小限度。

爱心TIPS

噪音对孕妈妈和胎儿的伤害巨大，在居家环境中准爸爸一定要为母子创造一个安静的环境，如电视声音不宜太大，远离公路等。

孕妈妈在孕期的"性"福安全

在孕期孕妈妈可以过性生活吗？怎样才能保证孕妈妈的性福安全呢？研究表明，适当的性生活可促进孕妈妈的血液循环，增加肺的活动和氧的摄入量，使其保持旺盛的新陈代谢，这无疑对孕妈妈的健康有一定的好处，并且有利于胎儿的正常发育和顺利分娩，还可帮助孕妈妈保持肌肉的良好张力。因此，在孕期可以准父母可以进行性生活。

然而，如果性交不当，也会给孕妈妈带来不良影响，如可能会引起出血。妊娠期盆腔充血，阴道中颈变软，性生活的碰撞可能引起黏膜血管破裂而引起出血。可能引起感染。妊娠晚期过性生活可能将外界的细菌带入孕妈妈的阴道内，若不久临产，这些细菌可沿着已开放的宫口进入体内，引起产褥感染，性交的刺激可引起子宫收缩，导致流产或早产。可能引起胎膜早破、胎盘早期剥离等并发症状。妊娠期腹部隆起，性交不便，如果碰撞了腹部，有可能促使胎盘或子宫壁过早分离，或者使官内压增高，引起胎膜早破。因此在怀孕期间性交可以，但也要看孕妈妈的身体情况，慎重决定，并不是性交就一定没有问题。

为了孕妈妈的"性"福安全，在性交时，准爸爸和孕妈妈应注意以下几点。

(1)妊娠早期应避免性交，因为此期容易出血、流产。

(2)妊娠最末1个月避免性交，因为已近产期，可以预防产褥感染。

(3)其他时期虽可过性生活，也应注意性生活的姿势，不要使孕妈妈的腹部受压，也不能仰卧过久。

(4)孕妈妈身体感到不舒服时，例如有腹胀、腰酸、腹坠、尿频时，不要过性生活。

(5)由于妊娠期阴道分泌物增多，外阴道不仅容易溃烂，而且细菌的抵抗力也减弱。因此,在性交前,男女双方都应清洗外阴。性交前丈夫的手指不能伸入阴道,以免指甲刺伤阴道内壁或带入细菌,引起感染。

为了孕妈妈和胎儿的安全,准爸爸要采取正确的方法,不要只图自己的快乐。

爱心TIPS

在孕期进行性生活的最佳时期为孕中期。因为此时胎盘已形成,流产的危险性相对减小,孕妈妈早孕反应也消失了,孕妈妈性欲有所增强。因而,可以愉快地进行适度的性生活,但在次数和姿势方面也要加以注意。

孕妈妈出行安全锦囊

孕妈妈由于身体的不方便,出行时应该做好准备,防止出现意外的危险。那么,孕妈妈出行时应注意哪些准备呢?

(1)孕妈妈的日用品要备全。孕妈妈要准备自己使用的物品,包括弹性袜、托腹带、护垫以及可以清洁公用马桶盖的消毒喷剂等。

(2)营养不能落下。孕妈妈要准备一些孕妇专用的维生素,每日服用。也要带一些小罐的奶粉,可以在没有鲜奶喝的时候备用。

(3)出行方式也要选择好。习惯于骑自行车、驾驶技术也不错的孕妈妈,怀孕后同样可以骑车。与坐公共汽车相比,骑自行车较好。孕妈妈最好不要驾驶汽车出行,以防给脚部与踝部带来压力导致下肢水肿;另外,腹部突起靠近驾驶盘,万一紧急刹车,可能撞到驾驶盘上。准爸爸最好开车接送,开车速度宜放慢,最好不要有紧急刹车的行为,以防撞伤腹部。

孕妈妈骑自行车出行时,一定要注意下面这几点。

自行车的座位应放低一点,方便孕妈妈上下;座位应舒适,可以适当垫上一些海绵,防止发生会阴部骑跨伤;速度要放慢,骑车时间不宜太长,一般不要超过半小时。

孕妈妈出行时如能注意上面这几点,出现意外危险的情况会较少。

爱心TIPS

如果准备在外住宿,挑选居住地时一定要以干净、安全为第一要务,不能凑合。

孕妈妈在公共场合的安全措施

专家指出，孕妈妈可以去公共场合，但最好不要去那种拥挤嘈杂的场合。因为在公共场所中存在许多对孕妈妈和胎儿不利的因素，而这也正是孕妈妈在孕期应该极力避免的。那么，拥挤嘈杂的公共场合对孕妈妈和胎儿有哪些不不利影响呢？

尽管胎儿在孕妈妈的肚子里，但是他们对于外界的声音刺激已经有了感应，6个月的胎儿更是已经有了听力，孕妈妈到拥挤的公共场合，噪音会对胎儿产生不良刺激，因为公共场所的高音喇叭声、人群的嘈杂声、各种车辆的启动声，甚至飞机场飞机起降时发出的轰鸣声等对胎儿中枢神经系统发育及听力都是不利的。

公共场合的空气质量不好，许多公共场所如车站、影院、码头人多拥挤，空气浑浊，人群呼吸排出的二氧化碳多，有抽烟者的场所烟雾缭绕，释放出大量有害气体，使空气中氧气少而有害气体多，孕妈妈待在这种环境中，吸入浑浊的空气，被动吸烟和缺氧对胎儿均有害。

公共场合容易受到传染病的侵害，因为公共场所是各种人的集中地，各种致病微生物密度远远高于其他场所，尤其容易流传疾病，而孕妈妈由于抵抗力差，很容易被传染而导致病毒和细菌感染。这些感染对于成人来说可能问题不大，但对于正处于生长发育中的胎儿来说却影响很大。比如，孕妈妈在怀孕早期感染风疹病毒时，胎儿的致畸率则很高。

所以，孕妈妈应避免去人多、嘈杂、拥挤的公共场所。

爱心TIPS

如果孕妈妈一定要去人多、嘈杂的公共场所，最好做好防护工作，如戴上口罩，在公共场所不宜呆太长的时间。

孕妈妈缺乏流产知识危险高

正常妊娠满40周的分娩为正常分娩，怀孕不足28周，而发生妊娠中断者称为自然流产。自然流产分为先兆流产、不可避免流产、不全流产和完全流产四种类型。发生自然流产首先应请医生查明原因，对不同的流产类型应采取不同的措施。若胚胎发育正常，一般卧床休息几天即可，黄体功能不足者可用黄体酮及绒毛膜促性腺激素；宫颈内口松弛者可做宫颈缝合术；精神紧张的给予心理治疗。先兆流产经上述处理效果最好，一般可保胎成功。不可避免流产及不全流产保胎已不可能，应及早清宫以减少出血和感染的危险。完全流产应根据情况做预防性清宫或不做处理。自然流产一般是“母亲伤身，孩子害命”的大事，所以基本上夫妻都想方设法保住胎儿。但是这样做并不一定正确。有的时候盲目保胎得不偿失。在已明确妊娠的妇女中，自然流产发生率约为15%，有的时候，甚至女性还没有感觉到怀孕，就发生了自然流产，只是感觉到月经来得过量了，或者月经延迟了几天又来了等。这对身体其实是没什么危害的，医学专家对女性的流产物进行分析研究，发现其染色体大部分(大约有60%)异常。如果这些胚胎保全下来，将来就是各种先天畸形或发育不健全的孩子。

从优生学角度讲，自然流产是人类自身的一种生殖选择手段，没必要为流产的胎儿惋惜，因此，对自然流产的处理，应根据孕妇及其丈夫的健康状况，全面估计后，在决定是否保胎。

自然流产连续发生3次或3次以上称为习惯性流产，也就是我们俗称的滑胎。常见的原因有以下几点。

(1)胚胎发育不正常。精子、卵子或受精卵发育不良，往往是造成自然流产的最大原因，如果是这方面的问题，夫妇双方应作详细检查。

(2)内分泌失调。如甲状腺功能低下、黄体功能不足等，由于激素不足，就不能维持妊娠进展。这种情况可以在医生指导下用激素补充治疗。

(3)先天性子宫发育不良。子宫畸形、子宫肌瘤等，可导致多次流产。

(4)宫颈内口机能不全。手术或多次刮宫损伤了宫颈，导致宫颈内口松弛，引起多次流产。这种情况多可引起晚期流产(3个月以后)，可在孕早期住院行宫颈缝合术，并按医生指导保胎以继续妊娠。

爱心TIPS

流产严重危害孕妈妈和胎儿的健康，孕妈妈在怀孕之前就要了解一些流产的知识，当自己的身体出现流产迹象时不要慌，要及时去医院保胎。

孕妈妈要及时解除疲劳

你是否感觉到你好像一直想要睡觉。在怀孕的第1~3个月,你的激素在玩捉迷藏的游戏,疲劳是常见的。

这时,孕妈妈应当怎样做呢?

你需要充分的休息并放慢你的生活节奏。

维持有基本营养的、正常的和平衡的膳食。

如果你摄取的热量或基本营养不足,你的饮食可能是致使你疲劳的原因。在怀孕的第1~3个月,保健医生会检查你血液中铁的含量。有时缺铁性贫血可导致疲劳。这在怀孕期间是常见的,起因于人体对矿物质需求量的增加。孕前和孕期摄取足量的铁可防止贫血。

有规律地运动。尽管你可能感到你没有精力做运动,但以后你会很高兴去做了。因为看见生的食物或者闻到烹调的味道会使你反胃。那就利用先生做饭的时间散步或购物。你会喜欢有时在外用餐。

爱心TIPS

不要有太大的压力,怀孕生子是每个女人都应该经历的事情,是一件美好的事,要保持轻松的心情。

乱用外用洗液威胁孕妈妈安全

苦参、茵陈是妇科外用洗剂的常有成分,具有清热、利湿、退黄疸、消炎的作用。

“妇洁洗剂”稀释后浓度降低了几倍,短时间的坐浴被皮肤吸收得很少。药物进入胎儿体内的途径有两条,一是由母体、胎盘血管、胎儿血循环,二是胎儿吞咽羊水,将羊水中的药物带入体内。

孕妇用药应该掌握以下原则:胚胎着床前期(受精后2周之内),孕妇对周围环境因素有一定的防御能力,此时的细胞为多向性,能够分化成各种组织,除非药物伤害了受精卵的多量细胞造成胚胎残废,此时用药相对安全。器官形成期(受孕后13~56天)为各器官发育阶段,对各种致畸因素都非常敏感,孕妇此时用药必须特别慎重。器官形成后期为胎儿期(受孕3个月),

此时各器官均已形成，药物的致畸作用减弱，但胎儿的神经系统、生殖系统、牙齿仍然在继续成熟，一些药物能够产生副作用。据李时珍著的《本草纲目》，苦参性苦、无毒、茵陈性苦、微寒、无毒，二者均不是妊娠的禁用药，孕妇可以适当使用。

爱心TIPS

孕妈妈要用外用洗液时，最好能咨询一下医生的意见，不可自作主张。

孕妈妈要远离梦境的困扰

很多怀孕过的妇女都有体会，自怀孕后便多梦，几乎每晚都会做梦，而且梦境的内容通常比平时更为刺激、逼真且奇特。这种现象正常吗？不必担心，这是正常现象，因为潜意识内，您正期待一个小生命健康孕育和成长。

怀孕时所做的梦与平时不同，常常与怀孕后睡眠质量改变有关，特别是在怀孕后期，大多数时候因身体笨拙不适等许多因素而使您无法睡得很实，所以比较容易被惊醒，这时您常常是陷于浅睡眠期。在浅睡眠期，虽然身体处于休息状态，大脑却没完全休息，一些日常生活中所忧虑的事情，在梦中往往会被渲染夸大。梦的内容多半与您在怀孕不同阶段的所思有关。比如，在怀孕早期，梦境大都是些象征生命的内容如大海、水、种子等；怀孕中期以后，梦境中常常出现幻想中的宝宝的样子，甚至一些小动物，或者一些原创性质的内容；而到怀孕晚期，各种噩梦则多见，或焦虑的内容多见，比如难产、怪胎、孩子被人抢走、没奶哺育宝宝等。

积极快乐的梦自然使人身心愉快，而对于各种消极内容的梦境，也不必过于忧虑，因为梦境并没有预知未来的功能。不过，多梦而且相同内容反复出现，则反映出你潜意识中的一些焦虑，因而具有缓解精神压力的作用。你或许因而了解到一些自身隐藏的需要解决的问题，从而采取正确的生活方式，更加小心翼翼地照顾好自己和宝宝。

爱心TIPS

孕妈妈面对噩梦，不要惊慌失措，要调整自己的心态，不要压抑自己，可以和其他人聊一聊。

孕妈妈打麻将的是与非

玩麻将本是一种娱乐，但如果通宵达旦地玩，那就会影响健康，特别是对孕妇危害更大。

孕妇的情绪对胎儿发育有很大影响，玩麻将时，孕妇往往处于大喜大悲、患得患失、惊恐担忧的不良心境，自主神经高度紧张，儿茶酚胺及皮质醇等激素分泌增加，可引起血管收缩，胎盘供应胎儿的血液不足而影响胎儿生长发育。

玩麻将时的环境大多烟雾弥漫、吵吵闹闹，即使孕妇自己不吸烟，被动吸烟同样对孕妇及胎儿不利。

玩麻将时，长时间坐着，压迫下肢静脉，会出现或加重下肢水肿甚至出现小腿抽筋。

长时间无休止地玩麻将，睡眠和营养不足，对母亲和胎儿都十分不利，一副麻将，大家你摸我抓，易传染疾病。由此可见，孕妇玩麻将有百害而无一利，应坚决戒除。

爱心TIPS

孕妈妈也最好不要去 KTV 等人多、嘈杂的公共场所。

准爸爸分担孕妈妈的家务事

妻子怀孕时，丈夫应在身心两方面对妻子表示关心。这时的妻子最需要丈夫的支持、理解、帮助和关心。因此丈夫应做好以下几方面的工作。

(1)关心妻子身体上的不适感觉。妻子怀孕时可能发生妊娠反应、腰酸背痛等不适感觉，丈夫应多询问，多关心，而不能嫌妻子事多，更不能不管不问，甚至冷嘲热讽。

(2)调节好妻子的情绪。丈夫可与妻子适当地开开玩笑，讲一些幽默风趣的话使妻子的感情更加丰富。特别是有些妇女怀孕期间会发生情绪低落、压抑、恐惧等，丈夫如能做些开导工作，关心、支持妻子，会减轻妻子的压抑情绪。

(3)激发妻子的爱子之心。丈夫多与妻子谈谈胎儿的情况，描绘胎儿在宫内的情景，激发妻子的想象力，增进母子的感情。夫妻可同时学习一些有关妊娠、育儿的知识，既增加了夫妻感情，对胎儿及新生儿的成长也是有益的。

(4)与胎儿对话。胎儿在宫内时对低音特别敏感，做丈夫的如能经常抚摸妻子的腹部并与胎儿对话，如表示关心、讲个故事等，可使父亲与胎儿建立深厚的感情。

总之，妊娠是夫妻双方共同的责任，丈夫不能认为妻子怀孕了，他就已经尽了做丈夫的责任，而正相反，他是刚开始负起做丈夫的责任。

爱心TIPS

丈夫要关心体贴怀孕的妻子，挤出更多的时间陪伴妻子，同时丈夫要注意自己的情绪，不能对妻子冷淡、发脾气，更不能大吵大闹，甚至殴打妻子。

孕妈妈进舞厅要不得

舞厅的环境不适合孕妇。因为舞厅内经常烟雾弥漫，尼古丁、一氧化碳等有毒有害物质浓度较高，可对孕妇和胎儿造成损害。

舞厅内还有严重的噪声。有关部门的监测表明，一般舞厅内的音响，无论是轻歌曼舞的华尔兹，还是声嘶力竭的迪斯科，大多超过90分贝，有时高达120分贝。不少舞厅为迎合舞客的刺激需求，多采用大功率的立体声扩音装置，噪声都在100分贝左右。经常处于噪声中的孕妇，会有听力损害。

舞厅内的光污染也不容忽视。灯光忽明忽暗，变幻莫测，使人头晕目眩，可使眼压升高，并伤害眼角膜、眼结膜，造成视力模糊、眼睑痉挛及结膜充血。

爱心TIPS

环境与优生的关系密切。舞厅这一公共场所人群嘈杂、空气不净、声光污染，会给孕妇和胎儿带来多方面的损害，有时甚至是不可逆的损害。所以，孕妇不宜进舞厅。

住高层的孕妈妈要适量运动

近些年来，随着我国住宅的现代化和高层化，居住在高楼的孕妇相应增多。这些孕妇由于上下楼不方便，因而外出活动的机会大大减少。孕妇活动减少，可使胎儿的体重增加过多，而且导致孕妇体力减弱，使滞产、剖宫产等异常现象增加。

日本公共卫生讲师逢坂文夫等以 1000 名产妇母子情况登记为依据，对居住状况、婴儿出生时体重以及是否正常分娩等情况进行了调查。结果表明：居住高层住宅的产妇剖宫产、引产的比例高，占全部产妇的 17.5%；而且住得越高，异常分娩的比例就越大。婴儿出生的体重也出现了明显的差异。住 1~2 层的产妇，其出生婴儿体重在 3500 克以上的占 19.7%；住 3 楼以上的产妇，其出生婴儿体重在 3500 克以上的占 42.9%。此外，居住高层的孕妇活动少，缺乏锻炼，肌肉松弛，如果孕期营养充足，则胎儿大，就会造成分娩困难。

因此，住高层的孕妇，要注意保持一定的活动量，早晚应下楼散步活动，睡前亦可在家走动，经常参加一些适当的体力劳动，以减少异常分娩的发生。

爱心TIPS

不管自己的居住条件怎样，孕妈妈每天都应做一些适量的运动。

孕妈妈小事要当心

一般孕妇怀孕以后，大多还需上班。孕妇工作除了要注意劳动强度不可过大外，还要考虑有无有害职业因素影响胚胎或胎儿的发育。必要的话，应调换工种。孕妇不要参加以下工作。

接触铅、镉、甲基汞、二氧化碳、二甲苯、汽油的工作。经常接触这些化学毒物，可导致流产、死胎，还可能导致孩子智力低下。

接触农药的工作或劳动。农药不仅可通过呼吸道进入体内，还会被皮肤、粘膜吸收，重者会导致胎儿畸形或死胎。

有强烈噪声环境的工作。强烈的噪声可导致早产、流产。

接触放射线的工作。包括操作电子计算机等在荧光屏前工作。

繁重的体力劳动、剧烈的全身振动或局部振动的作业（如使用风动工具）。

有跌落危险的登高作业。

需频繁弯腰、下蹲的作业（如电焊等）。

即使是在办公室内进行较轻松的工作，也不要长时间保持一个姿势，隔一段时间休息一会儿，活动一下手脚。冬季室内暖气过热，空气不新鲜，要打开窗户换空气。

另外，在电脑非常普及的今天，它在给人们带来诸多好处的同时，也危害着人类的优生。

研究者说，电脑的录像显示装置使用的都是高压静电，从荧光屏中释放的正离子会使操作者身体的代谢活动发生一系列的变化，降低了他们对疾病的抵抗力。长时间处于缺少负离子环境中的孕妇，会感到头痛、气闷、沮丧和食欲降低，还可能发生早产或流产，甚至造成胎儿畸形或死亡。

因此，为了防止或减少电脑对人体健康的危害，长期从事电脑操作的人员尤其是孕妇，必须穿戴能防电磁波的防护服，同时，要保持工作室的空气流通，可安装空气负氧离子发生器。在工作中，操作人员最好每隔1小时休息15分钟。处于孕早期的妇女最好暂时离开电脑操作岗位，以免影响胎儿的正常发育。

电视与电脑不同，当显像管工作时，的确会产生一些射线，但是所产生的这些射线穿透力很弱，容易被物体吸收。经过电视机安全检测的标准（依据国际电工委员会IEC65号公告），其电离辐射率不超过0.5毫伦。我国广播电视产品检测站曾检测许多进口及国产电视机，其电离辐射率远远低于0.5毫伦，说明人体不会受到射线的危害。对孕妇来说，看电视同样也不会产生危害。但是不应看得太多，时间也不宜太长，避免看刺激性强的电视节目，以免孕妇疲劳和精神紧张，从而影响休息、睡眠及身体健康。

爱心TIPS

在孕妇的居室里，不宜摆放花草。因为有些花草可对孕妇产生不良反应，如茉莉花、丁香、水仙、木兰等花卉，具有浓烈的香味，会减退孕妇的食欲和嗅觉，甚至引起头痛、恶心和呕吐。又如万年青、仙人掌、五彩球、洋绣球、报春花等花卉，能引起皮肤过敏反应，一不小心接触后会发生皮肤瘙痒、皮疹等过敏现象。此外，孕妇新陈代谢旺盛，居室需要充分的氧气，而有些花卉如夜来香、丁香等，吸进新鲜氧气，呼出二氧化碳，会夺走居室内的氧气，对孕妇及胎儿的健康十分不利。

孕妈妈要休息一下，再休息一下

休息对于孕妈妈在孕期中是最重要的内容，但许多孕妈妈由于工作或其他原因，都没有注意这一点，但现在在这里，给你强调一下，一定要学会休息，必须休息一下，再休息一下。这是因为休息好对孕妈妈比一般人更为重要。

特别是随着宝宝在肚子里的日益长大，孕妈妈每天都会明显感到胎宝宝不停地运动，甚至晚上会“折腾”得你无法入睡。但不管怎样，一定要注意休息，孕妈妈的生活要有规律，既要注意休息，使身体不过于疲劳，还要有适量的活动。

休息要勤。孕妈妈最容易感到疲乏，所以在工作与劳动时，一定要休息与工作相结合，休息要勤一些，不要等到感觉累了再休息，应干一会儿就休息一会儿。照常上班者，上下午应各增加一次工间休息时间。若在家里做体力家务活儿，则应做30分钟左右就休息约10分钟。勤休息不仅有益于孕妈妈健康，而且能提高劳动效率。

休息方式要灵活。孕妈妈的休息方式要灵活多样。不要以为休息就是多睡、多卧、多坐。其实这种静止不动的消极休息过多对孕妈妈和腹中的胎儿会产生不利的影响。要注意休息的内容和方式，一定要丰富多彩、灵活多样，这样才不会产生不好的情绪。可以进行适当娱乐，在娱乐中休息，孕妈妈可以多参加适当的有益于身心的文娱活动，如在歌声、琴声、欢笑声中休息，但要注意欢娱不可过度，也不可过于激动。同时可以多欣赏、勤欣赏一些文章或小说，在阅读优秀的文学作品，听优美的音乐，观赏自己喜爱的绘画和工艺品，适当看些歌颂真善美的电视、电影和戏剧等等。

但要注意，休息时，最好有丈夫或亲人培伴。因为孕妈妈特别需要亲人的帮助。如果在家里没人陪伴，自己独自休息，孕妈妈会产生孤独感，也很难休息好。因此，孕妈妈的亲人尤其是丈夫应该与妻子同休息。晚饭后，迎着夕阳余辉，小夫妻双双漫步在林荫路上，边走边谈心或者夫妻一起赏花、观鱼、共同欣赏优美的歌曲或是并肩坐在剧场里，观看优秀的戏剧节目等等。这不仅能使孕妈妈休息好，而且还可以使她们感到惬意，生活快乐，进而有益于母子健康。

对于高危妊娠孕妇孕期的休息更为重要，高危妊娠容易有一些病产生，如妊娠合并肝炎、妊娠高血压综合征、习惯性流产者妊娠、胎儿宫内生长迟缓以及肾炎和糖尿病合并妊娠等。对于这些高危妊娠的孕妈妈在孕期发生危险的可能性会增大,因此要比一般孕妈妈更注意休息,休息的时间应适当延长,间隔时间进一步缩短,活动量宜小不宜大,而且,还要取得医生的指导。

爱心TIPS

怀孕期间适当的活动是必要的,过多的坐卧休息反而对胎儿不利。怀孕以后,仍可骑自行车上班,6~8个月以后就不要再骑车了。孕妈妈可做较轻的日常家务劳动、简单的体操或进行散步。

运动过量有危险

有些平时经常进行体育锻炼的妇女,在怀孕后会遇到这样一个问题:孕期能否进行锻炼?体育活动对孕妇有益吗?

一般认为,在妊娠期,孕妇身体情况良好,没有妊娠并发症,适度而有规律的锻炼要比静止的生活方式更能促进妊娠的良好进展,这种运动对孕妇和胎儿的健康没有损害。也就是说,孕妇参加适度的体育活动是有益的。运动有以下几点好处。

体育活动能增强心肺功能,保证供给胎儿足够的氧气,有利于胎儿的正常发育,减缓怀孕期间出现的下肢浮肿、心悸、气短等症状。

体育活动能使全身肌肉的血液循环状况得到改善,肌肉组织的营养增加,骨质更为坚定,预防孕妇出现腰痛、小腿痉挛、牙齿松动、骨质软化等。

体育活动能改善神经系统的机能,使人体各个器官系统更有效、协调地工作,有助于母体各个系统在妊娠期间发生一系列适应性变化。

主动参与锻炼可以保持良好的身体自控力和愉快的心境,对孕妇的情感状态产生积极的影响。

即使是平素不喜欢活动的孕妇,如能坚持做一些有益的活动,可提高机体的适应力,使自己处于一种良好的体能状态,有助于度过妊娠分娩这一特殊的生理过程。

那么,孕妇参加体育活动要注意些什么呢?活动量不宜大,可选择户外散步、打太极拳、舞剑、做体操等,怀孕头两个月和最后3个月尤要注意活动量,最后3个月只能进行适当的散步。

爱心TIPS

有先兆流产、早产、先兆子痫、胎儿宫内生长迟缓等的孕妇，不可参加运动。严禁参加有危险性、高强度的运动。

孕妈妈不宜用裤带（布带）扎紧腹部

有些孕妇认为衣服穿得宽大或裤带扎得过松，胎儿会长得太大，难于分娩，或者怕腹部增大不好看，因而，她们除了选紧身的衣服穿之外，还将裤带扎得很紧，或者用自己做的布带把腹部紧紧扎起来。这种做法很不科学，不但自己不舒服，还会影响胎儿发育有不良后果。比如妊娠后期出现的悬垂腹和胎位不正常。

我国新生儿的体重在2500～4000克之间，平均体重为3200克左右，男孩比女孩重20克左右。一般把大于4000克（或4500克）的新生儿称为巨大儿，小于2500克称为低体重儿。胎儿稍偏大一点，比较健壮，先天发育良好，便于哺育。当然胎儿过大，确实容易难产，但是，胎儿较小，虽然分娩容易，但因先天不足，出生后较难喂养，容易患病。因此，胎儿过大过小都有不利的一面。所以，孕妇如果用扎紧腰带或布带来减少胎儿的体重，既不科学，又不利胎儿的发育生长，甚至会出现低体重儿或造成其他先天性疾患。正确的做法应该是注重孕妇营养和饮食，保持新生儿的体重在3200克左右的适中重量。那种用裤带或布带扎紧腹部限制胎儿生长的做法是绝对不可取的，这种不科学的做法还会影响下肢的血液循环，导致静脉曲张，加重下肢浮肿。另外，袜带也尽量不要扎得太紧，否则有同样的危害。

爱心TIPS

除衣服外，孕妇也要注意选择床。孕妇的脊柱较正常腰部前曲更大，睡席梦思床及其他高级沙发床后，会对腰椎产生严重影响。仰卧时，其脊柱呈弧形，使已经前曲的腰椎小关节摩擦增加；侧卧时，脊柱也向侧面弯曲。时间一长，使脊柱的位置失常，压迫神经，增加腰肌的负担，既不能消除疲劳，又不利生理功能的发挥，并可引起腰痛。

孕妈妈安全乘车注意事项

孕妇在远距离外出时，要乘车、船、飞机等，因此，必须选择适当的交通工具，并注意乘坐知识，以免发生意外。

(1)马车。孕妇应尽量不坐马车。因为马车无舒适座位，车板也硬，且容易颠簸；马车容易发生惊车，一旦跑起来，在不平的路上颠簸，对孕妇十分危险。如果发生翻车事故，后果更不堪设想。

(2)自行车。现在自行车较普遍，且自行车比较轻便，一般不易出问题，但有时也会摔跤，必须十分小心。在孕初3个月和临产前3个月最好不骑自行车。其他月份如果骑自行车，一定要骑女车不骑男车，并注意不要到人多的路上去骑，以免发生意外。

(3)汽车。乘坐汽车时，为了避免疲劳和发生腰疼，可用一个垫子放在腰部。并要在行进200～300公里的行车之后，下车走动5～10分钟，活动一下僵硬的双腿和腰。乘汽车时一定要防止急刹车时腹部撞到汽车的某些部位，最好系安全带。

(4)拖拉机。拖拉机颠簸剧烈、噪音大，对胎儿十分不利，孕妇不宜坐。

(5)火车。乘火车对孕妇比较安全，缺点是使人感到疲倦和背疼，所以最好坐卧铺，宜于休息。

(6)轮船。乘船旅行意味着远途旅行，除防晕船外，还要注意与船上的医生联系好，如遇紧急情况，以便及时采取措施。

爱心TIPS

对于长途旅行，乘飞机是最好的选择，因为它行进快，是耗费体力最少的交通工具。但是，从妊娠7个月开始，就不宜再乘飞机了，因为飞机的超声波振动有引发早产的危险。

孕妈妈妊娠晚期不要出远门

怀孕晚期，孕妇生理变化很大，适应环境的能力远不如平时，长时间的车船颠簸，常使孕妇难以入睡，精神烦躁，身体疲惫，而且旅途中孕妇免不了要经常受到碰撞、拥挤。车船上人的密度大，空气一般都很污浊，各种致病菌也比其他环境多，很容易使孕妇感染疾病。在这种条件下，孕妇往往会发生早产、急产等意外，稍有不慎，将会危及孕妇和胎儿生命。因此，孕妇在怀孕晚期，一般不要离家远出。

如果孕妇必须远出应从以下方面做好长途旅行的准备。

不要临近预产期时才开始动身，最好提前1～2个月动身，以防路途早产。出发前最好随身带些临产用的东西，如纱布、酒精、止血药品等。若有医护人员护送，最为理想。

外出最好乘火车，并购买卧铺票，以利于孕妇中途休息，尽量不要乘汽车。

应事先考虑目的地的气候条件，带好必要的衣物，以防受凉受寒。

有晕车、晕船现象的孕妇应带上一些防晕车的药物，必要时遵医嘱服用。因为晕车晕船造成的恶心、呕吐易诱发子宫的收缩，引发早产。

爱心TIPS

如果在旅途中出现腹部阵痛、阴道出血等分娩先兆症状，应立即报告车船上的工作人员，以采取紧急措施。

孕妈妈的情绪要稳定

孕妇的焦虑情绪主要是表现为怕产痛、怕难产、怕畸形胎儿，甚至对生男生女也忧心忡忡；或因家庭或工作原因发生长期焦虑情绪。如果焦虑持续相当长的时间，产妇就会坐立不安，影响消化和睡眠，甚至使胃酸分泌过多，发生溃疡病。据说孕妇妊娠中毒症也与焦虑情绪紧张有关。《竹林女科》一书上说："心有疑虑，则气结血凝而不顺，多至难产。"焦虑还可使胎儿胎动频率和强度倍增，长期不安，影响健康发育，出生后可有瘦小虚弱、体重较轻、躁动不安、喜欢哭闹、不爱睡觉等表现。

孕早期母亲情绪悲伤，肾上腺皮质激素分泌增加，可能导致流产或生出畸形儿。母亲受强烈的精神刺激、惊吓及忧伤、悲痛时，自主神经系统活动加剧，内分泌也发生变化，释放出来的乙酰胆碱等化学物质通过血液经胎盘进入胎儿体内，影响胎儿正常的生长发育。孕妇由于情绪悲伤也会影响食欲，导致消化吸收不好。同时，身体各器官都会处于消极状态，对胎儿产生不良影响。

孕妇发怒，不仅有害自身健康，而且会殃及胎儿，可以使胎儿把母亲情绪“复制”并承袭下来。发怒还会导致孕妇体内血液中的白细胞减少，从而降低机体的免疫功能，使后代的抗病力减弱。

孕妇如果大笑，可使腹部猛然抽搐。妊娠期会导致流产，妊娠晚期会诱发早产。

爱心TIPS

孕妇在整个妊娠期的情绪应该稳定、正常，不要过于焦虑，悲伤和愤怒，否则对身体本身不利，而且会给胎儿带来不良影响。

孕妈妈不要盲目安胎

为数不少的孕妇怕流产或稍有流产征兆，就采取保胎措施，此举并非都是好事。

流产的原因错综复杂，其中孕卵异常是早期流产的主要原因之一。也就是说，夫妻某一方的精子或卵子有缺陷，与对方的生殖细胞结合后形成异常孕卵，这种异常孕卵在子宫内不能发育成熟，绝大多数在早期死亡而流产。这种流产无法保胎，而且也没有必要保胎。近年来，随着优生学和遗传研究的发展，学者们通过大量的实验研究后提出，流产是一种非常重要的、自然的生殖选择机能。经过这种自然选择，使95%的染色体异常胎儿在怀孕28周以前流产而自然淘汰，避免了异常胎儿的出生，保证了胎儿的优生。因此，流产并非是坏事，而是好事。因此，对妊娠早期发生流产的孕妇不要急于保胎，如果保胎，应先请医生做有关检查后再决定是否应该保胎。

如果流产不是孕卵异常所致，而是由于孕妇自身存在着影响胎儿生长发育的不良因素，如生殖器官的疾病（子宫黏膜下肌瘤）和子宫严重畸形等，流产常常也是不可避免的，即使保胎也保不住。所以，对此类流产进行保胎也是没有意义的。

此外，还有一些人的流产是由于妊娠期患了急、慢性疾病所致的，如流感、心脏病、肝炎、肺炎、严重贫血等。此种情况能否保胎也应根据孕妇病情的恢复情况而定。若孕妇病情较重，且在治疗过程中使用了大量对胎儿有影响的药物，也不应盲目保胎，以免顾此失彼，影响母子健康。

怀孕后若阴道多次流血，在排除其他原因后，要考虑可能是流产。因为怀孕后阴道流血意味着怀孕子宫内的绒毛蜕膜分离，血窦（血管）开放而出血或是胚胎死亡，底蜕膜的海绵层出血，这种情况下是不应再保胎的。

爱心TIPS

流产是一种自然淘汰，不必惋惜，关键是要注意准备再怀孕或怀孕后应及早就医，以防止不良因素的影响而发生的流产。

孕妈妈保胎方法错误危险大

孕妇切忌盲目保胎，以防出现畸形儿。即便可以保胎的孕妇也应注意以下事项。

保胎过程中要留心胚胎是否存活。为此，要定期做妊娠试验或抽血做绒毛膜促性腺激素（HCG）放射免疫测定、妇科检查和超声检查。若妊娠试验阴性或超声检查证明胚胎已死亡，应终止保胎，并马上做清宫手术，不可再盲目保胎。

习惯性流产者，宜在未发生流产前即采取安胎措施，以中药保胎疗法较好，可长期服用，直至以往发生流产的月份为止，并逐渐停药，千万不可骤然停药。

大龄孕妇保胎要注意采取以下措施。

（1）羊膜穿刺术。在怀孕 14～16 周时。用针从孕妇腹部抽出微量羊水，通过分析，判断出胎儿是否畸形。

（2）音谱分析。把胎儿活动声波通过电子加工反映到屏幕上。这种方法常被安排在羊膜穿刺术前进行，以确定胎儿在子宫中的位置。此法还能观察头骨的变化、形成，并确定胎儿的年龄以及判断孕妇怀有几胎。

（3）抽取胎儿血样。这有助于直接观察胎儿和胎儿的血液，可以检查出一些胎儿血液病。通过以上检查可以确定继续妊娠还是终止妊娠。

爱心TIPS

保胎应以中药治疗为主，尽量少用激素。如人工合成孕激素可能引起女性胎儿外阴畸形；而雌激素有可能使女婴在生长发育过程中发生阴道腺瘤，甚至转为阴道透明细胞腺癌。

中药也威胁孕妈妈健康

中药副作用小，很多孕妈妈则认为孕期吃中成药，不会影响胎儿。但事实上,是药三分毒,中成药也有很多种。部分也不适合孕妈妈使用。

孕妇应忌用的中成药牛黄解毒丸、大活络丹、至宝丹、六神丸、小活络丹、跌打丸、舒筋活络丹、苏合香丸、牛黄清心丸、紫血丹、黑锡丹、开胸顺气丸、复方当归注射液、风湿跌打酒、十滴水、小金丹、玉真散、失笑散等。这些中成药对孕妇均有明显伤害,必须禁用。

爱心TIPS

孕妈妈在妊娠3个月至生产前,尽量少用或不用药物,必须使用时,尽量选择经临床长期应用而安全的药物,尽量少用"新药",以免影响胎儿的生长发育。

可能导致胎儿畸形的药物有哪些

(1)抗癌药物。抗癌药虽有致畸作用,必要时仍需应用。在早孕时应避免应用氨甲蝶呤之类的叶酸拮抗剂,并尽量避免联合用药。

(2)激素类。妊娠12周内应用类固醇类激素,如雌激素,可使生殖器官发育不正常,女孩长大后可以发生阴道腺癌和阴道透明细胞癌。男胎可以发生副睾囊肿,睾丸或阴茎发育不全。天然黄体酮注射剂用以安胎是安全的,但近年来有口服黄体酮问世,要严格区分两类黄体酮的作用,避免使用口服孕激素保胎,否则,会使女性胎儿男性化。

(3)抗糖尿病药。口服抗糖尿病药,甲磺丁脲和氯磺丙脲可能引起死胎、新生儿死亡或多发性畸形和兔唇,如妊娠糖尿病严重应选用胰岛素。

(4)抗疟药奎宁。可引起新生儿先天性耳聋、视力缺陷,还可导致脑积水、心脏畸形、马蹄肾及血小板减少。阿的平无明显致畸作用。

(5)抗癫痫药物。海因及苯妥英钠可导致"胎儿海因综合征",此征表现为多系统畸形,包括颅骨及面部畸形(如小头畸形、鼻梁儿宽而塌陷、脸下垂等),指趾骨发育不良,智能缺陷及宫内生长迟缓等。

(6)抗凝血药。抗凝血药可能用于治疗血栓性疾病及心瓣膜置换术后的患者。常用的药物有苄丙酮,香豆素和肝素,香豆素又名华法林,15%~25%可引起华法林综合征,有明显的致畸作用,表现为面部器官发育异常、鼻骨发育不全,指或趾骨发育不全等。妊中期用此药可引致胎儿发育迟缓、视神经萎缩、小头畸形、大脑不发育。晚期用药可致围产儿出血。

(7)镇静催眠药。服用巴比妥药物是否致畸有争论,有人认为不致畸,有人发现畸形的发病率高，表现为无脑儿、先天性心脏病、严重四肢畸形、唇颚裂、指趾畸形、尿道下裂等。还有的婴儿眼睛的晶体改变。妊早期服用安定和利眠宁也有致畸的报道。

爱心TIPS

在上述药品中，肝素因分子量大，不通过胎盘，所以没有致畸作用。但是孕妈妈应注意的是，如果孕期疾病需要使用肝素，必须采用注射的方法，其他方法不可。

孕妈妈的用药指南

对于女性来说，人生中最幸福的两个时刻，一个是婚礼，另一个就是从怀孕到宝宝出生的日子。其中怀孕因为持续时间长，禁忌繁多而更受女性重视。

现代女性，尤其是职业女性即使怀孕期间也要坚持工作，每日接触大量的陌生事务，极有可能染上细菌，从而生病。但是由于孕期安全用药知识的缺乏，很多准妈妈都不敢吃药，甚至拒绝服用一切药物。有的准妈妈甚至在医生开了处方之后，还将信将疑，不去取药，自己“硬挺”，以致贻误病情，殃及母子。还有一些孕妇在尚未知道自己怀孕前服用了一些药物，怕对胎儿有影响，就轻率地做了人流，以致造成终生不孕，后悔莫及；即使继续妊娠，亦忧心忡忡，终日焦虑不安。这多数是由于孕期安全用药知识缺乏，造成的后果。

事实上，孕期用药远没有前几年媒体上宣传的那么恐怖。的确，有些药物对胚胎或胎儿可能产生流产、致畸或生长发育迟缓等损害。但是并不是所有的药物都会产生严重的后果，而且在妊娠期，医生会根据妊娠的不同阶段，用药的性质、药量以及疗程长短等来综合分析，看有否终止妊娠的指征，供孕妇及家属参考。

通常在不同的妊娠时间用药，所产生的后果也不同。在卵子受精后1周内用药，受精卵尚未种植在子宫内膜，一般不受药物影响；如受精7～15内用药，受精卵已种植于子宫膜，但组织尚未分化，药物产生的影响除流产外，并不引起致畸，属安全期。故在孕前或孕早期服用了一些药物对胎儿不会有太大的影响，不必过分担心，也不必因此作人工流产。如果是受精后3～8周，即女性已经停经5～10周，是胚胎各器官分化形成时期，极易受药物等外界因素影响而导致胎儿畸形，属“致畸高度敏感期”。在此时期不必用药时坚决不用，包括一般保健品、滋补药。可用可不用的，或暂时可停药的，就不用。如必须用药，一定要在医生指导下谨慎安全用药。如继续妊娠，可在怀孕16～20周进行产前诊断，进一步了解胎儿生长发育情况及排除胎儿畸形。

另外，在孕期中患一些常见病，如感冒、腹泻、尿路感染等，可用一些常用药。按常规剂量、常用疗程及常见方法，一般对胎儿影响不大，不必讳疾忌医。如孕期感冒可用感冒退热冲剂、板蓝根冲剂、双黄连口服液或头孢拉定、头孢氨苄等；尿路感染，除多饮水外，可服用头孢类及阿莫西林等药物，并且应避免使用喹诺酮类药物，如氟哌酸、氧氟沙星、环丙沙星，否则会影响胎儿骨骼；腹泻等胃肠炎，可口服黄连素、阿莫西林、思密达、复合维生素B等。

爱心TIPS

孕妈妈必须按照医生的建议时时进行胎儿检查，以帮助医生和孕妈妈更好地了解孕妈妈自身和胎儿的健康，有利于日后宝宝的顺利出生。

第五章　孕妈妈，你身体健康吗

孕妈妈随着“宝宝长大了”的呼声，身体出现了妊娠期的各种症状。妈妈肚子中的“小房子”逐渐膨胀，妈妈的血液循环、部分器官的位置、身体调节能力都发生了变化，极易出现便秘、静脉曲张等不健康的症状。而且由于身体的一系列变化，孕妈妈的免疫力往往下降，从而患病的概率也大大增加。要怎样才能健康地分娩宝宝呢，下面就告诉你。

科学指导

孕妈妈了解身体变化，保证身体健康

怀孕了，孕妈妈除了肚子越来越大外，身体还会发生哪些变化呢？

(1)记忆力下降。研究证明，孕妈妈的记忆力会明显下降。专家称目前对这种情况发生的原因还没有任何定论。但可以肯定的是睡眠不好影响了孕妈妈的注意力，从而无法集中精神。另外，孕妈妈所面临的即将发生巨大改变的生活也占据了很大的精力。同时孕期激素，如皮质醇和催产素的增长也会对大脑功能产生一定的影响。

(2)发质改变。很多孕妈妈都发现自己的头发从没有像现在这样有韧性、有光泽，其实这应该归功于一种叫做一磷酸腺苷单核苷酸激素。专家讲：“在怀孕时，头发增长速度会加快，而且一般不再脱发。”

(3)视力。如果孕妈妈觉得视力不如从前了，这属于正常现象。在怀孕时，眼镜的形状也会发生细微的改变，戴上隐型眼镜会感觉很不舒服。但是

如果出现视线模糊、有小点或重影等情况，一定要去看医生。

(4)鼻塞。鼻塞是孕期经常会出现的变化。专家说："身体分泌的孕激素和黄体激素会随着血液流到鼻黏膜，引起鼻孔阻塞，有时甚至会流鼻血。"如果打算使用药物，一定要先咨询医生，同时要避免使用鼻腔喷雾，因为它们一般都带有添加剂，对孕妈妈不利。

(5)皮肤变化。一般情况下，孕妈妈的皮肤都会显得容光焕发，但如果突然出现一些斑点也不必大惊小怪，这是激素惹的祸。在脸颊、鼻子或前额处会出现被称为妊娠斑的黑色斑点；脸上也可能会出现如血管瘤的红色小点。在生产后，这些斑点会慢慢变浅，甚至消失。

(6)牙龈出血。怀孕时，孕妈妈可能会得一种短期的叫做孕期齿龈炎的疾病，当激素水平上升引起口腔内的血管膨胀或肿胀时，就会发生出血的情况。这种疾病在严重的时候会导致新生儿体重过轻。为避免这种情况，孕妈妈应该定期进行牙科检查，一旦发觉有感染等状况，必须马上通知医生。

(7)胸部的改变。正常情况下，孕妈妈的乳房普遍会增大1千克左右。专家说，在孕早期，乳腺开始增大，为将来的哺乳做准备，因此使乳房发胀，变得更加柔软。乳头周围皮肤的颜色也开始发暗。在停止哺乳后，乳房又会缩小。

(8)呼吸频率改变。如果孕妈妈走上一小段路就气喘吁吁，也不必太紧张。从怀孕第二阶段起，激素使呼吸道毛细血管扩张，同时令肺部肌肉松弛，为呼吸增加了困难。另外，不断增长的子宫也开始压迫胸部，令肺部变得更加狭小。

(9)指甲。指甲在孕期的9个月里，不但增长速度加快，也坚韧得多，不过也有些孕妈妈说她们的指甲变得易断了。

(10)妊娠纹。随着腹部皮肤的扩张，皮肤下的胶原质开始撕裂，在腹部、胸部、臀部和大腿都留下妊娠纹。大概50%的女性都会有妊娠纹，它的出现取决于遗传和营养等因素，而体重的增加数量在某种程度上也起着一定的作用。

(11)黑线。过剩的黑色素不但能影响到你的脸，同样也可以影响身体皮肤。大多数的孕妈妈在腹部正中央以下会出现一条深褐色的线，通常被称为黑线。在生产后，一般都会消退。

(12)背痛。孕妈妈身体形态的改变往往会导致背痛。随着体重的增加，孕妈妈的重力中心开始转移，身体经常前倾，使后背承受更多的压力。

(13)小便。在孕期，孕妈妈的肾会为孕妈妈排出体内增加的过多的水分，它的工作压力增加了不少。在孕后期，随着子宫的增大，它对膀胱的压力也在增大。为减少去卫生间的次数，可以试试在小便时，让身体前倾，尽量排空膀胱。

(14)出现痔疮。痔疮是怀孕最恼人的负面影响之一。它一般随着腹部对骨盆的压力增加而发生。

(15)可能会出现静脉曲张。静脉曲张（你会看到腿上有一根蓝色的血管）或微血管增生扩张（可以看到的交织成网状的红血管）在孕期经常会出现的原因是体重的增加影响了四肢的血液循环，血液回流使部分血管扩张、肿胀。

(16)脚变大。孕妈妈体内增加的水分经常会集中在脚踝和双脚上，使它们肿胀。耻骨松弛激素的分泌同时会令脚部关节松弛。事实上，大多数孕妈妈都发现，在生产后，她们的脚普遍都变大了，甚至要穿大一码的鞋。

孕妈妈了解了自己的身体变化后，能更好地保养自己的身体，使身体更加健康。

一点通

孕妈妈疼痛从何而来

怀孕会使孕妈妈的身体发生很大的变化，有时还出现腰酸腿痛、全身痛的现象。不过孕妈妈也不必着急，先要了解“疼”是哪里来的？

(1)全身酸疼。孕妈妈由于子宫逐渐扩大，腹部膨胀隆起，身体重心前移，为了维持身体前后平衡，各有关的肌肉、韧带势必加重负荷及张力。因此，肌肉的动作则由自然性转变为有意识性，经常处于这种张力状态下，有的孕妈妈很容易感到疲乏，从而产生肌肉酸痛。因此妇女在怀孕期，应尽量少做或不做重体力劳动。

(2)手部疼痛。有的孕妈妈会出现拇指、食指、中指指端感觉异常或手指疼痛，疼痛又以夜间为甚，有时还会向肘、肩部放射，可单侧，也可双侧发生。这些症状在医学上称腕管综合征，主要是因为妊娠期生理性水潴留，引起手腕腕管局部水肿并压迫神经所致，一般在妊娠晚期症状开始减轻、分娩后多可自愈。

(3)腰部疼痛。孕妈妈腰部疼痛多发生在妊娠末期三个月,主要由两种疾病引起,一为骨盆疼痛综合征,二为致密性骶髂关节炎。前者孕妈妈会感到钝痛,疼痛感由骨盆部位向大腿、腹股沟、子宫等部位放射。患者自感胎儿已十分靠近盆腔下部,分娩好似迫在眉睫,但并非临产时连续宫缩引起的规律性阵痛,究其原因,多数学者认为是由于妊娠期盆腔脏器所在位置的改变以及与局部代谢障碍所致。后者孕妈妈感到腰骶部疼痛,有时可向下放射至两侧臀部和大腿。其原因主要是由于内分泌作用,肌腱韧带松弛,使骶髂关节松动,失去稳定。

(4)臀部及小腿痛。有的孕妈妈在妊娠期会感到臀部、小腿外侧疼痛,有时可牵涉下背部,其疼痛通常呈渐进发展,这就是坐骨神经痛。它的主要原因是,妊娠期间受卵巢松弛激素的影响,使腰椎附近韧带较正常松弛,另外由于脊椎过度前凸,使椎间盘受到异常挤压。在以上两因素的作用下,椎间盘挤压神经根而致坐骨神经疼痛。

孕妈妈了解了疼痛的来源,就可以对症根治或采取其他办法解除或缓解疼痛,使自己的身体更加健康。

爱心TIPS

如果孕妈妈出现了手部疼痛,平时就要注意减少使用电脑的时间,如果无法改变,可买一个腕托安在电脑键盘上(这样可以减轻对腕神经的压迫)。当感觉手指上有针扎般的疼痛时,轻轻按摩手指5分钟。上肢疼痛、麻木和无力多在夜间发病,因此,睡觉时最好在手和手腕下垫一个枕头。

孕妈妈孕初期正视腹痛

许多孕妈妈在怀孕初期都有下腹隐隐作痛的感觉。这时期的下腹痛,绝大部分都可归因于子宫因怀孕而变大,其韧带受拉扯所致。此外,怀孕时器官脏器相对位置改变与受压迫,也会造成下腹隐隐作痛,甚至抽痛。

怀孕后,下腹疼痛是常见的,但也有一些异常的,如果不能区分这些多样性,怀孕后膨胀的子宫会阻碍腹部肿瘤的发现,使得怀孕时期的病症腹痛与怀孕引起的腹部不适难以区别。所以,孕妈妈要正确对待腹痛。一般来讲孕期腹痛有以下几种可能性。

(1)宫外孕。宫外孕指的是胚胎着床发育的地方不是在子宫内,而在子宫以外的地方，如输卵管、卵巢、腹腔等。这种胚胎除了因发育位置不对而无法健康成长之外，也会引起母体的病变及伤害，需要积极加以处理与治疗。

（2）子宫卵巢方面的肌瘤。孕早期的腹痛，也有可能是子宫肌瘤或卵巢肿瘤引起的。特别是子宫肌瘤在怀孕期，更容易长大。有可能对怀孕的影响包括肌瘤变性坏死、肌瘤扭转及直接干扰胎儿发育或阻碍生产等。这种疼痛通常来得突然，且痛点固定不动，属于局部疼痛。由于怀孕期间子宫血流充沛，子宫肌瘤切除在此时期并不妥当，对于肌瘤变性坏死所导致的疼痛，怀孕期间只能以止痛药的支持疗法加以控制。

（3）急性盲肠炎。急性盲肠炎是怀孕期间常见的腹部急症，因误诊或延缓治疗，导致盲肠肿胀破裂的病例，孕妇通常较一般人高出2～3倍！受到增大子宫的影响，盲肠位置会随着怀孕周数增加而向上推挤，因此，疼痛的位置也会随之改变。初期症状包括右下腹部压痛、恶心、呕吐、腹部肌肉紧绷等，随着怀孕周数增加，急性盲肠炎的典型症状会不明显。治疗则是以手术方式切除病灶。

爱心TIPS

孕妈妈在妊娠初期，一旦出现下腹疼痛，一定要马上去医院进行相关检查，早发现、早治疗为佳。

孕妈妈下肢水肿不要怕

孕妈妈到妊娠中、晚期有时会出现下肢水肿的现象，这是由于怀孕后内分泌的改变，致使体内水钠的潴留；妊娠子宫压迫盆腔及下肢的静脉，使下肢的血液回流受阻，因而下肢静脉压力升高，以致小腿浮肿。

正常孕妈妈在妊娠晚期常有下肢水肿，开始的感觉是下午感觉鞋紧，当用手指压迫内踝部的皮肤时，会出现凹陷。如果逐渐加重，压迫前部的皮肤亦出现可回性水肿。妊娠后期体内雌激素水平不断增高，雌激素有水钠潴留的作用，使孕妈妈体内水分增加，在生理情况下，约可增加1～1.5千克，这种体液的增加在体表上是看不出来的。但是由于妊娠晚期增大的子宫充塞了骨盆腔的入口，在骨盆入口后半部有两对沟通躯干和下肢的大血管，叫做左右髂总动脉和骶总静脉，动脉的管壁比较厚，有弹性，不易受压；而静脉壁薄，弹性差，容易受压，于是骶总静脉在骨盆入口处受到子宫的压迫，致使下肢血液的回流阻力增加，体液外渗，于是下肢出现水肿，这种水肿只限于下肢，经过一夜平卧休息，下肢血液回流通顺，次晨浮肿消失。白天站立行走时间较多，到了下午和晚间水肿又重新出现。

区别下肢水肿属生理性或病理性的界限是经过夜间休息后水肿是否消失。生理性水肿不必进行治疗，但也应注意保证足够的休息，卧床时可将下肢抬高，以减少下肢血液回流的阻力，改善下肢循环。

如果在下肢出现了可回性水肿，休息到清晨也不消失，应该到医院就诊，检查水肿的原因。如果血压不高、尿蛋白阳性，可诊断为妊娠水肿，应该适当地限制食盐摄入量，以减少体内的水钠潴留。

爱心TIPS

如果孕妈妈是高龄孕妇，在妊娠期间出现下肢浮肿明显，并伴有体重增加超过正常范围，同时存在高血压，则有妊娠高血压综合征的可能，应定期到医院诊治。

孕妈妈如何处理孕期白带增多现象

孕妈妈妊娠以后，卵巢的黄体分泌大量雌、孕激素，以维持孕卵的着床和发育。12孕周以后，胎盘形成，它逐渐替代了黄体，继续合成大量雌、孕激素，因此孕妈妈体内始终保持着高雌、孕激素状态，于是雌、孕激素依赖的细胞发生明显变化，外阴组织松软、湿润，阴道上皮增厚，血管丰富，渗出液和脱落细胞增多，宫颈肥大，柔软，充血，腺体分泌旺盛。于是宫颈腺的分泌和阴道渗出液及脱落细胞混在一起，形成白带，在妊娠期不断地排出体外，使孕期感到白带增多，这是正常的生理现象。

妊娠期的正常白带增多对外阴没有刺激现象，不会引起外阴瘙痒，而且白带也没有特殊的臭味。如果发生了病变，孕妈妈会感到外阴瘙痒或者白带有味，这个时候就应到医院去进行检查治疗，有可能是发生病变。

孕期最常见的病理性白带增多是霉菌感染。这是因为孕期体内雌激素水平高，阴道上皮细胞糖原合成增多，致使阴道内原有的少量常驻菌——霉菌大量繁殖，破坏了阴道内的菌群生态平衡，酸度改变，杂菌乘虚而入，引起霉菌性或混合感染的阴道炎。孕期的滴虫性阴道炎比较少见。其次是人乳头瘤病毒感染，使外阴和阴道长出许多菜花状突起，生长在宫颈上者比较少见，可以引起外阴瘙痒和白带增多。治疗上述疾病时可能对胎儿有害，所以治疗的时间和选用的药物都要由医生慎重考虑后决定。

不论是生理性或病理性白带增多，孕妈妈都要注意阴部的清洁卫生，最好淋浴时用活水清洗，勤换洗内裤，不要穿化纤制品的紧衣裤和连裤袜，保持外阴通风、干燥，避免久坐不动或长时间骑脚踏车。

爱心TIPS

如果孕妈妈出现白带增多的现象，也不能掉以轻心。如果出现白带异常而自己找不出原因，最好去医院进行检查一下。

孕妈妈应对小腿痉挛有绝招

孕妈妈孕期中有时会出现小腿痉挛的症状，特别是到妊娠后期这一症状更为常见，小腿痉挛俗称为"腿肚转筋"，孕期小腿抽筋的原因主要是身体缺钙或下肢受寒、疲劳过度等引起。特别是妊娠后期子宫的增大，使下肢的血液循环运行不畅，也会导致"小腿抽筋"的发生。那么，孕妈妈应该如何正确应对妊娠期中的小腿痉挛症状呢?

专家认为，孕妈妈防治孕期小腿痉挛有以下四个绝招：

孕妈妈妊娠后，应注意补充钙片和维生素D、鱼肝油。可服用活性钙，容易吸收，亦可服用葡萄糖酸钙或乳酸钙。

服用对神经系统有稳定作用的维生素B，平日增加钙和维生素B_1的摄入。适当补充牛奶、大豆制品、硬果类、芝麻、虾皮、蟹、蛋类。

如果是在寒冷季节，一定要注意下肢保暖，平时也可以在睡觉前可以把脚放在温水盆内，同时热敷小腿，并扳动足部。

在小腿痉挛发作时行局部按摩，或将身体屈曲，并用力伸直两腿，使小腿屈侧的腓肠肌和比目鱼肌拉紧，痉挛即可消失。伸展肌肉。睡前伸展腓肠肌和足部肌肉可有助于在第一时间预防抽筋。伸展方法和腿抽筋时伸展腓肠肌和足部肌肉的方法相同。还可以将足前部置于楼梯踏步的第一阶，慢慢下压脚跟使脚跟位置低于阶梯位置。

爱心TIPS

如果孕妈妈妊娠后仍继续上班的话，一定要注意不要长时间站立或坐着，应每隔一小时就活动一会儿，每天到户外散步半小时左右。

孕妈妈治疗贫血有良方

贫血是妊娠孕妈妈经常会出现的症状。那么出现贫血后，孕妈妈应该怎么办呢？

(1)孕期病理性贫血发生的原因。孕妈妈出现贫血现象，有如下几个原因。铁元素摄入不足。怀孕前体内就缺铁，而铁是构成血红蛋白的主要原料。比如孕妈妈原来就偏食或者有慢性病如肠道寄生虫病、月经过多、胃病等，使铁的摄入不足或排出过多，加上怀孕后早期妊娠反应，影响了食物的摄入(指含铁食物)，加上胃液分泌不足，又影响了铁的吸收而造成铁缺乏。加上胎儿的生长发育，需铁量也大量增加，而从每日膳食中铁的吸收率仅为10% ~20%，如果膳食中铁的供给量少，孕妇又没有额外补充铁剂，很容易发生缺铁性贫血。孕妈妈缺乏维生素 B_{12}、叶酸也会出现贫血现象。

(2)孕妈妈防治贫血的方法。◎调节饮食，加强营养。每天都应吃瘦肉、鸡蛋或猪肝及新鲜蔬菜。肝脏中既含有丰富的铁，维生素 A，也有较丰富的叶酸，维生素 A 对铁的吸收及利用也有帮助。◎补充铁剂。孕中期服用硫酸亚铁 0.3 克，每日 1 ~3 次，同时可服维生素 C0.1 ~0.2 克，每日 3 次，以促进铁的吸收。服铁剂期间，不要喝茶和牛奶，以免影响铁的吸收。◎补充叶酸及维生素 C，叶酸缺乏者，可每次口服叶酸 10 ~20 毫升，每日 3 次；维生素 C 每日服用 100 ~200 微克。◎如重度贫血，特别是血容量不足时，可适当输血，以保证孕妇和胎儿的身体健康。

爱心 TIPS

如果孕妈妈经常会出现疲倦，乏力，头晕，耳鸣，食欲不振，消化不良，烦躁不安，注意力不能集中，口唇、口腔黏膜呈苍白色等情况，就该考虑可能是发生贫血了。

孕妈妈孕期应对腿部静脉曲张的方法

随着宝宝在肚子里一天天长大，孕妈妈的子宫也会渐渐变大，因此对盆腔静脉和下腔静脉(位于身体右侧，收集下肢血液的血管)造成压力，从而降低下肢血液回流的速度，加重子宫下方静脉血管的压力，造成静脉肿胀或扩张。

许多孕妈妈往往没有注意到这一点，一不小心就被静脉曲张缠上了，根据专业医师的经验，怀孕是静脉曲张非常重要的诱发因素，不可掉以轻心。那么，孕妈妈为什么是静脉曲张的危险族群呢？原来，怀孕后，体重的增加会对腿部造成压力，大量的女性荷尔蒙的分泌，使得下肢静脉的可扩张性增加。这是引起孕妇静脉曲张的主要原因。如果出现静脉曲张的状况。一定要注意治疗。如开刀手术或硬化治疗，但这些对身体有入侵性的医疗行为。如果发现有静脉曲张的前兆，最好以下面一些方法加以预防为主。

（1）弹性袜调节法。医师建议，高危险群的孕妈妈又须长时间站立的工作者，最好在白天时都能穿着。特别是国内现也可买到轻薄、柔软、舒适，又具适当压力的渐进式医疗型弹性袜。这是预防静脉曲张最有效的方法。是以去除静脉曲张而引起的不适与并发症的疗法。

（2）多运动，让血液回流。孕妈妈不能长时间保持坐的姿势，一段时间后踏踏步或动动脚趾，都可启动肌肉，促进血液回流。坐时，也可以让腿部抬高，与座位平直，多走动，促进血液循环、代谢废物的排泄。

对于已发生的静脉曲张，要尽早治疗，避免静脉膜瓣继续破坏下去，防止静脉曲张的恶化。

爱心TIPS

静脉曲张在产后多半会有所缓解，但如果下次再怀孕又会有可能再度得发，而且愈来愈明显，有可能导致中年时期静脉曲张症。如果孕妈妈出现了小腿皮肤发痒、出血性湿疹样皮炎，就建议去皮肤科就诊。

孕妈妈轻松解脱难言之“痔”

孕妈妈在怀孕期间极易患上痔疮这种难以言说的病痛。其实孕妈妈也可以采取一些简单的办法来应对痔疮的困扰，让自己康复。下面介绍一些治疗痔疮的方法。

（1）冷疗法。孕妈妈如果被痔疮所困扰，可以每天用柔软的冰袋，装几块冰，在长痔疮的部位做几次冷敷，这样有助于消除肿胀和不舒服的感觉。

（2）温水坐浴。可以在超市、药店或医疗器械商店买一个坐浴盆，每天晚上用40℃左右的温水进行坐浴，每次10～15分钟，这样可以缓解不适。

（3）注意便后卫生。每次大便后要用柔软、无香味、清洁的卫生纸彻底擦干净患处，但动作要轻柔一些。便后最好进行清洗，保持干净。

（4）进行必要的药物治疗。如果痔疮较为严重，一定要请医生推荐一种安全的外用药或含有药用成分的栓剂。但使用之前，一定要咨询孕妇能否用，有什么副作用等。多数产品可能只在短期内起到治疗作用（一星期或更短），而且经常使用还可能会引发更重的炎症。

爱心TIPS

孕妈妈在孕期不要憋大便，一旦有要大便的感觉，一定要及时解决，排便时也不要太用力。也不要在厕所蹲太长的时间，因为这会对直肠下端造成压力而出现痔疮。

孕妈妈三招应对哮喘病

曾患过哮喘病的孕妈妈在怀孕后可能会出现复发。这是因为孕妈妈在怀孕期间随着子宫增大、横隔升高，胸廓横径增大，呼气贮备量和功能残气量降低，潮气容积增加，也可增加氧耗，但由于隔肌活动度和胸壁肌群没有受到影响，这加重哮喘发作时的低氧血症；再加上怀孕后内分泌系统要发生复杂的生理变化，其中孕激素、雌激素的增加可以影响气造平滑肌的紧张度，从而引发哮喘发病。

那么，患有哮喘病的孕妈妈应该采取什么措施来防治哮喘的发作呢？

（1）做好孕期预防。患有哮喘的孕妈妈在怀孕后一定要注意自我保护，避免促发哮喘各种因素，如花粉、灰尘、煤烟味、香料、冷空气和宠物等，禁止吸烟和避免被动吸烟，避免精神紧张，防止呼吸道感染。轻、中度哮喘患者在已知怀孕或准备怀孕时，可以用吸入色甘酸钠来预防妊娠期哮喘的发作。此药无致畸作用，对孕妇也无不良影响。

（2）留心观察病情。患有哮喘的孕妈妈平时可与家人一起多留心观察病情，肚子里的胎儿，也要用适当的检查方法以观察。这样才能保证大人与宝宝的安全。对于孕妇每时都要定期用峰速仪测量最大呼气流速，一直应用到分娩前。如果孕妇出现胸闷、气急症状时，一定要复查医院治疗，避免胎儿出现缺氧的情况。同时也要对胎儿进行必要的定期监测，除观察胎心和胎动外，必要时还要进行电子胎心监测。

（3）注意加强药物治疗。如果孕妈妈哮喘发作，有必要进行药物治疗时，要依据其病情轻重程度，要加以选择适当的药物进行治疗。

近年来国外学者经长期动物实验和临床观察。得出如果哮喘孕妇因病情需要应用口服强的松、强的松龙或静滴氢化可的松等药物，对孕妇和胎儿来说是相对安全的。但有些药如地塞米松则不宜使用。此外还有非糖皮质激素依赖的妊娠哮喘，则应尽量少用或不用糖皮质激素。哮喘发作对孕妇和胎儿影响的程度关键取决于能否有效地控制哮喘发作。目前常用的控制哮喘的药物大多数对孕妇和胎儿没有明显的副作用。

如果孕妈妈做到以上三点，那么怀孕期间就是安全的，小宝宝也会健康平安地出生。

爱心TIPS

轻度的哮喘发作对胎儿的影响也不大，如果孕妈妈哮喘较长时期没有得到控制，会引发孕先兆子痫、妊娠高血压、妊娠毒血症、剧吐、阴道出血和难产等症。

患有心脏病的孕妈妈怎样保健康

如果孕妈妈患有心脏病，这对孕妈妈和胎宝宝的危险性很大。此病最大的危险性就在于孕妈妈可能会出现心力衰竭而使心脏无法正常地工作，对母体及胎儿会造成严重伤害。

在心脏病孕妈妈中，风湿性心脏病及先天性心脏病较为常见，其中又以二尖瓣狭窄最多。育龄女性无论患有哪一种心脏病，在决定怀孕或者发现已怀孕时，都应立即到医院找产科医生和内科医生进行检查，以确定心脏功能情况，分析是否能够经受妊娠和分娩所增加的心脏负担。

既使医生确定女性可以承受妊娠和分娩，但在怀孕后仍要特别注意以下几点。

(1)孕期要注意充分休息。在家休养期间每天至少有 10 个小时的休息时间，中午最少也要休息半个小时以上。心脏功能欠佳者，一般日常工作后会引起不适时，应酌量延长休息时间。

(2)小心贫血。有心脏病的孕妈妈一定要注意避免贫血，一旦出现贫血要及时进行治疗。因心脏病孕妈妈有了贫血，更会加重心脏的负担，造成恶性循环，易发生心力衰竭。

(3)防止出现感染。有心脏病的孕妇最担心的是出现任何感染，如牙龈化脓、上呼吸道感染等，一旦出这样感染性疾病，要尽早治疗，以减少细菌性心内膜炎的发生概率。

爱心TIPS

如果孕妈妈患有心脏病必须要做瓣膜切开术时，最好做完手术修养好后，再计划受孕，如果已经怀孕，再打算动心脏手术，就要应先行人工终止妊娠，再动手术为佳。

孕妈妈对待"甜蜜妊娠反应"的方法

妊娠反应是指妊娠早期多数孕妈妈出现择食、食欲不振、轻度恶心呕吐、头晕、倦怠等症状，是胎儿向妈妈发送的最初的信号。发生妊娠反应时，孕妈妈会明显感到恶心并呕吐，从而真切感受到体内新生命的孕育。一般妊娠反应从闭经6周开始，8～10周期间最为严重，12周前后自然消失。但根据孕妈妈的个体差异，严重的到妊娠20周还会出现妊娠反应。也有少数孕妈妈反应严重，恶心呕吐频繁剧烈，不能进食，影响工作生活，甚至威胁生命者，称妊娠剧吐。

妊娠剧吐呈持续性呕吐，甚至不能进食、进水，除呕吐出食物外，还有黏液性泡沫，也可能有胆汁或血性物。由于呕吐频繁，孕妈妈处于失水状态。如果病情继续恶化，将发生抽搐、昏迷、黄疸等严重症状，甚至造成死亡。一旦发病，需到医院及时就诊。

普通的妊娠反应则不需要任何特殊处理，孕妈妈可以根据此时的饮食习惯，调整饮食即可。同时可以采取以下几招进行自我调节。

解除紧张、焦虑，注意休息，保证足够的睡眠时间。

注意情志调节，可通过听音乐、散步、与家人聊天等放松和转移孕妇的注意力。

饮食应遵从少食多餐的原则，想吃就吃，爱吃什么就吃什么，不必考虑食物营养价值。

要注意多补充水分。

避免刺激性气味和过于油腻的食物。

随孕妈妈的需求而便，不必硬性规定，可经常变换花样促进食欲。

可以准备食醋少许，呕吐时饮。另外，也可将大米炒黄，拌生姜汁晒干，每次取数粒嚼服或甘蔗汁1杯，鲜姜汁1汤匙，调匀加热温服均缓解呕吐症状。

注意防寒保暖，预防外感，保持大便通畅，避免噪音和各种不良刺激以防加重呕吐。

爱心TIPS

孕妈妈出现妊娠反应时，准爸爸不要把问题都丢给妻子独自解决，应该为妊娠反应严重的孕妈妈安排特别的家庭节目。同时，平时的傍晚时分或周末，丈夫要陪同妻子进行愉快的散步，从而保证胎儿呼吸到新鲜空气，帮助妻子愉快度过这段“敏感时期”。

孕妈妈合理吃工作餐促健康

在当代越来越多的孕妈妈在孕期坚持上班，在上班期间孕妈妈最应注意的问题就是饮食营养问题了。怀孕期间本应注意营养，但由于工作地点离家比较远，更多的孕妈妈都采取吃工作餐的方法，这就给孕妈妈带来了饮食烦恼:工作餐通常难有想吃就吃的条件;另外孕妈妈也担心工作餐缺少营养。

孕妈妈营养饮食讲究五谷杂粮、平衡膳食，但是，对待工作餐却要挑三拣四，避免吃到那些对孕期不利的食物。此时，孕妈妈最应遵守的守则就是挑三拣四，并适当降低口味要求。具体应该做到以下几点。

(1)慎吃油炸食物。工作餐中的油炸类食物，在制作过程中使用的食用油难免不是回锅油。这种反复沸腾过的油中有很多有害物质，孕妈妈最好不要食用。

(2)拒绝吃太咸食物。由于工作餐是大锅饭，有时候难免口味过重，孕妈妈不应宽容大度，以为吃一次两次没事。因为太咸的食物，是造成孕妈妈水肿的最大元凶。如果体内贮存了太多的钠，会引起孕妈妈血压上升或双足浮肿，造成日后分娩不利。另外，其他辛辣、调味重的食物也应该明智地拒绝。

(3)饭前水果必不可少。因为工作餐营养不均衡，孕妈妈最好在午饭前30分钟吃个水果，以补充维生素缺乏。如果工作餐不能供应，孕妈妈可以在早上出门前清洗一颗水果，用保鲜膜包裹，待午饭前吃。

(4)饭后饮料要慎重。对孕妈妈来说，最健康的饮料包括矿泉水和纯果汁，而孕前常饮用的咖啡或酒精类饮料则对孕期不利。

爱心TIPS

有些上班族孕妈妈在即将临盆前才请产假，然而大龄上班族孕妈妈自妊娠32周以后就不宜再工作。因为此时的上班族孕妈妈的心脏、肺脏及其他重要器官必须更辛苦地工作，且对脊柱、关节和肌肉形成沉重的负担。此时，应尽可能让身体休息。

孕妈妈消除妊娠反应不能用药

孕妈妈大多都希望能减轻妊娠反应，有的甚至用药物遏制妊娠反应，如用维生素 B_6、胃复安等药物。殊不知这两种药物对孕妈妈以及胎儿都有影响。

(1)维生素 B_6。现在较为流行的消除妊娠反应的方法是服用维生素 B_6。这不仅是某些"过来人"的经验之谈，也是某些医院为孕妈妈开的药方。实际上，孕妈妈服用维生素 B_6 过量或时间过久，会使胎儿对维生素 B_6 产生依赖性，出现医学上称之为"维生素 B_6 依赖症"，等到胎儿出世后，维生素 B_6 的供给来源不如在母体时那样充分了，这时胎儿便会因缺乏维生素 B_6 的供给而容易兴奋，哭闹不安，易受惊吓，反复惊厥。有这种症状的小孩，在1～6个月时会出现体重不增的情况。如不及时治疗，则可能致使幼儿智力低下。由此可见，消除妊娠反应是不宜服用维生素 B_6 的。

(2)胃复安。胃复安又叫灭吐灵，止吐效果明显，但在妊娠呕吐时，不应使用灭吐灵治疗。原因有两方面，一方面是因为灭吐灵作用于平滑肌，能加强平滑肌的收缩，促进平滑肌蠕动从而治疗胃肠功能失调引起的呕吐，而子宫的肌肉也属于平滑肌，也就是说，灭吐灵能同时引起子宫收缩。所以，在早期妊娠呕吐时服用灭吐灵，容易诱发流产。另一方面，虽然灭吐灵毒性低，毒副作用少，但药理实验证实，该药能通过胎盘屏障，进入胎儿血液。而动物实验表明，灭吐灵有致畸的可能。因此，对于准妈妈呕吐不可用灭吐灵治疗，最好采用饮食方法治疗。

孕妈妈消除妊娠反应不能用药，这样会伤害到胎儿。孕妈妈在孕期注意保持心情愉快，最好用饮食来调节妊娠反应，而不能采用药物疗法。

爱心TIPS

孕妈妈在孕期时一定要注意用药安全，稍不注意就有可能伤害到胎儿。如若用药，一定要听从医生的指导。

为孕妈妈治流行感冒支招

流感病毒是冬季最常见的病毒，每个人几乎都会经历一次流行性感冒的洗劫。孕妈妈免疫力较差，更容易受到流行感冒病毒的侵扰，较未怀孕时更容易患感冒。流行性感冒通常起病比较急，症状有畏寒、发热，有时甚至高烧达40℃，头痛、全身不适、腰酸背痛等，还可有咳嗽、胸痛、吐脓性痰、痰中带血或呼吸困难等。

由于流行性感冒是由流感病毒引起的，所以很多孕妈妈担心病毒会通过胎盘对胎儿产生影响，但是使用药物，又担心会使胎儿产生畸形，一时手足无措，不知该如何是好。

其实流感病毒本身并不通过胎盘，所以对胎儿没有直接危害。但如果流感严重，出现高热超过半天者，可能影响胎儿的正常发育，因此妊娠3个月以内的孕妈妈如患流感伴高热者，最好进行人工流产。如果症状不甚严重，没有高热，可继续妊娠。那么孕妈妈患感冒后到底该怎么办呢？医生为孕妈妈支招。

感冒症状比较轻的，可不必用药，或选用克感敏、维生素等。也可选用感冒冲剂等中成药。

如出现高热、剧咳等，应去医院诊治。自己可采用物理降温方法，用湿毛巾冷敷，或用40%酒精擦两侧颈部及腋窝大动脉经过处。退热也可用柴胡注射液。

如合并细菌感染，可加用对胎儿无不良影响的抗生素进行治疗。

此外，孕妈妈还应注意休息，多饮开水，如高热持续时间较长，病愈后可到医院做产前诊断，以了解对胎儿有无不利影响。

爱心TIPS

如果孕妈妈患了普通的伤风，病情相对流行性感冒较轻，一般无体温升高，即使发热，症状也不显著，一般在38℃左右，孕妈妈可以不必吃药，热度会在3～4天内退去，不会对胎儿产生影响。但最好也去医院检查一下。

孕妈妈春季防病有办法

春季百花争艳，阳光明媚，然而这种天气对孕妈妈来说却很危险。因为春天很多疾病病毒都会因天暖而活动频繁，孕妈妈稍不注意，感染了病毒很易造成胎儿流产、早产或畸形，而且在孕后前3个月感染最为危险。因此，专家建议，可用下面的方法来防病。

（1）提前注射流感疫苗。因为注射流感疫苗一段时间后，疫苗的作用在被注射者的体内能发挥最大效力。同时，被注射者的体质也调整到稳定状态。因此，注射疫苗后2～3个月再受孕，无论对母亲还是对未来的宝宝都是最安全的。

（2）要及时收听气象预报。根据季节特点和天气变化，采取应对措施。特别要重视防风御寒，适时增减衣服。这个时节不仅阴晴不定，而且多风，中医认为“风为百病之长”。因此，要根据天气变化，适时增减衣服，防风御寒。

（3）加强饮食调理。这个时节的饮食应重在健脾壮阳，可适当增加营养。蛋白质中的氨基酸对振奋人的精神起着重要的作用，B族维生素对维持神经、消化、肌肉、循环系统的正常功能有着重要的生理作用，钙和镁能影响肌肉收缩和神经细胞的转换，有利于缓解精神的紧张。所以应适当增加含此类营养物质的食物的摄入量，主要有瘦猪肉、动物内脏、鱼类、鸡蛋、牛奶、豆类及其制品、海藻、杂粮，蔬菜中的西红柿、胡萝卜、菠菜、青菜、椰花菜，水果等。

（4）注意环境卫生。暮春时节气温日渐升高，各种病原性微生物容易滋生繁殖。为减少致病因子，应大力改善生活和工作环境。室内外要经常打扫，保持环境的清洁整齐。还可通过养殖花草等方式来绿化、美化、净化室内外环境，调节小气候。要常开门窗，使空气对流，保持室内空气新鲜，光照充足。

(5)生活有规律。按时作息，保证足够的睡眠，不整日连续工作，更不要经常加班加点，中午小憩片刻。工作中宜暂时放松，休息一会儿，喝杯茶，以舒心畅怀，怡性乐神。

(6)加强体育锻炼以增强体质。这个时节春光明媚，环境温度适宜，是进行体育锻炼的大好时机。要多多沐浴阳光，进行一些户外活动，以运动肢体关节，促进机体新陈代谢。可适当早起，选择一些既能利于人体气血通畅，郁滞疏散，又可怡情养性，增强体质的简单易行运动项目，如散步、慢跑、郊游、踏青、登高等。

爱心TIPS

孕妈妈还要保持积极乐观的心态。积极投身群体活动，广见博闻，也可多参加一些具有修身养性作用的健康娱乐项目，以驱散心头的烦闷，舒缓工作或生活上的压力，振奋精神，焕发激情。

孕妈妈瘙痒要科学用药

孕妈妈到妊娠中后期以后多会发生皮肤瘙痒的现象，轻者只是皮肤稍有瘙痒，重者则瘙痒难忍，坐立不安，夜不能寐，痛苦不堪。有的孕妈妈甚至发展到直到抓破皮肤方能暂时止痒的地步。这种皮肤瘙痒的症状一般要持续到分娩后才能减轻直至消失。如果孕妈妈发生瘙痒后，应采取什么方法来缓解症状呢?

放松心情，避免烦躁和焦虑不安。因为精神紧张、情绪激动，会加重瘙痒，所以孕妇首先要减轻精神负担。

当瘙痒发生后，一定要避免搔抓止痒。因为不断搔抓后，皮肤往往发红而出现抓痕，使表皮脱落出现血痂，日久会导致皮肤增厚、色素加深，继而加重瘙痒，甚至还能引起化脓性感染。

注意个人卫生，勤换洗衣物，并要穿纯棉的衣物，避免化纤织物与皮肤发生摩擦。

洗澡时切忌用温度过高的水或使用碱性肥皂使劲擦洗，因为这样会加重瘙痒。

在饮食上，注意防止刺激性食物的刺激，如少吃辣椒、生姜、生蒜等刺激性的食物。另外，最好要控制海鲜的摄入量，因为海鲜能加重皮肤瘙痒。

孕妈妈也可在医生指导下用药治疗。通常局部瘙痒可外涂薄荷酚、樟脑霜、樟酚酊、樟脑扑粉，必要时可短期选用副作用小的激素药膏，如艾洛松等。全身瘙痒可短期适当服用镇静剂或脱敏剂，如口服扑尔敏片，每日3次，每次4毫克；或者服用舒乐安定片，每日2～3次，每次1毫克等，可同时口服B族维生素和维生素C。另外，也可口服或静脉注射葡萄糖酸钙。

爱心TIPS

孕妇切忌患上“恐药症”。“药物对胎儿有影响”已使很多孕妈妈患有严重的“恐药症”。不可否认，由于胎盘屏障作用是有限的，某些药物对妊娠期胎儿特别是早期妊娠者确有危害，但经医生同意适当应用经选择的药物并非那么可怕。相反，如果让感染任其发展，病原体侵犯胎盘，祸及胎儿以及母体感染时，对胎儿的影响可能更为严重。

孕妈妈治疗便秘有绝招

孕妈妈由于怀孕以后，胃酸减少，胃肠道平滑肌张力降低，蠕动减弱，同时由于腹壁肌肉张力减弱，大肠对水分的吸收增加，消化物易发生凝结，从而导致便秘。大多数孕妈妈都曾经患过便秘。孕妈妈患便秘以后应该如何应对呢？

每天早上或者临睡前喝一大杯蜂蜜水。因为蜂蜜中包含优质糖分、维生素以及矿物质等，可消除人体内的垃圾，使人体恢复原来的新陈代谢功能，从而改善便秘与平衡血糖。

多吃蔬菜、新鲜水果等含纤维素多的食物，如无花果、梅脯等。

在医生指导下，适当服用有温和通便作用的药物，如果导片、麻仁滋脾丸等。

如果便秘严重，可选用开塞露或甘油栓，但必须由医生指导进行。严禁使用泻药，特别是在妊娠后期，以防流产、早产。

为了预防便秘，孕妈妈在日常生活中要注意以下几点。

食物不可过精，注意进食含纤维素多的粗粮、蔬果。

养成定时大便的习惯，每天一次。

每天早晨起床后，空腹饮一杯温开水，有刺激肠蠕动的作用。

另外，也可以通过食用芝麻蜂蜜茶来预防、缓解便秘症状。具体做法是：准备黑芝麻研末150克、核桃红研泥500克、蜂蜜500克、小麻油60克；先将芝麻、核桃红入钵，加开水500毫升，以文火煮30分钟后，加入蜂蜜、麻油，再煮10分钟即成，装入干净容器备用。早晚各1汤匙，用温开水冲服，早晨宜空腹服用。

爱心TIPS

孕妈妈便秘以功能性便秘为主。功能性便秘多由排便动力缺乏、结肠痉挛、进食太少、水分缺乏、食物缺少纤维素、直肠排便反射迟钝或消失、无定时解大便的习惯等原因造成。因此，孕妈妈便秘可以通过饮食来调节。

影响孕妈妈健康的药物

如果孕妈妈在孕期服用了下面的药物，可能会影响自己和胎儿的健康。

（1）解热镇痛药。孕妈妈每日服用一般剂量的阿司匹林，连续服用，可使婴儿平均体重下降，而孕妈妈产生溶血而致死产，并可引起胎儿在宫内动脉导管闭锁。早产分娩前7天服用阿司匹林和扑热息痛，早产婴颅内出血率高于不服药者。但近年来提倡孕妈妈中期每日服用小剂量阿司匹林50～80毫克，预防妊高症。

（2）降压药。利血平易通过胎盘进入胎儿组织，特别是在分娩前两天应用，可使新生儿发生鼻塞、分泌物多及嗜睡1～5天，严重可发生紫绀，甚至死亡。

（3）利尿药。噻嗪类，如双氢克尿塞等中效利尿药，孕期避免常规应用，可降低胎盘灌流量，导致母体电解质紊乱。

（4）抗结核药。异烟肼（雷米封），有报告，可致婴儿神经系统功能的紊乱。一般认为尚安全。

（5）抗生素。新霉素、卡那霉素、庆大霉素和链霉素同属氨基苷类抗生素，对听神经有损害。链霉素对神经有毒性作用。孕期注射链霉素，对胎儿和成年人均可引起耳聋和肾脏中毒。四环素可致畸及牙釉发育不全，牙齿呈棕黄色；氯霉素对胎儿和新生儿产生毒性反应，体内氯霉素达到高浓度，可使新生儿出现“灰色综合征”，其特点是全身呈灰色，伴有心血管衰竭。在孕期特别是孕晚期禁用氯霉素；红霉素可致肝损害；青霉素与头孢菌素类（先锋霉素）对胎儿和婴儿无明显副作用，为孕期首选用药。磺胺类、硝基呋喃类及痢特灵，可以引起新生儿溶血及高胆红素血症。

爱心TIPS

孕妈妈也不能吃一些营养药，要知道，有些营养药大剂量服用亦有害。如维生素A大剂量服用可引起胎儿肾和中枢神经系统异常。

孕妈妈合理用药有原则

其实，孕妈妈也不用谈药色变，根据下面的原则来用药，对母体和胎儿都有益。

原则一：非必须用的药物不用，但孕妈妈需要补充铁、钙、维生素等营养素，这类的营养补剂应该用。

原则二：当妊娠出现并发症或综合征需要药物治疗时，应用药，并尽量选择效果好且对胎儿无毒的药品。

原则三：孕期产生不适看医生时，一定要告诉医生怀孕的时间，以便医生恰当选用药物。

原则四：孕妈妈要遵医嘱服药，并掌握好用药剂量和时间，这点很重要。

原则五：医生给孕妈妈开药应慎重，用药指征必须明确，用药剂量要考虑母胎的安全，在胎儿器官发生的孕早期用药更应慎重。

除此之外，孕妈妈要注意孕晚期以及刚刚分娩后的用药，因为孕晚期用药以及刚刚分娩后用药，药物会通过特殊方式存于胎儿或婴儿体内。如孕晚期用药后，药物通过胎盘在胎儿的体内积存下来，待药物还没有通过母亲代谢排出体外时，婴儿出生了。于是存在于胎儿体内的药物，要靠自己代谢，但婴儿组织器官功能尚未发育完全，很容易导致孩子器官性严重疾病，孕妈妈要格外注意。

另外，如果分娩后用药，药物作用会通过乳汁的方式传递给婴儿，对婴儿发展也会产生不良影响，妈妈们要慎重。

爱心TIPS

临产前24小时内不能给孕妈妈服用安定，因为这会导致安定在新生儿脑内蓄积，可使新生儿分娩后即发生抑郁症。

孕妈妈药补威胁健康

怀孕后，许多孕妈妈都怕自己的营养跟不上，就采取药补的方法来增加自己的营养。其实，药补增加营养对孕妈妈的健康存在着很大的威胁，如日常生活中认为大补的桂圆、黄芪、人参、蜂王浆等滋补品，孕妈妈吃了后有可能引起先兆流产。所以孕妈妈药补要格外小心。

体质不同，药补不同 中医认为，人体阴阳调和，虚则补之，实则泄之。女子怀孕后，阴血聚以养胎，多数人有阴血偏虚的症候，而阴虚则会滋生内热，从而出现口干、口苦、大便干结、小便短赤等阴虚火旺的症状。如果这些症状不严重，过一段时间通过孕妇自身对阴阳的调节，症状会自然消失。如果症状严重，有经验的大夫会很小心地选择一些不会对孕妇和胎儿产生危害的清热凉血的药物进行治疗。

孕妈妈不宜吃人参、桂圆 中医认为，大多数孕妇体虚都是阴虚火旺的结果。因此进补应遵循清热凉血的原则，而人参、桂圆等常补食材属于甘温之物，会加剧孕妇阴虚火旺的症状，怀孕时期是不能吃的。如果给阴虚火旺的孕妇进补了温热食品，孕妇生理会陡然发生变化，内热骤升，从而迫血妄行以至于伤胎漏红，引起先兆流产。所以，孕妈妈不应听信“桂圆力大可保胎，食之将来孩子可眼大、漂亮”等说法，孕期应禁食桂圆。对人参和蜂王浆，若孕妈妈的确气血亏虚，需要使用，也必须严格按照医嘱使用。

总之，孕妈妈在孕期间，除了吃多样化食物以保证蛋白质、维生素以及铜、铁、锌等微量元素充足之外，不要乱用补药，否则，会使阴阳气血失调、脏腑功能受到干扰，出现各种不适症状，甚至造成严重后果。因此，孕妈妈进补一定要谨慎，千万不可乱用补品。

爱心TIPS

孕妈妈怀孕期间最好不要吃黄芪炖鸡。因为这虽然可起到强壮胎儿的作用，但由于黄芪具有益气、升提的作用，会扰乱妊娠后期胎儿正常下降的生理规律，从而使产程延长或导致难产。

孕妈妈进补有讲究

人们常说孕妈妈是一个人吃两个人补,因此营养一定要跟上。但是盲目进补对孕妈妈和胎儿的健康均无益。需知孕妈妈进补有讲究。

孕期进补,需根据妊娠早、中、晚三个不同阶段的生理特点进行。

(1)妊娠早期进补讲究。妊娠早期指受孕后1~3个月时期,此时胎儿正处于分化各组织器官时期,生长发育缓慢。孕妈妈此时容易出现程度不同的恶心、呕吐、厌油、厌食、偏食、择食、嗜酸等异常反应,而胎儿也属于不稳定时期,所以应以养胎为主,饮食宜清淡,易消化。早晨及饭后反应较明显者,可吃一些淀粉类食品,如烤馒头片、烤面包片、饼干等,或吃一些水果及酸乳,要尽可能适合口味。少量多餐,每餐食量以不引起呕吐为准。这一时期,原则上不讲究进补。如孕妈妈体质较差,不得不补者,必须顺应孕妈妈口味,清补为宜,吃些易消化的营养品。

(2)妊娠中期进补讲究。妊娠中期是指怀孕后4~6个月时期。此时胎儿生长发育增快,孕妈妈肠胃功能也较好,是进补的时期。孕妈妈每日应摄入的蛋白质为80~85克。另外,无机盐中的微量元素及维生素类也至关重要。在微量元素中铁、钙、磷、碘等尤其重要。铁是红细胞的重要组成部分,自妊娠中期开始,就应以胎儿生长发育所需,预先为胎儿肝脏储存部分铁,以供婴儿出生6个月之内的需要。因此,应选择进补含铁丰富的食物,如动物血、肝脏、瘦肉、红豆、黑枣、黑木耳、龙眼肉等,但仍然要注意到脾胃的消化能力和吸收功能。

(3)妊娠晚期进补讲究。妊娠晚期指怀孕后7~9个月时期,胎儿的生长发育更加迅速,此时进补更加重要,宜清补。孕妈妈可以多吃一些如牛乳、豆类制品、海鱼、海带、虾皮、鲫鱼等,含有丰富矿物质和蛋白质的食物。同时需更多进食新鲜蔬菜和水果,以补充各种维生素等。

只有丰富均衡的营养,才能保证正常、健康的宝宝,相信孕妈妈在经过了饮食上的调节后,一定能获得一个健康快乐的孩子。

爱心TIPS

孕妈妈要根据自己的身体状况进补。要经常观察自己脾胃消化和吸收功能,若功能欠佳,就不宜进补。

孕妈妈可以用镇静药吗

孕妈妈怀孕后，大多会因身体发生变化而产生焦躁、烦闷的情绪。这种情绪会妨碍胎儿的正常发育，同时也会影响母体的健康。因此，有的孕妈妈就使用镇静药来帮助自己缓解紧张情绪。镇静药对于稳定孕妈妈的情绪，缓和其紧张状态及改善睡眠都有较好的效果，但是同时它对胎儿的伤害也是与其效果相对的。一般镇静药口服后，能通过胎盘进入胎儿体内，并分布至胎儿骨骼、脑等组织，引起胎儿先天性不足甚至畸形，造成终生遗憾。要解决孕妈妈服用镇静药问题，要从以下几个方面入手。

让孕妈妈尽量放松心情，缓解其如“泰山压顶”般的压力。

对妊娠过程中出现的各种情况，让孕妈妈做到心中有数。如在停经 6 周左右出现的头晕、恶心、择食、食欲不振、呕吐等早孕反应在妊娠 12 周以后自行消失，不必服药。

医生可以多劝慰上班孕妈妈。现代医学的发展，女性怀孕及分娩的健康、安全都会受到有力的保障，每位孕妈妈都会顺利、成功地走完这段历程。

家人要重视孕妈妈由怀孕而产生的情绪波动、难入睡、焦虑等症状，在心理上重视孕妈妈。另外，近几年广泛兴起的胎教实践也告诉人们，孕妈妈情绪的好坏还直接关系到腹中胎儿的健康发育，所以应该积极引导孕妈妈的情绪向宽松、快慰的心理发展。

帮助孕妈妈找出失眠、精神波动的具体原因，从而对症下“药”。例如，对怀孕有顾虑的孕妈妈，应开导她这是每位女子的神圣责任，尽管含辛茹苦 10 月，却会得到一个天真可爱的孩子。

此外，准爸爸这时候应该挺身而出，做好爱妻的安抚工作，解除孕妈妈的心理负担。准爸爸要对孕妈妈体贴入微，多陪她散步、谈心，讲些有益于孕妈妈的趣闻，这对于孕妈妈从精神桎梏中解脱出来，将有着比镇静药更有效的作用。

爱心TIPS

孕妈妈保持愉快的心情是最好的镇定药，这样既有益于孕妈妈的健康，又是对胎儿的一种良好的胎教。

钙与孕妈妈的健康

如果孕妈妈在妊娠期间缺钙，其后果是非常严重的，不仅孕妈妈的健康会受到影响，而且胎儿的发育也会因缺钙而致畸或发育不良。

缺钙的症状　如果孕妈妈经常出现“腿肚子抽筋”的情况，那就有可能是缺钙了。医学上称“腿肚子抽筋”为“腓肠肌痉挛”，而有相当一部分的孕妈妈有过“腿肚子抽筋”的经历。

孕妈妈缺钙的影响钙是构成人体最多的元素，占人体体重的2%左右。人体中99%的钙存在于骨骼、牙齿中，1%存在于血液、软组织（肌肉细胞及内脏细胞等组织），钙离子有多种生理作用，对神经、肌肉的兴奋、神经冲动传导有重要作用。妊娠期间，胎儿生长发育的所有营养物质都要从孕妈妈身上吸取，从而造成了上班族妈妈易缺钙的现状，形成了上班妈妈“腿肚子抽筋”的情况。孕妈妈缺钙会引起胎儿无法正常发育、容易导致产后大出血、妊娠期间患妊娠高血压症等危险，所以孕妈妈应重视补钙，尤其当出现小腿肚子抽搐症状后，更应积极补钙。

补钙方法补钙首先应从饮食着手，孕妈妈应进食高钙、高纤维素、高维生素、低盐、低糖、低脂肪的饮食，每日注意摄取奶类、豆类、芝麻、虾皮、海带、紫菜、银耳、蘑菇、木耳、芹菜、橘柑、苹果等食物。多食小虾、小炸鱼等含钙高的菜肴。

由于即使多食含钙多的饮食，也不足以补充孕妈妈每日所需钙量。因此孕妈妈每日还应服用含钙的制剂。选择钙制剂时应注意选择那些含钙元素量大、易吸收、口感好、无添加剂的制剂，并应连续服用，才有效果。

爱心TIPS

孕妈妈在准备怀孕时就应开始补钙，这时人体所需的钙大概在每天800毫克左右，除了从食物中摄取外，需要每天额外补充200~300毫克的钙剂。孕妈妈补钙最迟不要超过怀孕20周时，因为这个阶段是胎儿骨骼形成、发育最旺盛的时期。

孕妈妈莫对腰痛掉以轻心

在上文中我们已经介绍过孕妈妈有时会出现腰痛的情况，出现这种情况后，孕妈妈应如何应对呢？

（1）了解腰痛的原因。孕妈妈腰痛的最常见的原因是流产。先兆流产时，以腰酸为主，可伴有轻微的小腹坠痛，少量阴道流血。难免流产者，除腰酸外，小腹部阵阵坠痛，阴道流血量增多，当排出部分胚胎组织时，则为不全流产。除胎儿出问题外，孕妈妈腰痛也有可能是缺钙的表现。缺钙的孕妈妈除腰酸痛外，可伴有小腿腓肠肌痉挛的情况。此外，还有另外一种情况，即可能是脊柱骨病变所致，比如先天性隐性脊柱裂、椎间盘脱出或骨质增生等。泌尿系统畸形或泌尿系统感染时，孕妈妈可有腰痛，可伴血尿、脓尿、菌尿等。

（2）孕妈妈腰痛预防的方法。由于引起孕妈妈腰痛的大部分原因都是胎儿不保引起的，所以孕妈妈要格外注意。在日常生活中不要快速做弯腰、蹲起等动作，不要搬挪沉重物品。当仅腰酸症状明显，小腹坠痛与阴道流血症状不严重时，及时采取适当的保胎治疗，才有可能保胎成功。过度缺钙也会造成流产，出现小腹坠痛、阴道流血症状，因此，孕妈妈应大量持续地补充钙质，一方面可纠正孕妈妈缺钙，另一方面还可预防与治疗流产。由于钙元素对孕妈妈母子终身的健康状况均有着不容忽视的重要作用，平日里孕妈妈应该注意补充钙质。

如果孕妈妈是由于脊柱骨病变导致的腰痛，表现与流产或缺钙引起的腰痛完全不同。因为脊柱骨病变所致的腰痛，在未怀孕前即有腰痛的症状，妊娠后腰痛的症状常常加重。孕妈妈可以通过补充钙元素，避免服用对胎儿有害的药物的方法来缓解腰痛症状。

总之，当孕妈妈发现自己有腰痛症状时，要及时停下来休息，有可能的话，可以通过医院检查的方式，尽早查出腰痛原因，以预防或治疗疾病的发生。

爱心TIPS

孕妈妈在检查腰痛病因时，应忌用X光摄片、CT扫描、核磁共振等方法检测骨关节病变，以防影响胎儿的正常发育，或诱发小儿日后罹患白血病。

孕妈妈轻松应对泌尿系统感染

泌尿系统感染是孕期并发症怀孕后，由于激素影响致女性输尿管张力减低、蠕动减弱；增大的子宫及卵巢静脉充盈，使输尿管在骨盆边缘处受压迫产生部分梗阻及扩张，致尿液潴留。女性妊娠后泌尿系感染的病原菌以大肠杆菌为多见，大肠杆菌存在于肠道中，并能黏附在泌尿道上皮细胞上而不易被尿流冲走，在尿潴留的基础上，易致女性泌尿系统感染。

大肠杆菌通常通过会阴部感染，亦可通过淋巴系统、血行或自尿路上行感染发病。症状表现轻重不等，由最常见最轻的无症状性菌尿症而后出现膀胱炎、急性肾盂肾炎。

(1)泌尿系统感染症状。轻型尿路感染，尿液培养有细菌而无临床症状，尿常规也可正常。发展到膀胱炎，则出现尿频、尿急、尿痛甚至尿血等。发生急性肾盂肾炎则有寒战、高热、肾区疼痛及叩痛，右侧居多，亦可为双侧，可有排尿困难或血尿，并伴有恶心、呕吐，尿检有成堆白细胞及细菌，少数可并发菌血症、感染性休克及肾功能衰竭等。高热可引发早产或胎死宫内、血压增高等。

(2)孕妇泌尿系统感染治疗。一旦罹患了泌尿系统感染，即应积极治疗，以防遗留慢性泌尿系统炎症。泌尿系统感染的治疗应遵从休息、多饮水、抗生素的原则进行。

◎主要用抗炎药物及支持疗法，关键是治疗应彻底。

◎选择治疗药物时，应选择那些有效、敏感、对胎儿无毒副作用的抗生素，用药要连续，不可时用时不用，以防产生抗药性，也不可自作主张地盲目增加服药量或服药次数，以防引起药物过量中毒。

◎应注意阴部清洁干燥，每日换洗内裤，可用1/5000的高锰酸钾温热溶液会阴部坐浴，每日1～2次，可缓解膀胱刺激症状。

◎发病期间应暂禁同房，以防加重病情。

◎休息时，应以半卧位的姿势休息为宜，以利含菌尿下流。要注意多饮水。

爱心TIPS

怀孕后，虽然有多种原因可导致孕妇泌尿系统感染，但此病症也可以预防。平日里多注意卫生习惯，如每日清洁外阴，更换内裤，保持大便通畅，排便后手纸应由前向后擦，减少肠道细菌污染阴道及尿道的机会。医护人员给孕妇外阴、阴道操作或导尿时，要严格无菌操作等。

孕妈妈应该预防牙龈疾病

牙龈疾病与妊娠有关，女子在怀孕以后，体内雌激素与孕激素增多，使牙龈毛细血管扩张、弯曲、弹性减弱，血液淤滞，血管壁渗透性增加，导致牙龈发炎。以妊娠第2~3个月及分娩前最为严重。此外，孕妈妈由于饮食习惯和身体状况的改变，容易忽略口腔卫生，这也是牙龈疾病的重要诱因。

孕期发生“妊娠牙龈炎及牙周病”的致病因子，多是由于堆积在牙龈四周的牙菌斑导致的。孕期体内性激素的平衡失调，会对堆积在牙龈附近的牙菌斑产生明显的牙龈肿大等发炎反应，甚至有的会产生妊娠瘤，造成牙龈流血、牙龈疼痛，从而干扰咀嚼，甚至引起进食的困难。

牙龈炎最明显的症状就是牙龈出血，稍不注意牙龈就会出血，刷牙时尤甚。此外，还见有牙龈水肿、松软，牙龈的颜色呈深红色或紫红色。孕妇的这种牙龈炎在产后会自行好转。

牙类疾病对孕妇和胎儿的影响有研究指出，患有严重牙龈疾病的妇女更容易早产。因为引起牙龈疾病的细菌可进入血液，通过胎盘感染胎儿，引起早产，或者会使胎儿先天性心脏病、愚痴的危险性增大。此外，口腔慢性炎症还会增加孕妇心脏病和中风的罹患率，增加难产的概率。

孕妇应注意口腔卫生为预防牙类疾病在孕期内发生，对孕妇、胎儿产生不良影响。要想要宝宝的女性应该提前做到以下几点。

◎最好选择怀孕前治疗牙病，怀孕期间就不会遭受牙病之苦了。

◎如果牙龈有出血现象，可服用适当重要治疗。一般滋阴清热的中药治疗有一定疗效。

◎孕期注意补充矿物质和维生素C，多吃新鲜蔬菜与水果。

◎孕期要注意口腔卫生，掌握正确的刷牙方法，每次进食后至少要漱口，睡前刷牙，这样可减少牙龈炎的发生机会。

◎如果孕期牙龈发炎严重，孕妈妈最好挑选松软食物，并少嚼，这样可以缓解一定的疼痛感。

爱心TIPS

孕期牙科治疗一般采用简单、保守的治疗方法，而补牙、洗牙或牙科例行检查，在怀孕期间，只要身体状况允许，皆可进行。一般牙科手术，在可能的情况下，在怀孕中期施行较为理想，以避免前3个月的流产，或后3个月的早产及畸形的发生。

孕妈妈患阑尾炎的应对方法

阑尾位于盲肠上，是一块类似于蚓状突的物质，目前还不知其有何用途。当病菌侵入阑尾时，就会引起阑尾发炎。通常餐后疾步或快跑，或带菌的粪石掉入阑尾腔，可诱发阑尾炎。妊娠期阑尾炎的表现，与妊娠期限有关。

（1）妊娠早期阑尾炎症状。与非孕期症状相似，一开始心窝部，或脐周部疼痛，然后转至右下腹，同时伴有恶心、呕吐、发烧、右下腹阑尾区压痛、抬手时该部位仍有疼痛、血化验白细胞增高等症状。

（2）妊娠晚期阑尾炎症状。随着妊娠期限的延长，子宫不断长大，将原居于子宫体右侧的阑尾逐渐推向外、向上方。妊娠5个月时，阑尾被推至髂嵴水平；妊娠近足月时，阑尾可被推至肝脏下方胆囊区；至产后10天左右，阑尾始回到其原来的位置。因此，妊娠中期以后罹患阑尾炎时，其疼痛部位比未孕时偏上、偏外。

（3）阑尾炎对妊娠的影响。妊娠期，盆腔器官充血，阑尾发炎后，炎症极易扩散，易发生阑尾坏死、穿孔，阑尾穿孔后，由于大网膜被增大的子宫推开，不能到达穿孔部位包绕之，故穿孔处流出的脓液不能被包裹而局限化，进而形成弥漫性腹膜炎。因此，妊娠合并阑尾炎时，病情较重，且进展较为迅速。待阑尾炎症波及至邻近的子宫浆膜层时，刺激子宫，可引起子宫强直性收缩，从而引起流产、早产……且由于子宫强直性收缩及阑尾炎致病细菌毒素的作用，可导致胎儿宫内缺氧，甚至死亡。

（4）轻型阑尾炎治疗。轻型阑尾炎通常是指右下腹轻微疼痛，检查后白细胞轻度升高的阑尾炎症状，可采用保守治疗。

◎口服或者静点抗生素，不过要注意避免使用对胎儿有毒副作用的药物。

◎中药煎剂，以清热解毒、活血化淤、补肾养胎为主。避免使用峻下药及破血药，以防引起流产。

◎观察病情，严密注意病情变化，一旦出现高烧、腹痛加剧，随时就医，千万不可延误治疗。

(5)急重型阑尾炎。急重型阑尾炎症状不同于轻型阑尾炎，通常疼痛难忍，而且此时盲肠已经发炎、溃烂，如不及时治疗可能危及孕妇及胎儿的生命。因此，无论处于妊娠哪一阶段，一经明确诊断，均应立即行阑尾切除术。即使不能确诊，高度可疑为阑尾炎者，也应行开腹探查术。但施术时应注意以下几点。

◎阑尾切除术前、术中、术后均应使用抗生素静脉点滴。

◎阑尾切除术时，应充分用含抗生素的溶液冲洗腹腔及腹壁切口，以防治腹膜炎及腹壁切口感染。

◎术前及术后均应适当应用孕激素或中药安胎、保胎，以减少流产或早产发生的概率。

◎妊娠晚期阑尾炎，胎儿已有存活能力时，可先行剖宫取子术，待子宫缩小后，使阑尾得以暴露，便于操作，再行阑尾切除术。

◎术后取半卧位，使腹腔内炎性渗出液积于盆腔最下面，以减少膈下脓疡的形成。

◎术后尽早多翻身、坐起，下地轻轻踱步，可防止腹腔粘连。

术后如果出现腹痛、阴道流血等症状，应立即向医生汇报，以便采取积极有效的治疗。

爱心TIPS

一般孕妈妈注意清洁饮食，患阑尾炎的概率很少，但是天有不测风云，如果万一在孕期罹患阑尾炎，孕妈妈一定要遵照医嘱进行治疗，千万不能讳疾忌医。

孕妈妈易造成早产的原因

早产是指妊娠在满 28 周至不满 37 周之间终止的，胎龄不到 38 周娩出的，即早产儿。多数早产儿的体重为 1000 ~ 2500 克，身长不到 47 厘米。近年来，有些胎龄不满 28 周、体重低于 1000 克的胎儿娩出后，经过精心喂养也能存活。

(1)早产原因。目前对造成早产的原因还有待研究,但是以下几个方面已经确定为早产原因,上班孕妈妈尤其注意。

在孕妈妈本身方面合并急性或慢性疾病会造成胎儿早产。如病毒性肝炎、尿路感染、高热、心脏病、慢性肾炎、严重贫血、糖尿病等;妊娠并发症,如妊娠高血压综合征、胎盘早期剥离、前置胎盘等也可造成胎儿早产。另外,如果孕妈妈出现子宫异常,如纵隔子宫、双角子宫、子宫肌瘤、子宫颈口松弛等也是造成胎儿早产的重要原因。

在胎儿、胎盘方面胎膜早破、多胎妊娠、羊水过多、宫内感染、母儿血型不合、胎盘功能不全等都可以造成胎儿的早产。

早产处理35周是关键早产的临床表现与足月产相似,但胎膜早破的发生率较高。如孕龄不足35周出现早产征兆,未破膜者,宜卧床休息,并且应注意采取左侧卧位。医生应给予抑制宫缩、镇静的药物。如妊娠已达35周以上者,不论是否破膜,均可待其自然临产。如已破膜48小时不临产,可给予引产。

(2)早产预防。针对上述可引起早产的因素,医生提出了以下建议:

◎早产要积极预防,加强孕期检查,对可能引起早产的因素都应充分重视,并予以纠正。

◎在怀孕过程中,要注意孕期卫生与保健。

◎上班期间,避免过度劳累和重体力劳动。

◎另外,妊娠晚期严禁性生活。

爱心TIPS

由于早产儿体温调节中枢发育不成熟,皮下脂肪少,体表面积相对较大,产热不足,散热增加,导致早产儿体温易随环境温度变化而变化。适中的环境温度能使早产儿维持理想的体温,早产儿室的温度一般应保持在24~26℃,相对湿度在55%~65%,并应根据早产儿的体重、成熟度及病情,给予不同的保暖措施。

患了风疹,孕妈妈应如何处理

风疹是由风疹病毒通过空气、飞沫传播的急性传染病,是全世界公认的可引起胎儿严重畸形的病毒感染。每过几年,在全世界范围内,便发生一次风疹大流行，届时，便有许多孕妇及胎儿受害。

(1)风疹通过生殖道侵入母体。怀孕的妇女易感染风疹病毒。尤其妊娠早期，风疹病毒可经孕妇呼吸道，或泌尿生殖道侵入母体。风疹病毒是一种仅有150微米大小的小型病毒，可经女性生殖道直接侵入宫腔，也可通过血液循环，先到达胎盘，然后侵入胎体。

(2)风疹对妊娠的伤害。风疹病毒虽然体型微小，但毒力不弱，可抑制胎儿细胞核分裂，引起胎儿的遗传物质染色体畸变，从而使胎儿的组织脏器发育异常。

风疹病毒引起胎儿宫内感染后，胎儿多呈现宫内发育迟缓状态，瘦而小，且可引起神经系统、眼睛、心血管、呼吸系统、生殖泌尿系统、骨骼畸形等。

胎儿在宫内感染出现的畸形类型，取决于感染风疹病毒的时间，例如妊娠8周内感染风疹病毒者多出现心脏血管畸形、眼睛畸形，而妊娠16周后感染风疹病毒者，则常发生听力障碍与骨骼发育畸形等。部分罹患先天性风疹综合征的小儿，在初生后数年，仍可继续排出病毒，这种病儿可出现青春期智力障碍与精神异常。

(3)风疹的治疗办法。孕妇若在早孕期间(妊娠3个月以内)感染风疹，应行人工流产术。在妊娠中期、晚期感染风疹者，如欲继续妊娠至足月，应行B超等检查排除胎儿发育异常后始可保留妊娠。风疹无特殊有效治疗，一般采取对症处理，卧床休息，多饮水，以促进病毒排泄。可服清热解毒中药。

应注意孕妇不宜接种风疹疫苗，因疫苗是减毒活病毒，孕妇注射后有引起胎儿先天性风疹综合征的危险。

爱心TIPS

孕妇在妊娠时期，感染风疹的时间越早，胎儿的畸形就越重。临床统计发现，孕妇在妊娠头一个月感染风疹者，其胎儿畸形率可高达一半以上。孕妇在怀孕3个月时感染风疹者，有1/3的胎儿有畸形。

孕妈妈皮肤变化健康无害

众所周知，女性怀孕后身体内分泌会发生变化，其中最明显的外在表现就是皮肤的变化。通常大多数的女性在怀孕都会如下皮肤变化。

（1）蝴蝶斑。蝴蝶斑是指在孕妇脸上出现的黑色蝴蝶状的斑片，是一种色素沉着，对健康没有大碍。这是由于女性怀孕后内分泌变化的原因。这对于上班孕妈妈来说，无疑是一种影响心情的皮肤变化。很多孕妈妈还担心，这种皮肤斑会永远留在了脸上。

其实，事实上并非如此。蝴蝶斑并不是无法褪掉的顽固性皮肤色素沉着。只要孕期与产褥期注意摄入维生素，例如维生素C 300毫克每日3次口服；维生素E 100毫克每日2次口服；维生素$B_6$20毫克每日3次口服。若能坚持服用上述维生素，通常在产后，面上的“蝴蝶斑”会慢慢消退的。

（2）妊娠痒疹。当孕妈妈怀孕3个月时，就会出现周身皮肤瘙痒难忍，抓痕脱痂后，遗有色素沉着的现象，这就是妊娠痒疹。妊娠痒疹是妊娠期皮肤病中最常见的一种，是由于妊娠代谢产物导致机体变态反应引起的。妊娠结束后，此皮肤遗留病变自然消失，不必担心。不过，在上班期间皮肤瘙痒总是会产生尴尬，因此，上班孕妈妈可以采取以下的方法。

◎避免吃辛辣刺激性食物。少吃鱼、虾、牛肉、羊肉等易引起，或加重过敏反应的食物。

◎绝对禁忌用指甲搔抓，尤其留有长指甲的手抓后会继发皮肤感染。

◎穿棉布内衣、裤，并应勤洗勤换。

◎内服高钙素、活性钙、盖天力等钙制剂以脱敏。

◎每日口服维生素C 300毫克3次。

爱心TIPS

在孕期如果罹患了妊娠痒疹，除了在饮食上调节外，还可以选用对母子无副作用的止痒药物外用；同时也要遵照医嘱内服息斯敏、扑尔敏，必要时可服用地塞米松0.75毫克，每日3次口服，脱敏效果肯定。

孕妈妈的足部护养

孕妈妈在妊娠中后期，由于胎儿的增大而加重对腿部静脉血液回流的压迫，都会出现不同程度的浮肿与静脉曲张的现象。而上班孕妈妈由于工作环境的限制，以及需要长时间坐着工作的人来说，脚部肿胀的程度可能更严重。有些人不仅小腿，连大腿也会肿胀。这虽是正常现象，但带来的不适感也实实在在。为缓解这种情况，上班孕妈妈可以采取以下方式缓解足部浮肿的现象。

◎对那些需要长时间坐着工作的孕妈妈来说，在脚下放一个小凳子或者小箱子，就能缓解子宫增大对腿部静脉压迫带来的不适。

◎将办公室的椅子调到舒服的高度，并在腰部、背部或颈后放置舒服的靠垫，以减轻腰酸背痛、颈部酸痛的不适。还要注意坐姿，避免弯腰驼背。

◎多喝水，可在办公桌上放一个大杯子，一次装满，才不会走动太频繁，减少足跟部的压力。

◎想上厕所时要马上去，千万不要憋尿。多排水有利于新陈代谢，从而减轻身体浮肿情况。

◎长时间坐着工作后，最好要站起来走3~5分钟，或躺下休息一下，也对促进血液循环有好处。

◎那些需要长时间站立工作的女性，在久站之后要抬抬腿，最好买双孕妇专用的弹力袜，再穿上舒服的低跟鞋，以帮助血液顺畅循环，避免出现更严重的水肿和静脉曲张。

除此之外，上班的孕妈妈还要注意：即使是在办公室内进行轻轻松的工作，也不要长时间保持一个姿势，隔一段时间休息一会儿，活动一下手脚。冬季室内暖气过热，空气不好，要打开窗户经常换气。同时还应尽量减少工作上的压力，工作之余听听音乐、练习生产时的呼吸法，让自己放松；或是找亲人好友倾吐一下怀孕心情，都是解压的好方法。

爱心TIPS

孕期何时开始休产假要视具体情况而定，一般要遵从以下原则：一是如果您在职场的工作环境相对比较安静，不接触有毒有害物品，同时您的身体状况良好，您可以选择边工作边怀孕，在预产期的前一周或两周回到家中，无须早早地待在家里等待宝宝的出生；但是如果您的工作每天需要至少4小时以上行走，建议您提前一个月开始休产假，以免发生意外。

孕妈妈患上病毒性肝炎怎么办

现代职业女性对疾病以及孕期知识都有详细的了解，所以一般不会在明知自己患有病毒性肝炎的情况下怀孕。然而，孕妈妈染上病毒性肝炎的概率还是比较大的。因为怀孕以后，由于体内新陈代谢增强，肝脏负担加重，再加上工作压力等原因，感染病毒性肝炎要比孕前容易得多。一旦患病毒性肝炎，不论是对肝炎病性的控制，还是对孕妇、对胎儿的影响均很不利。

（1）病毒性肝炎的影响。孕后感染病毒性肝炎会使本来的肝炎病情更加严重，特别是在妊娠晚期患肝炎，会使肝脏合成凝血酶原和纤维蛋白原不足，以致孕妇在分娩时易发生产后大出血；还易造成流产、死胎、死产以及先天性畸形，亦可使新生儿感染上肝炎病毒或患病毒性肝炎。最可怕的是，妊娠晚期感染病毒性肝炎后，易发展成急性、亚急性黄色肝萎缩，严重威胁孕妇及胎儿的生命。

（2）孕期病毒性肝炎的治疗。由于病毒性肝炎对孕期母亲和胎儿影响极大，孕妈妈要特别重视。怀孕后要注意调理好自己身体，尽量提高免疫力；注意个人卫生，不到有可能流行病毒性肝炎的地区或人群中去。如果万一在孕期感染，也不要过分担心。其治疗与一般肝炎相同，即适当增加营养、低脂饮食、保护肝脏，不同的是对妊娠及分娩、产后的处理。

（3）孕期感染病毒性肝炎的处理。如果孕妈妈是早期合并的肝炎，为了保护孕妇的肝脏并从优生角度考虑，以做人工流产为妥。如在妊娠中、晚期合并肝炎，应积极治疗肝炎，并预防早产及妊娠高血压的发生；如各种治疗无效，病情继续发展，可考虑终止妊娠。

爱心TIPS

病毒性肝炎治疗一定要彻底，预防产后麻烦。如果治疗不彻底，孕妇在分娩时应注意预防出血、感染。可在产前选用适当的止血药预防产后大出血，争取阴道分娩，并选用对肝脏损害小的广谱抗生素预防产后感染。母亲患乙型肝炎的，出生后的婴儿可注射乙型肝炎表面抗原的免疫球蛋白。而婴儿也不宜用母乳喂养。

孕妈妈要当心晕厥

一般说来，怀孕后女性会潜意识地保护自己，所以不会出现晕厥的情况。如果上班孕妈妈晕厥了，有可能有以下原因。

（1）低血糖。低血糖通常会在孕早期出现。由于此时孕妈妈妊娠反应严重，进食较少，而工作任务繁重，就容易造成孕妈妈低血糖。低血糖最大的表现是，改变姿势，如突然站立时，可发生低血糖晕厥。晕厥时病人表现得非常难受，两眼发黑、面色苍白、出冷汗。通常让病人采取平卧法，通过喝糖水或静脉输注葡萄糖液后，症状可迅速缓解。注意：由低血糖引起的晕厥不伴有腹痛及阴道流血的症状。

(2)中毒性痢疾。如果孕妈妈感染了中毒性痢疾，很容易在工作过程中产生晕厥现象。因为孕妈妈工作、怀孕，身体比较虚弱，当痢疾杆菌在其体内产生毒素时，可导致孕妈妈晕厥。当痢疾杆菌的毒力极强时，甚至在未出现脓血便的临床症状时，即已出现晕厥的症状。

孕妈妈患中毒性痢疾后的症状是，总想排便，排完还想排，腹部出现阵阵绞痛，大便有脓血，镜检发现混有红细胞，有发烧现象。孕妇发现中毒性痢疾后，应立即医治，如不及时治疗，病人很有可能在几小时内死亡。

(3)食物中毒。孕妈妈晕厥除了低血糖、中毒性痢疾外，食物中毒也是其中一个重要原因。怀孕后，身体机能大大改变，以前能够接受的食物，此时可能身体无法接受。比如某个孕妈妈会因为吃了两只螃蟹而住院三天，而这在孕前基本是不可能发生的。

妊娠后女性比孕前容易食物中毒，是因为孕后中毒症状远比未妊娠者严重，某些食物的致病菌产生的毒素可直接引起病人晕厥，孕妈妈就是这种情况。所以孕妈妈饮食要格外注意。

爱心TIPS

孕妇血压高时，也可发生晕厥。系由于脑血管痉挛收缩，脑组织缺血所致。稳妥地降压治疗后，病人的意识会很快恢复。无论任何原因引起的孕妇晕厥均应立即就医，万万不可贻误，否则会对孕妇及胎儿产生无法挽回的影响。

妊娠高血压，不得不防

妊高征是医学上对妊娠高血压综合征的简称，是目前孕产妇继产后出血、产后感染的第三个致命原因。妊高征的起病原因尚未完全认识，一般认为除与胎儿及其附属物有关外，精神神经因素、子宫、肾脏等器官缺血缺氧、肝脏功能不好、内分泌失调等均与此病有关。

(1)妊高征症状。妊高症最明显的症状是浮肿、高血压、蛋白尿。但并不是所有的孕妈妈都会表现出所有的妊高征的三大症状，有的人会三种症状同时表现，也有的人只表现出一种。妊高征的三大症状与普通的妊娠症状并不相同。一般妊娠也会出现高血压的情况，但如果高压在140mmHg以上，低压在 90mmHg 以上，就要引起注意，可能罹患了妊高症。

另外，妊高症的蛋白尿也表现出尿液中含有大量蛋白质的情况。一般在妊娠结束后，蛋白尿情况会逐渐消失。

（2）妊高征影响。妊高征对孕妈妈和胎儿都有影响。对妈妈来讲，妊高征的危害主要是高血压的危害，并且高血压的程度及其持续时间与孕产妇的产后关系甚为密切。血压越高，持续时间越长，孕产妇的产后情况越差，甚至可以造成终身高血压症。而且也是引发孕妇肺水肿、急性肾功能衰竭、急性心力衰竭、胎盘早期剥离、脑血管意外、弥漫性血管内凝血和产后虚脱等病症的主要祸首。

对胎儿来讲，妊高征的高血压以及蛋白尿都会对胎儿产生不良影响。高血压和蛋白尿容易导致胎盘供血不足，胎盘功能减退，从而使得胎儿宫内生长迟缓，死胎、死产或新生儿死亡发生率也大大增加。如果母亲患了重症妊娠高血压综合征，早产儿的死亡率就更高了，必须提前终止妊娠。

（3）妊高征。预防由于妊高症对孕妇及胎儿的影响重大，所以应提早预防，在孕期，孕妈妈要注意以下几点。

◎做好产前检查，定期测量血压和查尿，尽早发现妊娠高血压症的征兆。

◎注意饮食，多吃营养丰富的食物。必要时限制饮水量和食盐量，注意大便通畅。

◎上班时要劳逸结合，避免劳累。

◎如果孕妈妈行动不便，准爸爸应该主动承担些家务，并应安排一些家庭活动，让孕妈妈保持良好的心情。

◎如病情加重时要住院治疗并遵医嘱尽快采取措施。

爱心TIPS

如果妊娠过程中出现头痛、眼花、失眠、全身无力、眼前冒金星、视力模糊症状，或者手、脚浮肿，尤其在早上起床时浮肿严重，或者小便次数少、小便浑浊，或妊娠晚期有胃痛、恶心、呕吐，有类似早孕反应的胃肠症状，或者体重突然增加中任何一种症状，都应立即去医院检查，请医生诊断、治疗，以免贻误病情。

肺结核孕妈妈孕期保健法

(1)肺结核对孕妈妈的影响。患肺结核程度不同，对孕妈妈以及胎儿的影响就不同。如果病情较轻，只要积极治疗，对孕妇本身、对胎儿影响不大。如果肺结核已有肺功能不全，甚至已影响到心脏而引起心肺功能不良，可使胎儿缺氧。胎儿轻度缺氧，可使胎儿发育迟缓，出生后抵抗力差，体质脆弱，有的还可能在分娩中死亡；重度缺氧，可引起流产或死胎。

(2)孕妈妈患肺结核的处理。由于严重肺结核对孕妈妈和胎儿的影响，如发现孕妇患重症或活动性肺结核，应在妊娠头3个月内做人工流产。如在妊娠中、晚期发现肺结核，不宜中止妊娠，而应采取积极措施治疗肺结核，改善心肺功能。如果孕妈妈患的是活动性肺结核，分娩后，婴儿应立即接种卡介苗，并与母亲隔离6~8周，避免感染。如母亲病情稳定，没有排菌，可考虑用母乳喂哺。

(3)孕妈妈患肺结核病的治疗。孕妈妈患肺结核也要越早治疗越好，并要遵从早期治疗、彻底治疗、加强营养、注意休息的治疗原则。抗结核药联合应用时，要充分考虑到药物对胎儿的影响，如有无致畸或其他作用，可给孕妈妈使用。

爱心TIPS

如果孕妈妈出现咳嗽、持续低烧，浑身无力、盗汗等症状，要及时去医院检查，有可能罹患肺结核。

孕妈妈小招数搞定糖尿病

许多人都认为患糖尿病的女性不能怀孕，其实这种观点是错误的。糖尿病孕妈妈如果能处理得当，也能生出健康的宝宝。

糖尿病孕妈妈应注意虽然轻微的糖尿病症状不影响妊娠，但由于妊娠后，孕妇胰岛素分的变化，糖尿病症状会意外的加重，因此糖尿病孕妈妈应注意以下内容。

◎饮食要控制。主要限制碳水化合物（糖分）的量，即限制每日主食摄入量，忌吃糖。蛋白质（瘦肉、鸡蛋、鱼、虾、黄豆、豆腐、花生米等）和脂肪（油类）基本上按原来习惯摄入。尽量多吃蔬菜，以补充维生素的摄入量，并能满足饱腹感。

◎若每日摄入的主食不足以供应热量时，即每日每千克体重供应热量不足126焦耳时，应增加蛋白质与脂肪的摄入量。争取通过饮食控制使血糖维持在110～140毫克/分升水平，且又无饥饿感。若达不到此理想要求，应采取降糖药物治疗。

◎必要时借助药物积极控制血糖在110～140毫克/分升。

◎妊娠期间不能服用D_{860}。等降糖药物，尤其孕四个月内母亲口服降糖药物可诱发胎儿发育异常，且此类药物可引起血液白细胞减少及肝功损害。

◎也可以通过注射胰岛素的方法缓解孕妈妈糖尿病症状。

选择合理的分娩方式：糖尿病母亲的胎儿，由于长期处于高血糖的高营养环境中，多为“巨大儿”，容易导致胎儿性难产。所以，糖尿病孕妈妈选择合理的分娩方式十分重要。

如果胎儿巨大，胎位不正，胎盘功能不良，或有其他产科异常，应适时选择剖宫产术。剖宫产术时，可选用局麻或硬膜外麻醉（半麻），不选用乙醚等可促进糖原分解，加重高血糖、酸中毒的全麻方式。局麻药中也不应加入肾上腺素等可导致孕妇血压升高的药物。

如果孕妈妈糖尿病症状较轻，可以进行自然分娩。不过孕妈妈也要注意，临产过程中要配合医生监护胎儿，连续做胎心及宫缩监护。若产程中出现胎心异常或产程进展缓慢等情况，应服从妇产科医生剖宫产的决定。

在这里需要提醒的是，无论选择任何方式分娩，糖尿病孕妈妈都应在助产手术前3小时停用胰岛素，以防新生儿发生低血糖。

爱心TIPS

糖尿病孕妈妈要通过注射胰岛素的方法来缓解糖尿病症状，进行继续妊娠。一般孕妇需要的胰岛素量约为非孕妇的两倍。不过每个人的敏感度不同，用药量的个体差异也大，必须通过实践摸索，逐渐将药量调整至合理水平。最初的胰岛素用量系根据血糖化验值确定的。在应用胰岛素治疗的过程中应不断地验尿糖，一般在早、中、晚饭前半小时及睡前半小时分别验尿糖一次。再根据尿糖的加号数，调整胰岛素的用量。

心脏病孕妈妈妊娠注意事项

孕妇患心脏病，不论在妊娠期、分娩期或产褥期，由于心血管系统负担加重，可导致心脏病恶化，甚至引起严重的后果。

心脏功能级别有病的心脏能否担负妊娠和分娩，与心脏病的种类关系不大，而取决于心脏代偿功能。目前医学上以患者日常体力活动时心脏的耐受力作标准，将心脏功能分为4级。

◎Ⅰ级一般体力活动不受限制。

◎Ⅱ级一般体力活动略受限制，休息时舒适如常，但在日常体力活动或操作时感疲劳、心跳、气急。

◎Ⅲ级一般体力活动显著受限制，休息时虽无不足，但在活动量少于一般日常体力活动时，即感疲劳、心跳、气急或有轻度心力衰竭现象。

◎Ⅳ级做任何轻微活动时即感不适，休息时仍有心跳、气急，有明显心力衰竭现象。

心脏功能Ⅰ级及Ⅱ级的病人，一般可担负妊娠。心脏功能Ⅲ、Ⅳ级者不宜生育，如已妊娠，应在妊娠12周之前做人工流产，经医生检查，允许继续妊娠的孕妇应注意以下几点。

◎加强产前检查，从妊娠早期就开始，检查次数和间隔时间由医生决定。如有病情加重，应随时就诊。

◎安排好工作与生活，每日至少有10小时睡眠，应午睡，避免过度疲劳，防止情绪过度激动。

◎饮食宜高蛋白、丰富维生素、低脂肪、低碳水化合物，孕妇体重增加不宜超过100千克，并且从妊娠第4个月开始，孕妇应限制食盐摄入量，每天不超过4～5克。

◎要在预产期提前2周入院待产，并要采取措施预防贫血，防止感染，特别要避免受凉、感冒。

爱心TIPS

患有心脏病的孕妈妈在安全分娩后，还应注意：不要过早出院，宜住院休息10～14天，保证充分的休息，预防心力衰竭；注意会阴部的卫生，继续用抗生素预防感染；产前、产时有心力衰竭的，产后仍须用强心药物；心脏功能Ⅲ级以上者，不宜哺育婴儿。

秋季孕妈妈要防肠道病毒感染

肠道病毒感染是日常生活中常见传染疾病之一，多以呼吸道和消化道分泌物传染，尤其以夏秋两季多见。常见的肠道病毒有柯萨奇病毒A、B型及埃可病毒，对孕妇及胎儿有不同影响。

柯萨奇病毒感染肠道病毒可通过孕妈妈的胎盘以及分娩时新生儿接触母体分泌物或血传染产生。通常肠道病毒最先影响新生儿的呼吸道和消化道，柯萨奇病毒A型容易引起新生儿感染，表现为胃肠炎和腹泻；柯萨奇病毒B型感染可致先天性心脏病，其他畸形，如尿道下裂、消化道畸形及死胎，不引起流产。如果孕妈妈不小心在夏秋两季感染了柯萨奇病毒，极有可能引起非麻痹性髓灰质病变及心脏病变，并致胎儿宫内感染和畸形。严重的柯萨奇病毒B型感染多发生于生后10天内。国内有报道，婴儿室发生感染流行，短期内数名婴儿死亡的教训，应引起重视。

柯萨奇病毒非常耐酸，对理化因素抵抗力强，一般消毒措施效果都很差。

埃可病毒感染埃可病毒感染与风疹相似，孕妇感染以发热和下腹痛为特征，但很少引起胎儿畸形。孕晚期感染可致死胎，新生儿感染可致死亡或神经系统后遗症。

如果新生儿严重感染埃可病毒，在出生后7天内发病，多表现为脑膜炎、肺炎、心肌炎和肝炎，亦可致婴儿室暴发感染。

以上病毒感染，无特殊的治疗药物，所以上班孕妈妈应主要加强预防：隔离传染源，流行季节加强室内空气消毒，发现并治疗隐匿性感染。

爱心TIPS

要预防肠道病毒感染要注意环境卫生和个人卫生；如果新生儿感染，可注射丙种球蛋白预防感染；也可广泛服用脊髓灰质炎减毒活疫苗，使产生肠道干扰作用而控制其他肠道病毒感染的流行。

A型血的孕妈妈注意防风湿病

风湿病是一种自身免疫系统紊乱而造成的疾病，是指由于感染因子所致的骨关节及软组织病变的一类疾病，对身心健康产生极大影响，对生活工作都带来诸多不便。风湿病的罹患率与A型血的人有很大关系。

风湿病与A型血的孕妈妈到底有何关联呢？

风湿病的罹患是有一定的遗传基础的，它与人类白细胞抗原有密切关系。确切地说，风湿病与A血型白细胞中的B抗原有密切关系。而类风湿性关节炎，不仅与白细胞抗原有关，与红细胞抗原也有密切关系，有专家经过研究后，得出了在ABO血型系统中以A型血者罹患类风湿关节炎的易感性与发病率都比其他血型者高，具有明显的易感性，值得A型血者提高警惕。而A型血的孕妈妈，由于怀孕后，身体、工作、生活压力改变等原因，身体免疫力会发生变化，在一朝分娩时，稍有不慎，患风湿病的比例大大增加。

为了预防A型血孕妈妈患上风湿病，在妊娠期间，A型血的孕妈妈最好遵照以下建议：

尽量进食一些素食类的高蛋白食物，如豆类制品，并且饮食应定时、定量，食物调整需要遵循软、硬、冷、热均要适宜的原则。

鱼是A型血孕妈妈最佳的营养选择，但因为海产品容易引起过敏反应，孕妈妈还是慎食。不过可以多吃一些不会引起过敏反应的海产品，以补充孕期营养。

食物要以保护脾胃为主。因为脾胃和善，免疫系统才能更坚固。

应注意饮食平衡，平日里人体所需的蛋白质、维生素、矿物质等七大营养元素，一个都不能少。

爱心TIPS

对A型血的孕妈妈来说，某些植物蛋白质，如大豆蛋白质对他们来说是最佳的健康食品，常食可以增加免疫系统疾病，并且符合A型血孕妈妈的消化系统，减少心血管病和癌症的发病率，同时也有利于产后恢复。

B型血的孕妈妈注意防神经根炎

神经根炎是神经系统常见的一种严重疾病，它与B型血孕妈妈有种千丝万缕的关系。因为神经根炎的发病与病毒感染或自身免疫反应有关，因此与B型血液中所含有的抗原、抗体也有密不可分的联系。目前有血型疾病研究者认为，B型血孕妈妈易患三叉神经痛等神经根炎类疾病。并且统计数据也证明，神经根炎类疾病在B型血孕妈妈中发病率很高。

B型血孕妈妈容易罹患神经根炎之类的周围神经病变，要高度警惕此类疾病的侵袭与伤害。当然,产生神经系统疾病的原因是多方面的,也是复杂的,因而并不意味着某血型就必然会患什么疾病,更不意味着另外的血型就不会发生此类疾病。

从而提醒B型血孕妈妈更要加强神经系统的保健,如避免寒冷的刺激,因为寒风刺激是面神经炎——麻痹的主要诱因;减少风湿及风湿因子的影响,避免化学物质及有害射线的损伤等。总之,无病早防、有病早治,才能确保神经系统及全身的健康。

由于神经根炎是由于病毒感染,或免疫系统薄弱引起的,因此B型血孕妈妈并没有特殊的饮食注意。只要坚持平衡的饮食规则,多进食动物蛋白与植物纤维,平日注意身体锻炼,定能拥有健康的体魄,拥有一个健康的宝宝。

爱心TIPS

神经根最常发生的疾病是炎症,称为神经根炎,由于神经根所在的部位不同则分别命名,如面神经炎、三叉神经炎、多发性神经根炎等。

O型血的孕妈妈注意防胆囊炎

有研究显示,血型中遗传基因与胆囊炎的发生有内在的联系。对于O型血的孕妈妈来说,她们在妊娠期罹患胆囊炎的概率要远远高于其他三个血型。因此,专家提醒O型血的孕妈妈们注意预防。

胆囊炎治疗有一定的难度,临床上一般通过切除胆囊来根治此病。预防此病是关键,只要孕妈妈经常保持愉快的心情,注意劳逸结合,寒温适宜;避免劳累、气候突变、悲观忧虑等情绪,经常保持大便通畅,就可以预防胆囊炎的发生。

胆囊炎起病多与饱食、吃油腻食物、劳累及精神因素等有关,因此O型血孕妈妈应从以下方面预防胆囊炎。

了解不同妊娠时期的妊娠反应以及胎儿的发育情况,尽量保持愉快的心情。

平日应尽量少吃油腻的、高胆固醇食物,以免增加胃肠负担,破坏身体营养平衡。

孕妈妈可以在平日多进食一些碳水化合物。因为碳水化合物易消化,利用率亦高。但如果孕妈妈体重增加过快,则应适当减少碳水化合物。

多喝水。保持每日1500~2000毫升水的摄入,以利于胆汁的稀释,减少胆汁滞积。

多吃富含维生素 A 的食品，如胡萝卜、番茄等黄红色的水果蔬菜。因维生素 A 能保持胆囊内壁上皮的健全，也可减少胆固醇结石的形成。萝卜、水果汁、荠菜、山楂等有利胆疏肝的作用，可常吃。

除此之外，O 型血孕妈妈最应注意的就是便秘问题。因为便秘会影响胆汁的排出，促使孕妈妈发生胆囊炎。所以日常生活中，O 型血的孕妈妈应该多进食一些纤维素与水果。

爱心TIPS

胆囊较易引发细菌感染，使胆囊壁水肿、发炎，又可引起胆囊壁的血液供应障碍，从而进一步使胆囊炎症急剧恶化。因此孕妈妈应该注意个人饮食以及环境卫生，尽量远离病菌人群。

AB 型血的孕妈妈注意防呼吸道疾病

AB 型血的孕妈妈更容易罹患急、慢性呼吸道疾病，这与 AB 型血者体内既有 A 凝集原又有 B 凝集原的基因同时存在有关。研究者指出，由于 AB 型血液中红细胞上，既无 A 凝集素又无 B 凝集素存在，某些容易侵犯呼吸道的病毒、细菌等病原体对这种血液具有较高易感性与致病性。而 AB 型血孕妈妈，怀孕期间免疫力、体力等都有不同程度的下降，再加上上下班路上呼吸环境较差，外界环境中大量微生物、病毒、蛋白变应原、有害气体等，皆可随吸气进入呼吸道及肺部，其中不乏容易引起急、慢性呼吸道疾病的病原体，从而引起孕妈妈的急、慢性呼吸道疾病。

为此，AB 型血孕妈妈应该从妊娠期开始，就要密切注意预防急、慢性呼吸道疾病。日常生活中，可以从以下方面加强预防措施。

应该和传染源隔离，尽量避开发病的人群，尤其是流行性感冒爆发时期，孕妈妈要格外注意。

家庭、办公环境要注意通风，在疾病流行的时候，尽量避免大的集体活动，或者是聚会。

如周围已有发病的病人，应尽量避免接触，在家庭中可以用食醋煮沸后熏蒸。

饮食上，孕妈妈尽量保持营养均衡，动物蛋白、植物纤维都要合理摄入，不要偏颇。

如果必要，可在急、慢性呼吸道疾病爆发时期，进行一些药物预防，比如口服板蓝根冲剂等。但因为孕妈妈情况特殊，所以最好还是采取自然预防的措施。

爱心TIPS

除遗传病外，任何疫病的产生都是外因与内因结合而产生。只要人体抵抗力低下，免疫功能减弱，病原体就得到了乘虚而入的机会。因此，无论任何血型的孕妈妈都有罹患急、慢性呼吸系统疾病的可能性，这就需要孕妈妈们平时注意平衡饮食，保持比较高的抵抗力和免疫力。

别让小事影响孕妈妈身体健康

1. 过量补钙和鱼肝油

长期大量食用鱼肝油和钙质食品，会引起食欲减退、皮肤发痒、毛发脱落、感觉过敏、眼球突出等。同时，血中钙浓度过高，会出现肌肉软弱无力、呕吐和心律失常等，这些对胎儿生长都是没有好处的。有的胎儿生下时已萌出牙齿，除了婴儿早熟的缘故，另一个可能是由于孕妈妈在妊娠期间，大量服用维生素A和钙制剂或含钙质的食品，使胎儿的牙滤泡在宫内过早钙化而萌出。如果因治病需要，应按医嘱服用。

2. 常吃嫩火锅

据有关部门检查测定，羊群中弓形体的感染率为61.4%。弓形体的幼虫往往藏匿在受感染的羊肉细胞中，而吃火锅时的短时加热并不能杀死寄生在肉片细胞内的弓形体幼虫，进食后幼虫可在肠道中穿过肠壁随血液扩散至全身，并通过胎盘传染给胎儿，严重者可发生流产、死胎，或影响胎儿脑的发育而发生小头、大头（脑积水）或无脑儿等畸形。

3. 戴隐形眼镜

孕妈妈角膜的含水量比常人高，若戴隐形眼镜，容易因为缺氧导致角膜水肿，从而引发角膜发炎、溃疡，甚至最终导致失明。同时，孕妈妈的角膜曲度也会随着怀孕周期及个人体质而改变，使近视的度数增加或减少。如果勉强戴隐形眼镜，容易因为不适而造成眼球新生血管明显损伤，甚至导致角膜上皮剥落。另外，一旦隐形眼镜不洁，极易滋生细菌，造成角膜发炎、溃疡，甚至失明。

爱心TIPS

孕妈妈要注意保护自己的眼睛，注意用眼卫生，不能长时间使用电脑，也不能长时间地看电视。

急视胎儿监护

妊娠期的胎儿监护方法归纳起来有两种，即产前检查和孕妇自我监护。前者需要在医院由医生进行，但需要孕妇配合。一旦确定怀孕后，医生会嘱咐孕妇按时作定期的产前检查，千万不可认为怀孕是自然现象，到时候会“瓜熟蒂落”而轻视产前检查。后者是由孕妇本人或家人完成。胎儿生长在母亲子宫内，与母亲血肉相连，母亲能最先感知胎儿的变化。所以，只要您掌握了自我监护胎儿的方法，就有可能做到对胎儿随时进行监护。常用的自我监护方法有以下几点。

（1）详细记录妊娠日记。每天记录自己身体的变化、生活情况，如有服药应清楚记录药名、剂量、服药天数等，是否接触了有害物质，到医院检查情况等。

（2）胎动计数。从怀孕 30 周开始，每天早、中、晚在相对固定的时间里数胎动，每次 1 小时，注意胎动的次数和强弱。3 次胎动数之和乘 4 即为 12 小时的胎动计数。当胎动计数每 12 小时大于等于 30 次时为正常；小于 20 次为异常；小于 10 次则提示明显缺氧。若胎动突然减少或突然频繁、强烈，特别是随之出现的胎动停止是胎儿急性窘迫的表现，提示胎儿在宫内缺氧，应到医院检查。胎儿在宫内缺氧时，往往首先表现在胎动异常上，胎儿缺氧到胎儿死亡要经历一段时间，如能及时发现胎动异常就有可能挽救胎儿生命。目前胎动计数是监测胎儿安危的一种最简便且有效的方法。胎儿活动也有“生物钟”表现：一般在上午 8 ~ 12 时胎动均匀，此后胎动减少，下午 2 ~ 3 时减至最少，到晚上 8 ~ 10 时胎动最活跃，母亲睡眠后胎动又减少。

（3）心率记数。由丈夫或其他人帮助听胎心率也是自我监护的方法之一，正常胎心率为每分钟 120 ~ 160 次。

（4）称体重。孕妇体重变化可间接反映胎儿生长情况。孕 28 周后每周体重平均增加 300 ~ 500 克，若连续几周体重不增或增加过快，都应请医生帮助查原因。

医学监护和自我监护方法结合应用，便能使胎儿在整个宫内生长期获得良好的监护。

数胎动、定期产前检查和胎动计数都是监护胎儿的手段，产前检查是由产科医生对孕妇实施的一项专项检查。由于产前检查是在医院由医生进行，受时间、地点所限，不能每天进行。胎动计数可以由孕妇本人进行，简便易行，每天可做，且可在第一时间里发现急性胎儿宫内窘迫。胎儿宫内缺氧的原因比较多见的如脐带缠绕胎儿或脐带打结引起的胎儿血供不足，胎儿首先表现出的即是胎动异常，只要妈妈稍加留心，就能及时发现。从出现胎动异常至胎动消失，往往有20小时左右的时间，如能在此期间抓住抢救的时间就有望挽救胎儿的生命。所以，产前检查不能代替孕妇自我监测胎动，自我监测胎动对及时发现胎儿窘迫尤其是急性胎儿窘迫意义重大，一旦发现胎动消失，无论白天或夜间，都应及时去医院。

近年来监护方法越来越多，有的验血，有的验尿，有的做电子监护。如今医学家又创造一种新的监护方法——唾液雌三醇测定法。此法的标本收集简便、价廉、无创伤，可多次重复收集，孕妇容易接受，且可很好地反映血中雌三醇水平。

不论门诊或住院的孕妇均可做唾液测定。孕妇用自来水漱口后，将2～3块1平方厘米大小的柠檬酸滤纸片放入舌下，刺激其唾液分泌，当唾液量达到3毫升后，即可吐出滤纸作为化验标本。

正常妊娠的唾液雌三醇含量随孕周的逐渐增加而上升，32周上升最快，38周达高峰，并维持至足月。如唾液中雌三醇含量过低，预示胎儿畸形或合并生长迟缓的可能。医学家们经1300余例的试验研究后，认为本法的产前监护准确率达97.4%。

（5）测定血型。目前，一些医院将孕妇测定血型列为产前检查中一项常规检查。血型测定内容有ABO血型及趾血型。

在妊娠及分娩过程中，常常有可能发生导致出血的并发症，如孕早期流产、中晚期前置胎盘、胎盘早剥、产后出血以及剖宫产手术，均有可能需要输血。为了有备无患，及早测定孕妇的血型，一旦有输血的必要，即可为紧急情况下抢救产妇赢得时间。

我国汉族人群中Rh阴性者很少，而在欧美及我国少数民族地区（如苗族、维吾尔族等），Rh阴性者所占比例较高。该类型血源十分稀少，只有及早知道，事先准备，才能防患于未然。

测定血型也有便于及时发现母儿血型不合。O型血的孕妇，如其丈夫的血型为A型、B型或AB型，或孕妇为Rh阴性而其丈夫为阳性者，均有可能发生母儿血型不合及新生儿溶血症。及早了解血型，便可作好孕期中的监测，采取相应的预防措施，在适宜的时间终止妊娠，并作好新生儿溶血症的各项监测及处理，减少其危害。

(6)B 超检查。B 型超声波(B 超)是一种物理检查方法。它是利用超声波伪物理特性和人体组织结构的声学特点密切结合的原理进行工作的。B 超的应用安全简便,效果可靠,对孕妇无痛苦、无创伤,且图像清晰,可以动态观察。目前在产科方面的应用十分广泛。它的检查价值有以下几点。

观察胎儿生长发育。利用 B 超可以看见孕囊,可测量胎儿的头臀长度、双顶径、股骨长度、头围、腹围等,以观察胎儿发育情况,估计胎龄,核对妊娠周数,还能及时发现胎儿生长迟缓或巨大儿。

观察胎儿在子宫内的活动情况、呼吸情况及肌张力等,以了解胎儿生活状态是否正常。

发现多胎、畸形胎儿及胎位不正。

测定羊水量,发现脐带是否受压。

做胎盘定位,并及早诊断前置胎盘、胎盘早期剥离等,评价胎盘功能。

排除异常妊娠,如宫外孕、葡萄胎等。

发现卵巢肿瘤、子宫肌瘤、子宫畸形等异常情况。

一些怀疑有染色体异常的遗传病胎儿,在妊娠某个阶段,可以在 B 超的引导下,抽吸绒毛组织、脐带血或羊水做遗传学检查。

目前很多医院已将 B 超列为产科的常规检查,在孕早期、中期、晚期各检查一次。

B 超测量胎儿的双顶径和股骨长度有什么意义?

双顶径(BPD)和股骨长度(Ps)都是胎儿的生长参数。双顶径是胎儿头颅两个顶骨之间的距离,能反映胎头的大小,估计胎儿成熟与否,而且,还可结合母体骨盆测量估计头盆是否相称。股骨就是大腿骨,其长度可以反映胎儿下肢的长度。B 超检查时这两处清晰可见,能准确地测量出其数据,经常用来作为了解胎儿生长发育的指标之一。

孕 26~36 周,BPD 平均每周增加 0.22 厘米;孕 36 周后 BPD 增加速度逐渐减慢,每周增加 0.1 厘米左右。足月胎儿 BPD 在 8.0~10.0 厘米。孕 26~36 周,Fg 平均每周增加 0.21 厘米;孕 36 周以后增长速度减慢,每周增加 0.11 厘米。Fg 比同期的 BPD 相差 1.5~2.0 厘米。足月胎儿 Fg 在 6.87~7.93 厘米。将 BPD 和 Fg 两个数据结合起来考虑,可更准确地反映胎儿生长情况。

爱心TIPS

对胎儿的监护,孕妈妈应该在医生的指导下进行。尤其是做 B 超时一定要去正规医院。

第六章　临产的是是非非

生育，是女人一生中最最重要的一件事。它的重要不仅因为分娩时，孕妈妈所受的痛苦与对宝宝的奉献，还在于生育带来的危险。虽然现代科技的发展，已经使得生育的危险渐渐接近于零，但为了顺利地分娩宝宝，避免准妈妈分娩时承受过多的痛苦，准妈妈还需要了解临产可能遇到的各种问题。这样，在孕妈妈“心中有数”的情况下，才能知己知彼，百战不殆，最终战胜心理的恐惧！

科学指导

孕妈妈临产五要素

孕妈妈怀孕已经10个月了，马上要临产，为了宝宝能顺利出生，孕妈妈妇在临产前要保持良好的心态，注意做到下面这五方面。

要素一：不要怕。很多孕妈妈对分娩有恐惧感，害怕疼痛和危险，临产期越近，越是紧张。其实，这种害怕完全没有必要。分娩几乎是每个妇女必经的一“关”，事到临头，人人都能承受。现代医学发达，分娩的安全系数大大提高，分娩手术的成功率也近于100%，一般不会出现意外。

要素二：不要太劳累。临产前，工作量、活动量都应适当减少，应该养精蓄锐，准备全力以赴地进入临产过程。

要素三：不要粗心大意。妊娠末期不可粗心大意，要避免长途旅行和单独外出，以免突然临盆，措手不及。

要素四：不要过度担忧。临产前要精神振作，情绪饱满，摆脱一切外在因素的干扰，"轻装上阵"。尤其不应该顾虑即将诞生婴儿的性别，亲人也不应该给孕妇施加无形的压力，免得给孕妇带来沉重的心理负担，使分娩不顺。

要素五：不要过分焦急。到了预产期并非就分娩，提前10天、过后10天都是正常的情况。孕妇既不要着急，也不用担心，因为这样都无济于事，只能是伤了自己的身体，影响了胎儿的发育。

一点通

了解分娩先兆，顺利生产

孕妈妈是娇弱的，尤其是在即将生产的时候，对即将分娩的孕妈妈的一举一动都得分外小心。掌握分娩的先兆，对于安全生产是十分重要的。整个妊娠过程按40周(280天)计算。

推算预产期的方法是从末次月经来潮的第一天算起，加上9个月零7天。预产期乃预测的分娩日期，预产期不准是事实，分娩可以在预产期前，也可能在预产期后发生。不过，如果出现下列征象，那就是分娩在望的兆头，必须作好住院准备。

(1)子宫底下降。初产妇在妊娠最后两三星期时，由于胎儿逐渐入盆，必然出现子宫底下降这个征兆。子宫底下降，不再抵住两肋缘，孕妇感觉上腹部轻松，呼吸舒畅，胃口也好转。不过，胎头入盆压迫周围器官及组织，可能出现小便次数增多、走路不便和腰酸腿痛等情况。

(2)子宫不规则收缩。预产期越近，子宫越敏感，收缩也越多。这种子宫收缩持续时间短，不超过30秒，间歇不规律。并且常在卧床时出现，活动时反而消失。

(3)阴道血性分泌物。这是子宫颈开始变化，致使子宫颈内口附近的胎膜与子宫壁分离，毛细血管破裂出血的结果。一旦"见红"，分娩将在48小时发生。

(4)胃部压迫感消失。到了预产期，胎头进入骨盆，这时原来感觉被顶上去堵着胸部的子宫体的压迫感消失。另外，胃的周围感觉很舒畅，食欲增加，呼吸也很轻松。

(5)尿频。胎头入盆后，膀胱受胎儿的压迫，一有尿就想排泄，但到了厕所又排不出来或排泄一点点，过不一会儿，又有尿意。

如果孕妈妈出现了上述先兆，最好马上去医院，防止出现危险。

爱心TIPS

破水也是孕妈妈即将分娩的先兆。包绕胎儿的卵膜一部分破裂，流出羊水，称破水。正常的分娩过程一般是宫颈管口张开，胎头进入产道时才破水。如宫颈管口未开，已感觉有温水流出时，可疑为早破水，这时不能自己处理，应立即去住院。

孕妈妈应该知道的临产前注意事项

分娩是一个比较复杂的过程。临床证明，如果产妇在分娩的过程中能密切配合助产人员，其产程将会缩短，分娩也较顺利，对母子的健康都有利。因此，孕妈妈应该知道临产前的注意事项。

(1)孕妈妈精神要放松。分娩是一个正常的生理现象，若已作好产前检查，又未发现什么毛病，每个产妇都能平安生下孩子。即使有一些不正常，也不要害怕，要相信助产人员能够根据不同的情况，而采取相应的治疗措施，母婴的健康是有一定保障的。另外，不必过多考虑生男生女的问题，更不要有怕生女孩的思想，否则，将影响大脑对子宫收缩功能的调节，导致子宫收；缩无力，产程延长，甚至发生难产和产后子宫收缩不全流血不止。

(2)不要憋着大小便。在分娩过程中，产妇要保持每二三小时排尿一次，另外，临产前也应把大便排尽，以利于胎儿下降，还可预防因腹压增加，产妇不由自主地将大便溢出而污染外阴，容易引起产道细菌感染。如大小便不易排出的话，可通过灌肠和导尿，促使大小便排出。

(3)饮食要保持正常。分娩过程的时间较长，要消耗大量的能量和水分，而产妇在宫缩时都需要充足的体力。不吃不喝，能量及体力得不到补充，必将影响体力的发挥。因此，产妇在临产前要适量进食一些食物。

(4)学会一些有助无痛分娩的方法。产妇要学会呼吸，当子宫阵缩开始时，就要自然缓慢地深吸气；阵缩过后，把气慢慢呼出来。当子宫开全后，阵缩强烈，产妇可用力握住床边的把手，并向下屏气。若阵缩强烈，疼痛难忍，吸气时，可用双手从下腹部两侧按摩到腹部中央；呼气时，又从腹中央按摩到腹部两侧、反复多次或用手压迫腹部最不舒服的部位，都有减轻疼痛的效果。

爱心TIPS

临产前，孕妈妈的食物宜营养丰富又易于消化吸收，像米粉或面条煮鸡蛋、鸡蛋羹等。如果产程比较长，中间还应当加餐几次。

巧克力的助产作用

分娩，对每个孕妈妈来说，都需要耗费极大的体力。据产科专家研究，产妇的正常产程需12～16个小时，总共约消耗热量6200千卡。就相当于爬上200多层楼梯或跑完1万米所需要的能量。所有产妇在临产前要多补充些热量，以保证有足够的力量促使子宫口尽快开大，顺利分娩。但产妇在临产前，因为频繁的阵痛发生，身体不舒服和心情紧张不安，食欲很差，根本吃不下多少日常饭食。有些地区按照传统习俗让产妇或在临产前吃桂圆煮鸡蛋，吃人参或喝人参汤等。但是，临床实验证明，桂圆有使子宫收缩乏力的弊病，不利于分娩的顺利进行，产科医生大多不主张食用。人参或人参汤需经过较长的时间才能被身体消化吸收，不能在短时间内使产妇增长力气，“远水救不了近火”，效果并不理想。

那么，理想食品是什么呢？当前大多数营养学家和医生都推崇巧克力，认为它可以充当“助产大力士”，并将它誉为“分娩佳食”。原因一是它营养丰富，含有大量的优质碳水化合物，而且能在短时间内被人体消化、吸收和利用，产生出大量的热量，供人体消耗。据测定，每100克巧克力中，含碳水化合物50克左右，脂肪30克左右，蛋白质15克以上，还含有较多的锌、维生素B_2、铁和钙等。它被消化、吸收和利用的速度是鸡蛋的5倍，脂肪的3倍。原因二是体积小，发热多，而且香甜可口，吃起来也很方便。产妇只要临产前吃上一两块巧克力，就能在分娩过程中产生出很多热量。所以，让产妇在临产前适当多吃些巧克力，对母亲和婴儿都是十分有益的。

爱心TIPS

孕妈妈在分娩来临之前也要注意饮食多吃一些有营养、易消化的食物。巧克力要提前备好，不要忙乱。

孕妈妈分娩用坐式

坐式分娩有利于缩短产程。由于坐式分娩与产轴生理、胎儿纵轴与产力方向一致，加强了胎儿先露部分对宫颈及盆底组织的压迫刺激，促进宫缩，提高了宫缩效率。产程的缩短减少胎头在产道内受挤压的时间，并减少了胎头对软产道的压迫；产程缩短可减轻产妇因屏气时间过长造成的疲劳，有利于产后恢复。坐位时，产妇能充分利用腹压及地心引力等因素提高宫缩效率，使一些头位难产转变为顺产。

坐式分娩可减少产后出血。坐式分娩减轻了子宫对腹主动脉和下腔静脉的压迫，保证子宫血流量，从而保证子宫肌纤维正常收缩功能，有利于减少产后失血。

坐式分娩由卧位改为坐位，减轻了子宫对腰部的压迫，产妇感到体位舒适，腰痛明显减轻，能以最佳方式配合分娩。坐式分娩更适合妊娠合并心脏病的孕妇，可减轻或不出现呼吸困难症状。

另外，它还使助产人员劳动强度大大减轻。因为助产人员正面操作，保护会阴只要稍微侧身，检查产道损伤及会阴缝合均采用坐位正面操作。发现难产或胎心变化，可以立即处理，如用产钳助产、胎头吸引助产或臀位助产，都能在坐式产床上无痛分娩。

无痛分娩法是指精神预防性无痛分娩法而言。大脑是人体的统帅，如对分娩有正确的认识和理解，能稳定大脑皮质功能，提高痛阈，再辅以呼吸运动和手法，则可减轻分娩疼痛。

具体方法如下。

通过孕妇学习班等宣教，使孕妇了解分娩的过程以及产妇的自我感觉，尤其是子宫收缩与大脑皮质的关系；分析孕妇本身所具备的分娩条件，打消孕妇的恐惧心理，纠正“分娩痛就是难产”的错误想法，帮助孕妇建立顺利分娩的信心。

在妊娠期间定期指导孕妇学习呼吸运动和辅助手法，以备产程中能熟练运用。

减轻分娩疼痛的方法：

分娩的主要动力是子宫收缩。随着产程进展，宫缩的力量加强，宫缩使子宫壁组织暂时缺血并发生化学变化，刺激神经，加以胎头随宫颈口开大而下降压迫腰骶部、盆底组织和直肠，使产妇感到腰、腹酸胀，坠痛。

爱心TIPS

绝对的无痛分娩是没有的。减轻分娩疼痛和缩短产程的关键在于学会保存体力，减轻思想压力。

孕妈妈要懂得阵缩的特点

阵缩指临产时正常的宫缩，是临产的主要标志。它具有以下特点。

(1)节律性。临产时两次宫缩间隔5~6分钟，宫缩持续约30秒后逐渐减弱直至消失，间歇时子宫肌肉松弛。随产程的进展，宫缩持续时间渐长，但不超过1分钟，间歇时间可缩短至1~2分钟，宫缩强度逐渐增加。

(2)对称性、极性。正常宫缩由两侧子宫角开始，先向子宫底中部集中，再向子宫下段扩散，收缩力以子宫底部为最强，是子宫下段的2倍。

(3)子宫缩复作用。每当宫缩时子宫的肌纤维变短而宽，间歇期肌肉松弛，又变长，然而不能完全恢复至收缩前的长度而略短，即缩复作用。随产程进展，子宫上段越发变短而下段被拉长、变薄，子宫颈口开大，子宫容积逐渐缩小，使先露部不断下降，直至胎儿娩出。

(4)不协调性宫缩的类型。不协调性宫缩有两种，不协调性宫缩乏力和不协调性子宫收缩过强。

不协调性宫缩乏力：是指宫缩的极性倒置，即宫缩不是由双宫角对称的开始及传导，而是兴奋点可能各自在某一处或多处呈不协调节律，宫底部宫缩不强而中段及下段强。宫缩间歇时子宫若部分放松，会使宫颈口扩张和胎先露下降，引发滞产、胎儿宫内窘迫，手术创伤的机会也增加，产妇可因滞产引起局部组织(子宫、膀胱、尿道)压迫性坏死。

不协调性子宫收缩过强：是指子宫某部分肌肉呈痉挛性、不协调收缩，形成环状狭窄，将胎儿身体的某部卡紧，使胎儿不能下降，宫颈口也不能开大及缩小，使产程停滞，时间一长会导致胎儿宫内窘迫、新生儿窒息甚至死亡。

出现宫缩乏力的原因　子宫收缩乏力可分为协调性和不协调性两类。常见的影响宫缩乏力的因素有以下几种。

头盆对不称、胎位不正：常因骨盆小、胎儿大或胎位不正，使胎儿先露部不能与子宫下段贴紧产生强有力的宫缩。

精神紧张：产妇精神过于紧张，使大脑皮质处于抑制状态，从而使宫缩乏力。

子宫因素:子宫发育畸形(双子宫等)、子宫过度扩张(双胎、羊水过多等),易产生宫缩不佳。

其他:服用镇静剂,内分泌不协调,临产时产妇未休息、进食差,第一产程过早用力等,都可导致宫缩乏力。

预防宫缩乏力的方法　产力是分娩的三个主要因素之一。胎儿和产道情况多在分娩前已定,只有宫缩在临产时才开始,产力有时受前两者的影响,如果能做到以下几点,就能避免宫缩乏力。

做好孕期保健。依据产前检查与鉴定,可初步安排好分娩方式(阴道分娩或剖宫产)。如发现胎位不正,可以早做纠正。

正确认识分娩。了解分娩过程,克服恐惧心理,精神不紧张,大脑才能正确支配子宫收缩。

安排好日常生活。临产后仍要按时吃饭、喝水、大小便和睡眠。宫缩时体力消耗大,应及时补充能量,只有这样才能胜任分娩这一重体力劳动。

子宫收缩过强对产程的影响　宫缩过强的发生率较宫缩乏力发生率低。子宫收缩过强有两种。

协调性子宫收缩过强:是指单纯子宫收缩过强(宫腔内压力大于6.3kPa),其他特性都正常(节律性、对称性等)。头盆相称,子宫颈口可迅速开大,胎儿可在短期内分娩。总产程少于3小时称为急产,此现象多见于经产妇。

不协调性子宫收缩:是指子宫部分肌肉呈不协调痉挛性收缩,而在局部形成狭窄环,即子宫痉挛性狭窄环。这是因为局部痉挛性狭窄环的形成卡紧胎体,使胎儿先露部不但不能下降,反而上升,宫颈口缩小,产程停滞。胎儿受压时间过长,会因缺氧发生宫内窘迫。痉挛性狭窄环形成后,估计短时间内不能分娩者应给予子宫松弛药,使狭窄环消失。如效果不佳,应做剖宫产。

爱心TIPS

产程中产妇要与医护人员密切配合,按照医护人员的要求去做是有益无害的。为了母婴的健康,医护人员要严密观察、正确处理产程,每一步骤和操作要谨慎、仔细。

孕妈妈临产住院后的检查内容要清楚

产妇入院后，进入待产室等待分娩。医生要翻阅一下产前检查记录，了解妊娠期间的情况，然后要询问病史，包括妊娠期间的情况、月经情况、婚育情况、既往身体健康情况、现在阵发性腹痛情况、阴道流血及流水情况等等；并要进行全身查体，包括内科查体和产科查体。产科查体要测腹围、宫高，估计胎儿大小，测骨盆大小，观察骨盆形态，查宫颈开口的程度及先露的高低，观察宫缩持续时间、强度，并要听胎心。

通过以上检查，医生对产妇能否经阴道分娩有了大体的估计。有的产妇对这些反复检查表现得不耐烦，实际上正是因为这些检查，医生才能发现异常情况，采取相应的措施，确保分娩顺利进行。

爱心TIPS

产妇及家属在分娩过程中一定要密切和医生配合。医生在检查过程中发现的问题及处理意见会与产妇家属讲明，也期望得到产妇家属的理解与合作。

哪种情况下，孕妈妈应去医院

(1)胎膜早破。孕妇突然感觉有液体自阴道大量流出，或阵发性阴道流液，量时多时少，说明胎膜已破，应立即送往医院，且注意入院途中应尽量让孕妇平卧，以防发生脐带脱垂。

(2)腹痛。孕妇产前检查有高血压或妊娠高血压综合征的孕产史者，一旦发生“抽风”，应立即送往医院。

(3)阴道多量出血。妊娠中晚期若出现阴道多量出血具量较月经明显增多，应考虑是否有前置胎盘或胎盘早离。这两种情况均属危症，应立即送往医院。

爱心TIPS

当孕妈妈发现胎动突然明显减少或胎动完全消失，应及时去医院。

所需用品的检查住院所需的用品是否已经准备齐全，不管住哪个医院，所需用品都是一样的，但有些用品是医院准备，有些用品则需自己准备，不同的医院，其要求也各不相同。要重新检查一遍必须自带的用品。

备齐的用品要整理好，装进旅行包里，放在任何人都能找到的地方。

(1)标明去医院的线路。把医院的地址、电话号码、可乘的交通工具及所需时间、路线等正确地写在纸上，放在电话机旁等显眼的地方。如果能画一张路线图则更为方便。

如果不能乘坐电车和公共汽车时，要附上自己开车时的所需时间和路线。

(2)联络方法。保证随时能与丈夫联系。分娩前后，丈夫要尽量避免长时间的出差或旅行。为了便于联络，尽量将自己所在的位置通知家里。

与丈夫联系不上时，可让熟悉的人护送。一旦有情况时，要委托娘家人、邻居或朋友帮忙。与这些人的联络方法要事先订好，以便于到时联系。

将联络人的位置、电话号码以及住址列一张一览表，放在电话机旁边。

有时候，住院后，有些事情也需要联系，最好将联系人的情况记在小本子上，住院时随身携带。

(3)车的安排。可以考虑就近的出租车公司和个人车行。因为，即使是自己家有车，也有可能丈夫不在家或汽车一时发动不起来。总之。要争取时间。

检查一下与医院的联络方法应了解好医院夜间、节假日电话和急救病人出入口。还要了解常规门诊以外的接诊时间、分娩室和待产室及其他有关设施在什么位置。

(4)关于住院费用。决定住院后，要办理手续。大部分医院需填写住院担保书，交纳押金。出院算账时，需要有保证金的收据，因此要妥善保存好。

(5)分娩费用。可根据医院、地区、分娩情况的不同而不同。单人病房与多人病房的费用也不相同。

爱心TIPS

非正常分娩时，还须另外交费，若参加保险，可以得到分娩补贴，但这些补贴是分娩后才支付，所以还须准备分娩费用。

孕妈妈要准备哪些住院必需品

孕妈妈要准备的住院必需品包括为母亲准备的必需品和为孩子准备的必需品两种。

母亲的必需品

关于母亲住院分娩时应携带的物品，大体上有如下物品。

内衣两件，尽可能要前开口的。

短裤两条。

睡裤两条。

腹带两条（在妊娠中使用过的即可）。

月经带或丁字带 3～4 条。

消毒卫生巾、卫生纸若干。

日常用品除上述之外，尚有勺、茶碗、洗脸用具、梳子、手镜、短袜、长大衣、小毛巾、拖鞋等等。

另外，住院时千万不要忘记带《围产期保健手册》。

婴儿的必需品有以下几种。

衣物一组：夏日的汗衫和上衣，或冬天的汗衫、衬裤、棉背心、小棉袄等。

尿布若干块。

尿布兜两块。

漂白布或豆包布一米（两块）。

大浴巾两条。

棉斗篷一件，冬天也可用婴儿毛毯，夏天则用大浴巾。

全部必须携带的物品，按事先列好的单子备好，用包袱皮或塑料袋包装好。要注意把母亲和孩子的物品分别包好，随时备用。

爱心TIPS

有条件的话，可以多准备一些住院用品，然而最好也不要太多，够换即可。

孕妈妈需提前准备的物品

婴儿的衣服类、寝具、洗澡用品、配奶用具等等，都是出院后马上要用的必需品。在分娩前备齐一套放在家里，一出院就不用急急忙忙对付了。

孕妈妈应在胎儿比较安全的妊娠中期，开始逐渐准备育儿用品。如能在妊娠满28~31周(8个月)左右准备完毕就行了。为什么这样呢？那是因为有早产的可能。其余还有什么没准备齐全的，可在身体舒服再继续准备。

应准备的最低限度的必需品如下。

尿布6~8块。

衬裤、汗衫3~5个。

长衬裤3~4件。

棉背心(冬季用)3~5条。

上衣(婴儿服装)2~3件。

纱布1卷。

围嘴儿3~4个。

棉斗篷(盛夏用夹的)　1件。

袜子、连指手套(手袋)各2双。

以上这些东西都是当即要用的必需品。关于如何更好地选择物品的方法，归纳如下，仅供参考。

婴儿衣服的选择方法

尿布　可用豆包布，也可用浅色料的旧衣、废旧被单等洗净、煮沸消毒后备用。

尿布不仅应该是柔软、不会使婴儿皮肤疼痛的物品，而且吸湿性也要好。尿布还必须是容易彻底干燥的物品，最适合这一点的是棉布。色泽以能容易看清婴儿大便颜色的白色的较好。正方形尿布的边长约80厘米。

尿布兜要选择通气性、保温性好的，质地良好的绒布。为了不束缚婴儿腿的运动，宽度要适宜。塑料制品，通气性不良。

汗衫、长衬裤(3~5件)　刚出生不久，穿棉布或针织品制的较好些。自制的时候，不可做得疙疙瘩瘩的，以免对婴儿皮肤有摩擦。衣服缝线应朝外，一般都是毛边的。

长衬裤穿在汗衫外面，所以不要太窄小。汗衫的袖子短些、肥些好穿。

棉背心(1~2件)　棉背心针织、毛织编织品为佳。冬天寒冷的日子，可适当加穿衬衣、衬裤，一般不必加穿不多。

室内温保持适宜时，请尽量给婴儿穿得薄一些。为了使手足能自由地活动，皮肤能更充分地调节温度，所以要避免穿得太厚。

婴儿服装(2～3件)、棉斗篷(1件)　选择婴儿服装，要求轻，皮肤感触良好，替换方便，脖子和胳肢窝舒服，手足能完全包上，如果是冬天，可用棉法兰绒；其他季节同用质地薄的针织品、平针毛料、府绸、毛巾布、泡泡纱等。

棉斗篷选用法兰绒、毛巾布或薄质地的毛织品。抱起脖子还挺不起来的婴儿，要有一条不可缺少的正方形包被。

纱布(1卷)、围嘴儿(3～4块)　清洁用纱布，是婴儿离不开的东西。把纱布剪得大些，双层，经常放在身边，使用过后洗净煮沸，消毒晒干后收发备用。

围嘴儿　婴儿过了一个月，口水量增多。由于头的活动。所以围嘴儿要有细带儿系上，相当于把纱布垫在下颏下面。

袜子、连指手套(各两双)　在寒冷的季节，为了保持脚的温度而穿袜子。外出时穿毛线织的短袜很暖，也很方便。当婴儿患湿疹的时候，为避免婴儿的指甲抓伤自己的脸，所以要用质地柔软的棉布手套把手套住。

婴儿寝具的选择方法

婴儿床多数家庭并不一定必须用婴儿床，但是婴儿床在卫生方面还是有很大优势的。

褥子2床　人们往往认为睡在软绵绵的东西上舒服些。其实，睡在硬一些的东西上，反而能够睡熟。比起用棉花做的厚褥子来，还是用旧棉花做的薄一些的褥子更好些。有两床褥子可以替换晾晒。褥子以宽70厘米、长120厘米左右较为适当。

被子(1条)、贴身被子(2条)　被子要轻，保温性要好，以蓬松棉为主较佳。被子要宽些，比褥子稍长些。贴身的被子要求吸水性好，柔软，所以最好还是布质的。

床单(2单)　床单一般用棉织品的较好。防水床单透温性不好，最好不用。也可以用棉布做一吸湿性好的档垫，铺在褥子和床单之间。

婴儿毛毯(两条)、罩单类(两条)　婴儿毛毯应选择既轻质量又好的。新的时候因婴儿呼吸时易把毛毯的毛吸入，所以必须做罩单或缝上一个大些的被头。被褥和枕头的罩单，以白的棉织品为佳。被褥类不易洗涤，所以要用罩单来保持清洁。

婴儿用的枕头　也以用浴巾或是棉织品的罩单为佳。

热水袋　在冬季，热水袋是婴儿的必需品。金属性的热水袋烫伤的危险，所以不适用。在热水袋与婴孩身体之间，必须保持距离，以防烫伤。

洗澡用品的选择方法

婴儿浴盆(1个)及其他。

婴儿浴盆宽40厘米、长50厘米左右，椭圆形的较为适当。浴盆的深度以能让婴儿充分洗浴为宜。

假如怕婴儿洗澡时打滑，可利用浴网。

除此以外，还应准备洗脸盆1个，温度计1个，肥皂或婴儿浴皂1块，纱布手帕3~5条，婴儿扑粉一罐，浴巾一条，脱脂棉一袋，棉棒一包等等。

洗脸盆和浴巾之类，用家里已有的东西就行了。但是在卫生上不要忘记：婴儿的用品全部要专用。用前请彻底消毒。

配奶器具的选择方法

奶瓶(2~3个)、奶头(9~12个)。

请选择广口的、刷子能刷到各个角落的圆形奶瓶一个。角型的和瓶内有刻度的，因易留下污物，所以不适用。

每次使用后，奶瓶都必须蒸煮消毒，所以用耐热的、透明的玻璃制品较好。塑料制品虽然携带方便，但是，由于它不透明，内部脏了看不见，又不能煮沸消毒，希望不要用它。

要选用近似母亲奶头那样形状的、既结实又不硬的奶头才算理想。

奶头孔的大小，以把奶瓶倒过来的时候，向下滴出来的奶滴相距5~6厘米为合适。奶滴如连续不成为线，或相反的不能吧嗒吧嗒往下滴，就是奶头孔过大或过小。市售的奶头无孔，而开孔的方法有各式各样，值得研究。所以要在购买的弄清楚。也要留意奶瓶和奶头的数量。

消毒器(1个)及其他　消毒器一般用大蒸锅就可以了。

爱心TIPS

为宝宝准备东西，一切以干净、卫生为前提条件。

孕妈妈练好分娩辅助动作助分娩

怀孕12~37周间，孕妇应为分娩做准备，增强体质。

以下这些有益于自然分娩的呼吸法、松弛法和出力的方法，都可作为分娩时的辅助动作，使分娩能顺利进行。

呼吸法的练习　常常有人只使用耸肩的方法来呼吸，其实这种呼吸方法无法使胸部充分扩大，所以未能有效地把腹部胎宝宝所需要的氧气输入。要使肺部充分扩张，就需用扩胸部吸气的胸式呼吸法，或是使横膈膜下压的膜腹式呼吸法，即所谓的深呼吸方式，而且各有各的呼吸要领。以上两种呼吸方法于怀孕12～23周练习，以便在分娩时转换为轻浅和短促的呼吸法。

（1）腹式呼吸。腹式呼吸可以增强腹部肌肉，并且放松全身，可用于分娩第一期的阵痛发作时，具有缓和痛苦的作用。主要方法是运动横膈膜。女性往往较男性不容易习惯这种方法。

（2）胸式呼吸。这是充分扩胸的呼吸法，和体操的深呼吸法大致相同，只用胸部缓缓呼吸。胸式深呼吸是用于分娩第二期的呼吸法，此法可使产妇在婴儿即将出生时，在用劲的力道上能发挥更好的效果。

（3）轻浅呼吸。由分娩第一期进展至第二期时，产妇常常会想用劲，然而此时如果一用劲便会感到疲倦。所以应练习这种呼吸法，缓和腹部的紧张，避免过度用劲。

（4）短促的呼吸。这是分娩第二期终了之际，放松腹部，使胎宝宝头部缓缓露出所需要的呼吸法。这时产妇会全神贯注于分娩之上，所以应该仔细听从医生（或助产士）的指示，否则会扩大会阴部裂伤的伤口，造成产后的痛苦。

（5）按摩法的练习。分娩初期阵痛发作时，可边行腹式呼吸，边行腹部按摩，如此将更为轻松。腹式按摩又可分为水平按摩和轮式按摩两种，且可以互相交换运用。

（6）压迫法的练习。孕妇分娩的时候，大腿部和腰部会产生酸痛或慵懒无力的现象，若请人或自行压迫这一部分，就会显得较为轻松。

（7）松弛法的练习。在分娩的重要时刻，如果产妇能配合呼吸法和医生的指导出力，将有利于新生儿顺利地通过产道，呱呱坠地。然而许多初次分娩的产妇，由于过度紧张，全身肌肉僵硬，而使不出力气来。要完全消除肌肉的紧张是不容易的事，但是却可以根据怀孕期时的松弛法练习，以达到缓和肌肉的目的。

换言之，学会放松全身肌肉，不但分娩时会有益，还有助于怀孕期和分娩后的体力恢复，且易于入睡。

精神上的不安与恐惧也是相同的，除了可因分娩知识的增加而减少外，还需要在肌肉方面放轻松才可能获致效果，而以下所述就是具有代表性的松弛法。

首先必须改善室内的环境，尽量减少声、光的干扰，衣服穿着力求宽松舒适，倾听自己喜爱的音乐，就休息姿势而言，卧睡可以放松精神，但靠在椅子上和伏在桌子上也会有同样的效果。睡觉时,可利用枕头、垫子,使每一部分关节稍作弯曲,怀孕中期后,采取适当的姿势有助于放松力气。

分娩初期阵痛发作时,可在手肘和膝部关节用力,然后放松伸直以体会肌肉紧张和放松时的差别。若能充分掌握这种差别,就可以了解自然的松弛状态。接着可把手脚伸直,以体会用力放松的紧张与松弛的感觉。

出力的练习　出力的与生产的进行有非常重要的关系。在分娩第二期,子宫口张开,胎儿头部挤至骨盆下方,自然不会想要出力,将胎儿推出体外。此时,随意出力不但无法挤出胎儿,产妇反而容易感觉疲倦,所以配合阵痛的发作,适当的出力便显得非常重要。

爱心TIPS

出力的方法应在怀孕进入36~37周时练习,每日1~2次。但是,应该注意不可太过用力,不然可能有造成早产的危险。

孕妈妈减轻产前焦虑的方法

研究表明,有98%的孕妈妈妊娠晚期会产生焦虑心理,有些孕妇善于调节自己的情绪,会使焦虑心理减轻,有些孕妇不善于调节,心理焦虑越来越重,造成这种心理问题有多种原因。

许多孕妈妈缺乏对生产的直接体验。从电视、报刊等媒体上又耳闻目睹了许多他人生产的痛苦经历,想到自己也将经历此过程,心中因而焦虑。

怕孩子畸形。孕妈妈虽然做过多次检查,但毕竟是通过机器和各种化验,有些胎儿存在健康问题不能查出,产妇对此焦虑,怕生个不健康的宝宝。

对胎儿性别的忧虑。虽然现在大多数人对生男生女能正确看待。但在人的潜意识里仍有某种对胎儿性别的好感,或家人对生男生女比较在意。孕妈妈不知胎儿性别,心中不免烦忧。

患有妊娠高血压综合征、妊娠合并心脏病等产前并发症的产妇,因自身健康存在问题,更怕殃及胎儿,因此焦虑不安。

由于到孕晚期各种不适症状加重,如出现皮肤瘙痒、腹壁皮肤紧绷、水肿等不适,使产妇心中烦躁,易焦虑。

产妇行动不便,整日闭门在家,注意力集中到种种消极因素上,加重焦虑。

孕产妇担心孩子出生后,自己的职业受到影响或家庭经济压力加大而产生焦虑。

孕妈妈焦虑造成的严重结果　孕妈妈产前焦虑会对母亲及胎儿造成直接的影响。产前严重焦虑的孕妇剖宫产及阴道助产比正常孕妇高一倍。严重焦虑的孕妇常伴有恶性妊娠呕吐，能够导致早产、流产。孕妇的心理状态可以直接影响到分娩过程和胎儿状况，容易造成产程延长，新生儿窒息，产后易发生围产期并发症等。

焦虑还会使孕妇肾上腺素分泌增加，导致代谢性酸中毒引起胎儿宫内中毒。

在分娩时刻，胎宝宝的脐带发生脱垂、打结、缠绕或脐带过短；或孕妇的子宫收缩过频、过强，甚至发生痉挛性收缩，使胎盘血管受挤压，胎盘血液循环不能通畅运行，造成胎宝宝在宫内缺氧。

孕妇对分娩过分恐惧而使精神过度紧张，或因胎宝宝长得太大或胎位不正常等，使产程延长，导致胎宝宝的头部受压时间过于长久，大脑受到损伤。

孕妇患心脏病、急性传染病、贫血等，也可使血液中的氧含量减少，从而影响对胎宝宝的氧气供给。

孕妈妈焦虑会产生的险情　最让人担心的是胎宝宝的心音不正常。本来胎宝宝的心脏跳动应该是每分钟 120～160 次，而在缺氧时，心跳突然先变快，大约变成每分钟跳 160 次，这是由于胎血中氧含量不足而二氧化碳含量过多引起的一种神经反馈性调节。但这种调节是有限度的，超过限度时，心跳会逐渐变慢至每分钟 110～120 次，心跳的速度也由强变弱。当心跳每分钟少于 100 次时，胎宝宝的生命就危险了。胎宝宝在发生心跳变化的同时胎动也发生了改变，通常在刚一开始缺氧就出现躁动及胎动频繁，这是胎宝宝想摆脱缺氧而做的挣扎。但随着缺氧的程度越来越重，胎宝宝因无力挣扎而胎动越来越弱，次数越来越少。胎宝宝在缺氧时，会引起肠蠕动以及肛门肌肉的松弛，由此使胎便排于羊水中，若此时孕妇发生破膜，就可在羊水中见到胎便，说明胎宝宝窒息严重。

消除产前焦虑的方法　注意观察胎宝宝的心跳和胎动次数及强度，特别是在临产时，若有不正常的现象争取早发现，早处理。若有胎头浮、胎位不正，如臀位、横位等，孕妇应该在怀孕末期多注意休息，以防发生胎膜早破，脐带脱垂等病症。分娩时，一旦发生胎宝宝缺氧，积极配合所采取的各种治疗措施，如吸氧等。若是经治疗不见好转，应该听从医嘱迅速结束分娩，根据宫口开大程度做剖宫产或阴道助产手术。

爱心TIPS

孕妇在怀孕时，必须按时去做检查，以便及早发现异常。如果发现患心脏病、贫血、糖尿病、妊娠高血压以及过期妊娠，马上积极进行治疗。

分清楚临产和假临产

临产是分娩的开始。它的主要特点是出现规律性宫缩，每次宫缩持续30秒以上，间歇3～6分钟，并同时伴有子宫颈管的消失、子宫颈口的扩张和胎儿先露部的下降。孕妇感觉阵阵腹痛或腰酸、腹坠。这种情况出现后，就可以入院等待分娩。

假临产是孕妇在分娩前，由于子宫肌层的敏感性增加。出现的不规律的子宫收缩。它的特点是持续时间较短，没有一定的规律性，持续时间与间隔时间不恒定。常在夜间出现而于清晨消失。孕妇偶感腰酸腹坠，但很快过去。它有助于子宫下段的形成和宫颈口的软化，是分娩即将发生的先兆。但对宫颈口扩张和子宫颈管缩短作用不明显，并且能被镇静剂抑制，所以称为假临产。孕妇感觉腹部一阵阵发硬，较平时明显，但强度不增加，夜间出现，白天消失，一旦有这种感觉，孕妇要心中有数，分娩即将来临，以便做好一切准备。

爱心TIPS

由于假临产多在夜间出现，最大的不利因素在于影响休息，使孕妇彻夜难眠，疲劳不堪，增加不安或焦虑。孕妈妈了解到这只是假临产迹象后，就没有必要紧张了。

对阵痛要有思想准备

孕妈妈分娩开始时发现有阵痛，阵痛的特性是子宫肌肉发生规律性的强力收缩。这种子宫肌肉规律性的强力收缩在生产进行过程中，越来越频繁，越来越剧烈。要是孕妈妈把两手按住腹部，会感觉到子宫肌肉的紧缩和松弛。

分娩的开始，也许起先孕妈妈只觉得背部有胀痛或酸痛的感觉，这种感觉慢慢地传遍孕妈妈的腹部。有的孕妇会感觉下腹部压力的增加，然后压力慢慢传到上腹部。

阵痛的主要作用在于打开子宫口，以便胎儿能经子宫口生下来。阵痛是很有规律的，所以和产前假痛不同。要是子宫的收缩很有规律，你就知道将要临盆了。

阵痛开始时，可能1小时才痛一次，后来10～15分钟痛一次，越往后，疼痛的间隔越短，疼痛的时间越长。在阵痛的间隔，你尽可以松一口气睡一会儿。

破水的时间可能在阵痛开始前，也可能在孩子快生下时才破水。破水时一定得告诉你的医生。

疼痛的确是一件让人受不了的事，究竟要痛多久才会生呢？医生将回答你，他也没把握准确地告诉你。分娩时间的长短，每一位妇女都不相同；同一位孕妇，她所怀的孩子，每一胎的分娩时间也都不一样。

头一胎的孩子分娩的时间通常比较长，生了一个小孩子以后，因为你的身体有了分娩经验，以后分娩就比较容易，所需的时间也较短。

大部分的初产妇，平均要痛16～18小时才会生下她的头胎儿，以后分娩的时间，一般都少于8～10小时。

阵痛开始以后，护士会帮你灌肠，使你排干净残留在大肠下部及直肠的粪便，同时又会把你的下腹部及外阴部的毛剃干净，并且好好地消毒，以预防新生儿的细菌感染。

爱心TIPS

医学界研究的结果表明，怀孕期间适宜的饮食和运动，可缩短分娩的时间，减少分娩的痛苦。孕妇对分娩的态度当然也有影响，要是你对分娩没有恐惧，在阵痛间歇时间又能好好地休息，那么分娩的时间就可能缩短。

孕妈妈平安分娩包括哪些因素

孕妈妈要想平安分娩取决于产道、产力和胎儿这三大重要因素。

因素一：产道。产道是胎宝宝从母体降生的通道，分为骨产道与软产道两部分。骨产道是指骨盆。产期临近时，骨盆的耻骨联合处（位于女性生殖器大阴唇的上方）会松弛，并稍微张开，以利胎宝宝通过。产前检查一个重要项目就是测量骨盆，骨盆过小，就会出现难产。软产道是由子宫下段、子宫颈、阴道及骨盆软组织构成的，产期临近时，软产道周围的肌肉和韧带就会变软伸开。

骨盆测量的正常值：

骨盆外测量

髂前上棘间径：为左右两髂骨前上棘间的距离，平均为 23 厘米。

髂嵴间径：为左右两髂骨嵴间的距离，平均为 26 厘米。

股骨粗隆间径：为左右两侧股骨大粗隆间的距离，平均为 28 ~ 30 厘米。

骶耻外径：为从第 5 腰椎棘突下至耻骨联合上缘中央的距离，平均为 19 厘米（但不得小于 18 厘米）。

外斜径线：即从一侧髂前上棘至另一侧髂后上棘间的距离，平均为 21 厘米。测量外斜径线的目的在于测知骨盆斜径的大小及了解骨盆的形态有无歪斜。

坐骨结节间径：用骨盆测量器测量两侧坐骨结节间内缘的距离，平均为 9 厘米（但不得小于 8 厘米）。

骨盆出口矢状径：即由尾骨尖端至坐骨结节间径中点间距离，其长度平均为 8 ~ 9 厘米。

测量耻骨联合的高度：正常的高度平均为 4 厘米。

测量耻骨弓角度：正常女性骨盆耻骨弓的角度，为大于 90°的钝角。

每个孕妇在确定妊娠后，就应该定期作好产前检查，事先测量好骨盆的数值，做到心中有数，如果骨盆过小，就要事先做好手术分娩的思想准备，并在临产前联系好住院和手术的各项事宜，以防不测。

骨盆内测量

对角径：即测量骶骨岬至耻骨联合下缘间的距离，正常的长度平均为 12.5 厘米。由此减去 1.5 ~ 2 厘米，大体上相当于真结合径的长度。

真结合径：用特制的真结合径测量器测量，其正常的长度，平均为 10.5 ~ 11厘米。

因素二：产力。产力包括子宫收缩力（简称宫缩）、腹肌及膈肌缩力（腹压）和肛提肌收缩力。

宫缩是指子宫体发生不随意而有节律性、阵发性的收缩，也叫做阵缩，是胎儿娩出的主要动力。

腹压是指腹壁肌肉的收缩与横隔下降而引起的腹内压上升的状态。腹压有辅助子宫收缩的作用，尤其在胎儿娩出时需要使用腹压。

提肛肌的收缩,对胎儿头的内旋转和娩出有辅助作用。此外,在胎盘随后娩出时,能帮助腹压将胎盘排出。

腹压和提肛肌的收缩都在分娩的后期使用,即子宫口全开,胎宝宝将出世的时候才使用。当宫口未开全前,胎儿是出不来的,这时主要靠子宫有规律的收缩来扩张宫口,使胎儿逐渐下降。宫口未开全前千万不可使用腹压和收缩提肛肌,否则容易造成宫颈水肿或胎儿宫内窘迫等不良后果。宫缩时,做深呼吸运动可以防止过早地用力,减轻不适。当宫口开全时,助产人员吩咐产妇像解大便一样腹部用力,就是需要使用腹压和收缩提肛肌了,这样也就可以使胎宝宝尽快地娩出。

当子宫反复收缩,装有羊水和胎儿的袋子(胎膜)中的压力就会逐渐增强。随着压力的增强,胎膜从子宫壁脱落,整个袋子将子宫口撑开,形成胎胞。正常情况下在子宫开全的前后,胎胞因经受不住压力而破裂,出现破水现象。破水后,流出羊水对产道将起润滑和清洁作用,胎儿就可以顺利地通过产道。

破水时,要注意羊水的颜色。正常的羊水颜色清,呈乳白色。如果羊水为深草绿色,证明胎宝宝在宫内有缺氧现象(臀位例外),这是胎宝宝粪便混入羊水后造成的。

因素三:胎儿。胎儿因素是指胎位、胎儿大小及胎儿是否畸形。

因为人体的产道是一个纵形的管道,所以无论头位或臀位,胎体纵轴(指胎儿从头到脚的轴线)均与母亲的骨盆轴(人体从上到下的轴线)一致,容易通过产道。头位较臀位对分娩更为有利。这是因为胎头径线比胎臀大,胎头虽然是胎儿最大最硬的部分,但胎头具有一定的可塑性,胎宝宝的颅骨在分娩过程中能够重叠,对产道能起扩充的作用,只要胎头娩出则胎体、胎臀就顺利娩出了。

臀位是胎臀先通过产道。由于胎臀比胎头的周径小,阴道未能得到充分的扩张,在胎头随后娩出时容易发生困难,发生窒息甚至死亡。

如果胎位呈横位,胎体纵轴垂直于母体骨盆轴,足月活胎是不能通过产道的,对母子的生命安全威胁极大。遇到这种情况,家人一定要尽量送医院处理,不可贻误时机。如果产前检查出胎位不正,或产时(农村地处偏远地带在家分娩的)发现胎儿小手先出来时,一定要将产妇送到医院分娩或抢救,否则子宫破裂会造成产妇生命危险,给家庭带来极大的不幸。

胎宝宝过大,或胎头周径大,或过期胎儿胎头颅骨较硬时胎头不易变形,即使骨盆正常,也可以引起相对性头盆不称,造成难产。胎宝宝发育正常,或偏小,如果产力、产道正常,一般不会发生难产。

由于各方面的原因,会造成胎宝宝某一部分发育异常,如脑积小、联体双胎等。胎头或胎体过大,通过产道时容易发生困难。因此,预防胎宝宝畸形的有效措施之一就是作好围产期保健,作好产前诊断、检查,进行早期诊断,以便中止妊娠,避免造成分娩困难,危及母体安全。

决定分娩的产力、产道、胎儿三个因素是相辅相成,缺一不可的,也是分娩过程中的关键因素。这三个要素如果一切正常,胎儿就能平安降生。只要其中一个发生问题,就会成不同程度的分娩困难。不过,大多数人在分娩时,三个要素都能够"正常发挥",而且"配合默契"。

爱心TIPS

每个孕妈妈在分娩的过程中都应该按医生的指导,积极配合。这样分娩就会顺利进行了,一切惊慌、恐惧都是没有必要的。

孕妈妈要知道分娩的种类

分娩的方式有两种,一种为自然分娩,一种为剖宫产。下面分别介绍一下。

(1)自然分娩。自然分娩是指胎宝宝通过阴道分娩出来,不施行药物及其他助产手术。

进行自然分娩的条件:需经过医生检查测量,确认可自然分娩。

自然分娩的优点:孕妇的规律宫缩是对胎宝宝身体的按摩,对日后孩子感官系统的发育有益。通过产道的挤压,能够使胎宝宝把吸入肺里的羊水吐出来,减少娩出后窒息发生的危险。母体恢复快。自然分娩是人类最自然的分娩方式,对人体造成的不良影响小。

缺点:分娩时疼痛。产道容易裂伤。

无痛分娩是自然分娩的一种形式,是指在分娩过程中对产妇施行心理或药物麻醉,使产妇感觉不到剧烈的疼痛(疼痛仍会有,只是减轻),婴儿从产道娩出。

条件:只要医院有无痛分娩措施(目前只有大医院开展),产妇就可依自己意愿选择无痛分娩。

优点:生产时疼痛减轻。孕妇的宫缩对胎宝宝进行按摩,对日后孩子感觉系统发育有益。通过产道的挤压,可以使胎宝宝把吸入肺里的羊水吐出来,减少娩出后窒息发生的危险。

缺点:产妇不能有效配合宫缩用力。产程可能延长。麻醉对产妇有一定影响,如产后几小时内肢体麻木、怕冷等。麻醉药物对母乳喂养的新生儿是否有影响,还在探讨中。

(2)剖宫产。剖宫产是由于各种原因,导致胎儿不能从产道产出,而施行的一种急救措施。目前有竖切口与横切口两种。竖切口:在肚脐下方垂直做切口,取出胎儿,术中胎儿较易取出。横切口:在下腹部做一横切口,术后瘢痕几乎看不出来,也叫美容切口。术中胎儿相对不易取出。

施行剖宫产有三种情况。

提前测知胎宝宝和母体有危险而不能进行自然分娩者。如胎位不正、头盆不称(胎儿头部与产妇骨盆不称)、子宫瘢痕、巨大儿等。

在分娩过程中发生了某种异常,必须紧急取出胎儿。如胎心过快或过慢、滞产等。

若产妇强烈要求,也可施行剖宫产。

优点:无剧烈疼痛。在危急时可抢救胎宝宝和产妇生命。可人为控制产程,是相对安全的一种手术。减少产妇和胎宝宝缺氧等不安全因素。

缺点:胎宝宝未经过产道挤压,易造成羊水吸入。胎宝宝的生理机能(身长、体重、智能)等发育相对较慢。术后母体恢复慢、腹部创伤会留下明显瘢痕,术后一段时间瘢痕会发痒。

爱心TIPS

如果孕妈妈想要采取自然分娩的方式来生产,要有顺产的信心和勇气,消除心理负担,做到充分放松。

孕妈妈要注意了解自然分娩过程

掌握一些自然分娩的知识对孕妈妈安全分娩有重要的意义。下面分别介绍自然分娩的三个时期。

(1)第一产程(也叫开口期)。从有规律的子宫收缩开始,到子宫口开全为止时期叫做第一期。通常在这一时期所需的是初产妇10~12小时,最初的间隔时间每次为6~7分钟,收缩时间大约30秒左右。收缩时疼痛不剧烈。子宫口约开到5公分左右时收缩间隔是5分钟左右,收缩时间持续30~40秒,收缩变得强烈,产妇疼痛剧烈,精神紧张,这是分娩中最痛苦的时期。

在这个时期,产妇在病房或待产室等待分娩。产妇阵痛的发作反复袭来，但在两次发作的间隔，可以与人闲谈、听音乐、读书等，放松紧张情绪。

产妇若有食欲，尽可能地吃，以摄取充足的营养和体力。应该备有巧克力，鸡蛋等高热量饮食。

产妇多喝水或果汁、牛奶等饮料，并积极排尿，防止膀胱充盈，导致胎头无法下降。

在阵痛发作时，产妇要采取腹式呼吸，使腹部放松。

产妇在此期若发生以下问题，应立即通知医生和助产士：①阵痛间隔每2~3分钟一次；②非用力不可的感觉；③破水；④出血。

（2）第二产程。从子宫口开全至胎儿通过产道娩出母体之外的时期，叫做第二产程。

此期产妇子宫的收缩大概是1~2分钟一次，每次持续约50秒。胎儿的头部逐渐脱出骨盆，同时边回旋边随子宫收缩向产道的出口前进。此时产妇会有便意，这是由于胎儿部压迫的结果，肛门不必收缩，要像有东西往下推那样用力。胎儿发生胎膜破裂，从里边流出羊水，这叫做适时破水，可以见到胎儿的头发，可是在子宫没有收缩时，由于产妇准备下一次的收缩而进行着深呼吸，这时见不到胎儿的头发。过了这个时期，即使在子宫未收缩的时候，也可在外面看见胎儿的头顶，阴道口扩张到最大限度，产妇感到有个很大的东西撑着那样，此阶段叫着冠，是分娩之前的阶段。从着冠开始产妇就要停止用力，开始进行短促的呼吸，也就是表浅而急促的呼吸。伴随着这种呼吸，腹壁松弛，这时若勉强用力会造成会阴撕裂伤。在下一次宫缩到来时，因为子宫收缩的压力，胎头开始娩出母体外。

头是胎儿最大的部分，胎头娩出后，肩膀及全身迅速娩出，一个新生儿降生了。

产妇在阵痛发作的时候用力，发作停止时放松。若一直用力，反而会使产妇疲劳。产妇要在阵痛到来时深呼吸，再大吸一口气停止，憋住气，向下使劲，有如排大便的感觉。

产妇必须听从助产士的引导，按助产士的要求去做。

（3）第三产程（胎盘娩出期）。胎儿娩出到胎盘娩出的时期叫做第三产程。刚出生的婴儿在产妇的旁边发出了大声的啼哭，婴儿出生数分钟之后，子宫仍有轻微收缩，胎盘从子宫壁分离，胎膜、脐带的残留部分和胎盘一同娩出，这称为“后产”，这时，产妇再轻轻一用力就能排出，时间在10~20分。

产妇应该身体放松、精神放松。

产妇必须按照助产士的要求做。

助产士处理会阴伤口，进行会阴缝合，需缝合肌层、黏膜层、皮下、皮肤四层。

有时候孕妈妈为了顺利娩出胎儿，要做会阴侧切。

大多数自然分娩，助产士都会为产妇做会阴侧切，原因如下。

孕妇到妊娠末期，会阴部肿胀而且变得柔软，由于有这样的变化，阴道口周围在分娩时才能很好地伸展，以便使婴儿通过，一般初产妇的伸展性较差，而分娩的速度又过快，在不能充分伸展的情况下胎儿娩出，会造成会阴撕裂伤。助产士为了不使产妇会阴撕裂，在胎儿娩出时将手的拇指伸开，其余四指并拢按在阴道口、边缘，保护会阴。若产妇为了不使产程过长，在裂伤出现前，助产士会把会阴切开。做侧切前，在局部注射麻醉剂，然后用剪刀向左或向右剪开3厘米长的切口，胎儿娩出后进行缝合。这种处理使伤口边缘整齐，不但有利于缝合，而且也有利于产妇这一部位的美观和身体恢复。

会阴侧切护理注意事项：

勤换卫生巾，保持局部清洁。

睡觉时往未切开的一侧侧身。

大便时不要使劲下蹲。

爱心TIPS

自然分娩过程中，正确的呼吸配合非常重要，孕妇在妊娠后期应该到有产前课程培训的医院进行呼吸方法训练。

分娩时要怎样镇痛

镇痛在孕妈妈分娩过程中有着重要的作用，通过减轻产痛而使产妇心理和生理上得到支持，保持情绪良好。这是产科现代文明的标志。

镇痛可以缩短产程，减少手术产率、产后出血率，降低胎儿缺氧及新生儿窒息发生率，支持产妇心理健康，同时对母婴健康无影响。

镇痛的主要方法如下。

非药物镇痛（在孕前准备教育中学会）　深呼吸，在宫缩开始时和结束时吸气（鼻），呼气（口），间歇时停止。按摩下腹部、腰骶部，并与深呼吸配合。用拇指压髂前上棘、髂棘或耻骨联合；或者双手握拳压迫腰部、骶部。洗温水澡、经常变换体位，避免平卧位，可以采取蹲、跪、坐等体位。采用镇痛仪器。仪器通电后，置于脊柱两侧的穴位，通过刺激穴位止痛。穴位封闭。往穴位处注射普鲁卡因封闭疼痛。

药物性镇痛口服、肌肉或静脉内注射、吸入镇痛药物而止痛。也可采用用药物局部麻醉或阻滞神经达到镇痛。

爱心TIPS

采用药物镇痛时，孕妈妈一定要听从医护人员的安全，不能自作主张。

导乐陪伴孕妈妈分娩好处多

所谓导乐陪伴分娩是请一个有生育经验的妇女，在产前、产时及产后给孕产妇持续的生理上的支持与帮助及精神上的安慰与鼓励，使产妇顺利完成自然分娩过程。这是一种以产妇为中心的产时服务。下面介绍一些导乐陪伴分娩的知识。

导乐陪伴分娩的环境　需要单独房间，以使产妇自由走动，房间里设置产床、沙发、垫子等，供产妇选择不同体位时使用。墙壁一侧装有扶手栏，以便产妇走动时保证安全和方便。室内配有空调、电视、淋浴等：保证产妇舒适，分散注意力，减轻分娩阵痛。

导乐应该具有的素质　具有良好的生理、心理素质。具有生育经历或接生经验。热情，富有爱心、同情心及责任心。具有良好的人际交流、沟通能力，给人以信赖感。具有帮助产妇度过难忍痛苦的能力。

导乐对产妇的作用　导乐要通过目光和语言显示自己的信心和能力，帮助产妇在产程最好的发挥自身潜力完成分娩过程。持续地给产妇支持和鼓励。导乐要在产妇阵痛时告诉她这是正常的，不必害怕，帮助产妇将注意力集中在对付痛了多久了，还要承受多久。帮助产妇想象随着阵痛加剧，自己的宫口正在逐渐开大。导乐应该随时准备使用目光语言和安抚来帮助产妇，要让产妇集中注意，保持平静和放松、使产妇感到舒适、安全和受鼓舞。导乐应该密切注意产妇及其家属的需要，并尽量满足。

导乐陪伴分娩的意义　通常产程缩短25%，需要静脉点滴催产素的产妇减少40%，需要镇痛药者减少30%。剖宫率下降50%，产钳助产率减少40%，硬膜外麻醉减少60%。产后恢复快，母乳健康、好。

爱心TIPS

其实，在分娩时，有准爸爸的陪伴是孕妈妈最欣慰的事。当孕妈妈分娩时，准爸爸可以一起去产室支持妈妈。

孕妈妈要了解新生宝宝的护理

伴随着啼哭声，一个新的生命开始了。护理好新生儿是妇产科医务人员的神圣职责。胎儿娩出后要进行哪些处理呢？孕妈妈应该大概了解一下。

胎儿娩出后首先要清理呼吸道，也就是及时用吸管吸出新生儿口腔、鼻腔内的黏液和羊水，以免发生吸入性肺炎，过多的羊水进入消化道会出现咽下综合征，即新生儿不吃奶，或吐奶，发生这种情况需要洗胃，对新生儿不利，因此一定要重视清理呼吸道。在清理呼吸道的过程中，要注意观察新生儿皮肤颜色、心率、呼吸、喉反射、肌张力，进行 Apgar 评分。

处理脐带也是很重要的环节，新生儿抵抗力差，一定要无菌操作。断脐要用单独的剪刀，切不可与侧切剪刀混用。脐带保留约 1 厘米，断脐时要用碘酒、酒精消毒。断端可用结扎线结扎，或用气门芯结扎，先进的方法是用专门的脐带夹。总之起到闭锁断端的目的即可。断面用 2.5% 碘酒及 75% 酒精或 20% 的高锰酸钾液消毒。注意药液不可接触新生儿皮肤以免灼伤，最后用纱布包盖好，再用脐带布包扎。结扎的脐带根部约一周自行脱落。

如果新生儿身上胎脂较多，可用花生油将胎脂去除，以避免感染。

新生儿查体包括：体重、身长，注意新生儿是否成熟，与孕周是否符合。检查头部时应注意有无产瘤及头颅血肿。还要检查心肺，扪肝脾，四肢活动情况，有无肛门闭锁或其他畸形等。

查体完毕要进行皮肤接触、早吸吮、早开奶。然后给新生儿洗澡，穿上衣服，小宝宝就可和妈妈在一起了。

在新生儿处理过程中应特别强调保温，因为胎儿娩出后最大的不适应就是温度。有条件的地方最好使用红外线辐射台，如保温不当，新生儿可发生一系列的问题。

爱心TIPS

孕妈妈了解一些新生儿护理知识非常有必要。只有这样才能照顾好新生儿，不过刚刚分娩完的妈妈不要太劳累。

孕妈妈预防异常分娩的方法

异常分娩对孕妈妈和胎儿都有危险，因此，孕妈妈在生产前一定要了解和掌握一些预防异常分娩的方法。

(1)阵痛异常。阵痛不适当的增强和无一定的间隔，过强或过弱，时间过长，均可导致分娩的异常。从分娩开始，阵痛发作弱，痛与痛间隔过长的情况，叫做“原发性宫缩乏力”。还有，即便开始时是正常的，任何原因使分娩过长，也可使母体过劳而出现微弱阵痛的症状，这叫“续发性宫缩乏力”。与此相反，阵痛过强的，则叫“宫缩过强”。

如果阵痛从开始就比较弱，可使用阵痛增强法。也有改成人工分娩手术者。

原发性宫缩乏力，根据弱下去的时期，由医生判断采取相应的措施。如果是在第一产程，那几乎是没有什么困难的。多数情况下是让母体好好休息，仅仅等待体力的恢复就行了。

宫缩乏力的原因，有产妇全身发育不好，体力差；妊娠中营养不良，过劳，尤其是接近分娩期的过劳。除此之外，尚有睡眠不足，尿便潴留等等原因。

产道狭窄又稍有些阻力的时候，即便是阵痛强也不能进行分娩。因为也有极少见但可怕的子宫破裂的可能，所以必须接受医师的指导。

对于强阵痛的处置，使用麻醉剂和镇静剂，也可使阵痛减弱。当然，这必须由医师决定。

(2)骨盆狭窄。骨盆狭窄是指与胎儿头部大小相比，骨盆腔较小。

在妊娠初期进行骨盆测量，就能了解到骨盆的大小了。而且这个腔的大小，与骨盆的形状有着密切的关系。骨盆入口的前后径小者，叫做“扁平骨盆”。如果是普通形状的骨盆，一到了妊娠末期，胎头下降即可固定。但是，在扁平之上再加上狭窄的骨盆，就不能固定了。人们把这种情形叫做“头盆不称”。骨盆狭窄也有极端严重者，只能通过剖宫产进行分娩了。

(3)软产道异常。与骨产道相对，软产道包括子宫下部、颈管、会阴等。

愈接近分娩，柔软度愈增强。在分娩时容易伸长开来，这当然是有利于分娩的。然而，高龄初产妇的软产道组织变硬而不易伸长，给分娩造成故障的例子也不少见。有时可引起颈管破裂，会阴裂伤，当然也有大量出血者。

(4)胎儿异常。根据分娩时胎儿的位置和姿势，大体上分为头位和臀位。所谓头位，即出生的方式为胎头先生出来。正常的分娩几乎都是头位。头位中头枕部先娩出的枕后位最为安全，障碍也最少。与头位相反，足、膝、臀等先出来时，则为臀位，一般被叫做倒生子。根据先出生的部位不同，也分别称之为臀位、膝位、足位等。

头位又分为：面先露的颜面位，额先露的额位，前头部先露的前头位等。人们把这些叫做反屈位。相比最自然的枕后位，这些也属难产。

臀位仅从外面触诊就能确诊。如有怀疑，再进行 B 超检查。臀位分娩难产的时候，婴儿的死亡率是最高的，有必要早做出诊断，引起重视。

臀位与难产有密切的关系。正常分娩的是胎儿的头部先露。因胎儿头紧紧地堵住了产道，使羊水无法流动。而当臀先露时，特别是腿或膝先露时，无论如何产道处也会有间隙。因此，当每次阵痛的时候，羊水从这个间隙流入羊膜囊内，易使羊膜囊破裂引起早破水。

正常分娩时，以头、肩、胸的顺序娩出，其次才是腹部、腿与脐带一起娩出。如果是臀位的话，脐带要是比头先娩出，则脐带会受到强烈的压迫，有引起循环障碍的可能。

由臀先露所生的婴儿常常处于假死——窒息状态，当然是很可怕的。因为在妊娠中胎儿不断地改变其胎位和姿势，所以即便是臀位，到了妊娠满 28 ~ 31 周(8 个月)，也不必为此担心。多数仍能返回到正常的胎位。也有通过孕妇所取姿势的方法，使之变成正常胎位的。由医师和助产士指导，臀位多数也能正常分娩，所以不必过分担心。但应尽可能到人员和设备完善的医院去住院分娩。重要的是能够做好一切准备，届时能进行各种必要的应急措施。

(5)胎儿头回旋异常。胎儿出生时的通路叫“产道”。产道有从子宫下部到阴道口的软产道和骨盆部分的骨产道两个部分。软产道如前面已了解的那样，有伸缩性，使得胎儿容易通过；而骨产道当然就不那么容易通过了。骨产道的形态不仅不是单纯的圆筒形，看看其断面，呈椭圆形。而且骨产道的通道向前弯曲着，形态是非常复杂的。

因为产道的入口是向左右敞开的椭圆形，所以胎儿通过这里时，首先必须使颜面部朝一侧横向进入其中。再向前进入，随着弯曲的形态，一点一点地向前不断回旋着通过骨产道。最好终于向后方或前方回旋着生出来。这就叫做“胎儿头的回旋”。

胎儿头回旋进行得不好时，当然对胎儿的头部引起阻力。因此，分娩时间过长，有时也有停止进展的，把这种情况叫做“胎头回旋异常”。

为何会引起这样的异常呢？

一般说是由于胎头过大而母体骨盆狭窄。但与此相反，骨盆过宽也可成为回旋异常的原因。胎头回旋异常在高龄产妇较多见。但经产妇引起异常者也不少。所以必须充分予以重视。

回旋异常在产前不能预知。即使是引起了这种情况，也未必就与难产有关系。

但是，当分娩完全停止进展的时候，则应尽早使用产钳或采取剖宫产的方法。

(6)胎盘异常。胎盘异常有前置胎盘、常位胎盘早期剥离等。

前置胎盘是由于受精卵着床的位置距正常着床的位置更下方而造成的。有时甚至胎盘盖住子宫颈管内口处，故在分娩过程中以及在此之前胎盘即可从子宫壁剥离，可见到大量出血的症状。通过B超检查可以发现前置胎盘，前置胎盘的分娩方式应与专科医生协商。

没有任何先兆，突然出血，当然会对孕妇造成严重的冲击。出血量、时期等等因胎盘的位置不同而有所不同，一般认为子宫近端面积大则出血量大，出血的速度也快。

常位胎盘早期剥离时，也可见到大量出血，但此种情况常伴有剧烈的疼痛。与此相反，前置胎盘一般即便有出血，也无疼痛。

前置胎盘的原因是：经产妇短期内多次分娩，还有反复的人工流产等。一般认为这是由于受精卵着床的子宫内膜部位产生了故障所致。所以必须十分注意人工流产问题。

多数情况下前置胎盘出血非常严重，会使母体处于危险之中。因此，其处置办法只能是尽快分娩——进行剖宫产。但也有轻度者，出血量少，可按一般分娩处置。但这毕竟是个别的例外。

所以，应该对妊娠末期的出血予以高度关注。尤其是有过几次生孩子经验的人或接受过人工流产的人，如见到无痛性出血，首先应怀疑是前置胎盘，必须立即去医院。

常位胎盘早期剥离，主要是由于妊娠高血压综合征引起的。

正常分娩时，胎盘是在胎儿娩出后才从子宫壁剥离，与附属物一起排出来。但是由于妊娠高血压综合征等，在妊娠后半期或末期，在胎儿娩出之前胎盘就从子宫壁剥离下来。常位胎盘早期剥离也叫做“胎盘早剥”。这无论是对胎儿或是母亲，都是有很大危险的可怕疾病。所以必须立即进行剖宫产。作为预防的措施，比什么都重要的是彻底治疗妊娠高血压综合征。

爱心TIPS

不管处于何种情况，孕妈妈都要保持镇定，不能自乱阵脚，否则的话，胎儿和自己都可能会陷入危险。

孕妈妈应怎样配合接生

分娩需要医生或助产人员帮忙，也需要产妇正确的配合。

在分娩的第一阶段，要补充营养和水分，尽量吃一些高热量的食物，如稀饭、牛奶、鸡蛋、麦乳精等，准备迎接"艰苦的劳动"。要保存体力，不要乱吵、乱闹、瞎用劲，因为这时宫口未开全，用力是徒劳的，反而会使宫口变肿、发紫、不易张开。做深、慢、均匀的腹式呼吸大有好处，即每次宫缩时，深吸气时逐渐鼓高腹部，呼气时缓缓下降，可以减少痛楚。

宫口开大后，要注意掌握每次宫缩，"有劲用在宫缩上"。先吸一口气，憋住，接着向下用力，像便秘时用力排便那样，使婴儿快些生出。宫缩间隙，要休息放松，喝点水，擦擦汗，准备下次再用力。当胎儿即将娩出阴道口时，医生会让产妇哈气，产妇就张口哈气，免得一味用劲，力量过猛，引起会阴撕裂。

胎盘娩出时只需稍加腹压，如超过 30 分钟胎盘不下，则应听从医生处置，帮助娩出胎盘。

爱心TIPS

在分娩时，孕妈妈们千万不能自己做主，一定要听医生的话。

孕妈妈缓解分娩前紧张的方法

分娩前，很多产妇包括经产妇都有不同程度的紧张心理，既对分娩的疼痛恐惧，又对自己是否顺产及宝宝是否正常表示担心。为了缓解分娩的紧张，孕妈妈可以采取下面的方法：

学习孕期保健知识，了解分娩过程，熟悉各个过程的特点以及产程中该如何同医生请教如何减轻分娩中的疼痛。定期产前检查，可以向医生请教如何减轻分娩中的疼痛。定期产前检查，可以向医生咨询一下，是否有经阴分娩的条件，以便做到临产前心中有数，临产后充满信心。

熟悉要去医院的环境。选择医院最好是产前检查所在的且较好的医院。

若医院条件允许的话，临产后可以让丈夫陪在身边。丈夫温柔体贴的话语可以解除产妇的紧张心理，丈夫的鼓励可以增强自己战胜疼痛顺利分娩的信心。

爱心TIPS

分娩前，孕妈妈不必多虑，对于你的担忧，医生自会处理。对于你"能否顺利分娩"的问题，更用不着去担心。孕妇尤其不要听信别人关于分娩如何可怕的说法，生活中自有喜欢夸大其词之人。孕妇应该做的倒是临产前吃好、睡好，养足精神。同时孕妇要保持坦然的心理，平稳的情绪，冷静的头脑，以必胜的信心迎接生产的来临。

分娩前的生理不适不宜忽视

分娩前，准妈妈会出现很多生理不适，孕妈妈千万不要忽略这些不适。

(1)便秘。女性便秘的人比较多，妊娠初期，子宫增大或妊娠后期胎位下降至盆腔，就更容易便秘。这是由于怀孕致使激素分泌发生变化，减缓了肠道的蠕动和子宫压迫直肠造成的。平时容易便秘的人要特别注意，避免形成习惯性便秘。便秘时，因为肠道不能充分地进行消化和吸收，所以造成妊娠反应加重或丧失食欲。另外，便秘还是造成痔疮的原因。孕期，必须给胎宝宝提供足够的营养，此外，孕妇本身也需要有足够的营养。为了保证孕期健康，母体和胎儿的代谢产物必须及时排除体外。处理方法是早上起床后喝凉开水或牛奶等，刺激肠道。过一段时间后，不管想不想大便，都要去厕所，不要用力，重要的是养成每天定时大便的习惯，并且多吃含纤维多的蔬菜和水果，还要适当活动。如果采取了许多措施仍然便秘时，应与主治医生协商，不要自己私自灌肠或服用泻药，因为服用泻药有时会引起严重的肠腹泻，造成早产和流产。

(2)患痔疮。即使怀孕前没有痔疮的人，怀孕后，有相当一部分人会发生出血和疼痛。这是由于子宫增大、变重，压迫直肠下端的静脉和因便秘、

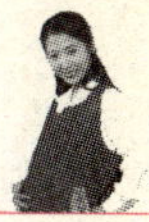

排便过于用力造成的。

孕期痔疮主要有疣痔和脱肛。症状有轻有重，大部分人在分娩半个月后症状消失。若半个月后仍不好时，可在产后3～4个月后手术。

妊娠期痔疮，从某种程度上讲，没有什么办法。为了减轻症状，就要保持大便通畅，适当进行活动。另外，不要持重物，排便时避免急躁、用劲。越是到了妊娠后期，越容易患痔疮。已患有痔疮的人，到了妊娠后期，疼痛越加严重。所以要特别注意。

排便后，为了保持阴部清洁，要用温水清洗。脱肛时，要尽量将脱垂的直肠向上推压。疼痛时可使用软膏或药物坐盆浴。

确诊需要手术的痔疮，在孕期不能进行手术，因此，在分娩前，要采用药物坐盆浴治疗，以缓解疼痛。

(3)反酸、消化不良。妊娠初期出现反酸、消化不良是由于妊娠反应的缘故，而妊娠后期也容易出现同样的症状，则是因为子宫增大造成的。到了妊娠后期，子宫增大压迫胃，胃受压无法下垂而处于横位。所以，吃进的食物不能全部进入胃内而感到反酸。这不是胃病，因此，不要乱服对妊娠不利的药物。只要吃饭多注意应会好一些，可以试一下如下方法：首先要量少，一天分6次吃，1次不要吃多；尽量选取营养价值高、各种营养成分相对平衡的食物，但要避免油腻。这样，可使反酸、胃不消化症状减轻。

(4)尿频。尿频是妊娠初期(6～11周)和后期容易出现的生理现象。只要小便次数增加，尿量也增加就不必担心。但是，如果总是有尿意感和排尿后疼痛，则要考虑膀胱和肾脏的疾病，应去医院检查。尿频也是因子宫增大引起的，膀胱位于子宫后，因此，子宫压迫膀胱，出现该症状。妊娠中期有所好转，而到了后期，由于胎儿下降至骨盆，所以再次出现尿频症状，排尿后，有一种尿不尽的感觉。只要小便不疼，尿不混浊，就不必担心。

防止尿频的办法是少吃咸，少喝水。重要的是“想尿就尿”，千万不要憋尿。尤其是在工作单位，往往因反复去厕所觉得不好意思，请不要介意，想去就去。

(5)背痛。妊娠中期以后，脊背出现疼痛是因为腹部增大，姿势改变，背部肌肉难以支撑所引起。支撑着增大的腹部，再持重物或反复做弯腰动作都容易引起背痛。虽说“不要持重物”，但有时候遇到人手不够等情况，也难免参加搬运。必须搬重物时，不要弯腰，先直腰蹲下，持物，再直腰站起。平时，应始终保持正确的姿势，注意不要给背部增加不必要的负担。另外，散步和适当活动可以预防背痛，所以，每天要坚持。因工作关系，不得不长时间保持一种姿势的人，应时常做体操，以消除身体的紧保持大便通畅，适当进行活动。另外，不要持重物，排便时避免急躁、用劲。越是到了妊娠后期，越容易患痔疮。已患有痔疮的人，到了妊娠后期，疼痛越加严重。所以要特别注意。

排便后，为了保持阴部清洁，要用温水清洗。脱肛时，要尽量将脱垂的直肠向上推压。疼痛时可使用软膏或药物坐盆浴。

腰痛在妊娠后半期的孕妇中，大约有一半人为腰痛而苦恼。其原因是由于怀孕骨发生变化和腹部增大，身体总是处于一种挺胸的姿势疼痛的部位有腰椎下、骶尾周围、屁股至大腿部，疼痛范围较大。尤其是突然站起或翻身时疼痛明显。

骨盆由多块骨头组成。怀孕后，由于为分娩做准备，各个关节变软，容易错位。这是为了分娩时，使胎儿容易产出的一种自然变化，因此，耻骨联合部位容易出现疼痛。

此外，妊娠使身体重心改变，平时不使用的肌肉而现在使用，因而引起腰痛。为了预防腰痛，首先，可从妊娠16周开始穿紧腰衣或裹腹带以紧紧地支撑背部、腹部肌肉。其次，注意不要总是一个姿势，要时常伸展一下背部肌肉，前后活动一下上身等，以改变重心位置，消除肌肉紧张。

(6)分泌物增多。怀孕后，女性激素增多，于是称为阴道杆菌的乳酸菌增加，使阴道内酸性程度升高，细菌不容易繁殖，米糠样的白带增多。这是生理性分泌物，只要气味不是太大，则不必担心。有分泌物时，保持外阴部清洁是很重要的。最好每天洗澡，下身洗淋后，不舒服时也要擦一擦。常换内裤，始终保持清洁。如果分泌物增多，颜色发黄像鼻涕或发黏、恶臭并伴有奇痒时，有可能是念珠菌属的真菌或滴虫引起的阴道炎。这时，要请医生检查，若确诊为阴道炎时，应避免用刺激性强的肥皂清洗。预防的办法有：注意穿透气性好的内裤，使用质地细致的卫生纸等。每天都要保持清洁。

(7)静脉曲张。妊娠后半期，下腹、下肢和脚的静脉隆起，呈青紫色，有时还可形成瘤或伴有疼痛，这就是静脉曲张。妊娠后子宫增大，压迫骨盆血管，影响血液循环，并且子宫周围的血流量是妊娠前的4~10倍，再加上黄体激素的影响，血管壁松弛，静脉内血液淤积，形成静脉曲张。轻者，用手按时，有微痛感。重者，致使步行困难，一般在分娩后康复。

预防的办法：避免长时间站立，不要系腰带或穿紧腰衣。洗澡对于促进血液循环非常重要。不要用力揉搓静脉曲张的部位。因为曲张静脉结节破裂，会造成感染。避免长时间站立。休息和睡眠时，腿下可垫一枕头将腿抬高。可使用弹性绑带和穿弹力长筒袜来抑制静脉曲张的发展，避免受到外伤。

爱心TIPS

确诊需要手术的痔疮，在孕期不能进行手术，因此，在分娩前，要采用药物坐盆浴治疗，以缓解疼痛。

轻视羊水栓塞会有哪些严重后果

羊水栓塞是产科极为罕见的一种急症，尽管发生率低，但是死亡率却高达60% ~80%。孕妈妈发生羊水栓塞的主要原因为孕妈妈子宫颈的血管在分娩时常常出现裂伤，在子宫过强收缩使胎膜被弄破时，羊水通过裂伤的血管进入血液循环、引起血液栓塞。孕妇破膜后，羊水能够进入胎膜与子宫壁之间，到达胎膜的边缘，当子宫收缩过紧，羊水通过胎盘边缘的血窦（很细小的血管网），进入孕妇的血液循环内而引起栓塞。产妇子宫发生破裂、胎盘早期剥离、前置胎盘及做剖宫产等情况下，羊水不慎由开放的血窦进入血液循环。

孕妇在分娩时、分娩后的短时间内，出现烦躁不安、寒战、呕吐，继而咳嗽、呼吸困难、紫绀、心率加快，突然发生让人猝不及防的休克。病情急骤的孕妇甚至在惊叫一声后便血压消失，数分钟内迅速死亡。孕妇出现持续的阴道大出血，这种出血往往不能凝固，有时还伴有皮肤、胃肠道及尿道出血。因为凝血因子被大量消耗，即使输入大量的鲜血也往往无法纠正凝血功能以及循环衰竭。孕妇出现了尿少甚至无尿，这是因为休克而使循环血量不足以及肾脏血管栓塞所致。

为了避免出现羊水栓塞的险情，孕妇必须定时做产前检查，做超声波检查能够诊断出90%的前置胎盘，使用分娩监视装置可发现胎盘早剥。及早发现妊娠高血压综合征，一旦有高血压、水肿和蛋白尿症状，孕妇要积极进行治疗，避免重复妊高症的发生。30岁以上的产妇、早产或过期产者及经产妇，特别是胎膜早破、子宫体或子宫颈发育不良的孕妇容易发生羊水栓塞，所以要积极配合医生所做的正确处理。在分娩的过程中，产妇若出现胸闷、烦躁、寒战等不舒服的感觉，必须及时通知医生，以便医生及早全力做处理。严格掌握催产素的应用，合理使用催产素，进行必需的观察。在产程中，若子宫收缩过于强烈，孕妇应该配合医生使用镇静药物，减弱子宫的收缩，以防发生子宫破裂。

爱心TIPS

产妇若在第一产程发生羊水栓塞，由于胎宝宝不能立即娩出，虽然病情经抢救后有好转，但因病因未去除，仍有恶化的可能。必要时配合医生做剖宫产手术，尽快结束分娩，避免子宫破裂的危情发生。

孕妈妈正确处理胎膜早破的方法

胎膜在临产之前发生破裂称为早破水，是分娩时常见的一种并发症。一般是由于胎位不正、骨盆狭窄、胎宝宝的头与妈妈骨盆不相称，羊水过多所致，但当子宫颈口发生病变，如多次做人工流产使子宫颈重度裂伤，形成瘢痕，可使羊膜腔内压力不均匀，致使胎膜早破；在孕末期依旧进行性生活，引起子宫内感染，尤其是精液内的前列腺素，诱发了子宫发生收缩，因此改变了膜腔内的压力造成早破水；剧烈的咳嗽、突然大笑或大怒，做较重的体力工作，外力冲击腹部、摔倒等，都可使腹腔内的压力骤然升高，猛烈压迫胎膜，造成破裂。

孕妇突然感到有水从阴道内流出，时多时少，连续不断地往外流。若胎膜破口较小，或破裂的地方较高时，则羊水的流出量少，若从阴道内往上推动先露时有羊水流出，即可确定是胎膜早破；反之，推动先露部，但并不见流液增多，则可能是尿失禁。胎膜早破对母子二人都有危险，必须立即就医。

为了避免出现胎膜早破，孕妇必须在孕期定时做产前检查，通常在怀孕5～7个月，每个月去做一交检查；怀孕7～9个月，每半个月去做一次检查；怀孕9个月以上时，每周去做一次检查，有特殊情况随时去就诊。孕妇要避免做剧烈的活动，不要再提重物，也不要走长路、跑步，长途颠簸及工作得太紧张；不要去拥挤的场所和挤公交车。在怀孕的末期3个月，必须减少性生活，特别是最后的1个月，应禁止性生活。一旦破水，无论是否到预产期，有没有子宫收缩，都应立即去医院就诊。为了预防宝宝的脐带脱出，破水后应立即抬高臀部躺下，外阴垫上一片卫生棉，不可再入浴，即便是赶往医院的途中也要采取躺卧姿势。胎宝宝尚未足月时发生破水，可采用期待疗法治疗。怀孕28～32周时，应力急保胎治疗，以维持到怀孕33周后或以后分娩，怀孕33～35周时，尤其是33～34周时，则应在保持外阴清洁的情况下等待48～72小时，若没有感染可期待到35周，避免胎宝宝发生不测。若胎宝宝发生宫内感染、缺氧窘迫时，应紧急做剖宫产手术，尽快让宝宝出世。

爱心TIPS

一旦发生了早期破水。孕妈妈们也不要紧张得喘不过气来。因为现在的医疗技术已经相当发达，只要配合医生的治疗，一般情况下母子都能保持健康。

解析子宫破裂

如果孕妈妈的子宫出现破裂，后果将极其严重，将直接威胁到孕妈妈和胎儿的安全，因此，孕妈妈有必要了解一些关于子宫破裂的知识。

（1）子宫破裂的原因。孕妇避孕措施不妥，抱着侥幸心理，认为万一失败还可以做人工流产。然而人工流产手术只是一种不得已而采取的补救措施，容易使子宫内膜变得非常薄，而且发生了病理改变，特别是发生过子宫穿孔，分娩时，很难抵抗强力的子宫收缩，因而发生破裂。胎宝宝长得太大（体重超于4000克），胎头与孕妇的骨盆不相称，胎位不正（特别是容易被忽视掉的横位）以及胎宝宝畸形（如脑积水），或孕妇的盆腔中长了肿瘤，都可使宝宝最先露出的部分受到阻挡，引起子宫肌肉强烈的收缩，使子宫体下段的肌肉被牵拉、伸展、变薄，最终发生子宫破裂。孕妇做剖宫产术后的时间过短、术后切口愈合不良以及做过子宫肌瘤剔除术，再次妊娠由于瘢痕破裂，从而导致子宫破裂；此次妊娠为前置胎盘，并且胎盘种植在子宫的下段，而这里的肌肉组织脆弱，容易因子宫颈的撕裂向上伸展，致使子宫下段发生破裂。不恰当或粗暴的阴道助产术，如在子宫口还没有开全的情况下做产钳或臀位牵引术，能够发生子宫颈的裂伤，严重撕裂上延，使子宫体下段发生破裂；难产时强行做内倒转术，也可导致子宫破裂。催产素可促使子宫肌肉收缩，将子宫颈口开大，使孕妇尽快将宝宝生出，但必须恰当地使用，若在胎头与孕妇骨盆明显不相称的情况下使用则会导致子宫破裂。

（2）子宫破裂可能会发生的危险。如果孕妈妈在分娩过程发生子宫破裂存在着极大的危险。一般先发生先兆子宫破裂。常见于产程持续了很久之后依然进展缓慢，胎宝宝的头部迟迟不能下降。孕妇的子宫收缩强烈，甚至呈现痉挛状，致使孕妇烦躁不安，疼痛难忍，不时要求迅速结束分娩，同时表现出呼吸急促、脉搏增快，若受压过度就会因黏膜损伤而出现血尿，在子宫收缩时，因为子宫体部肌肉越缩越厚，子宫下段的肌肉被拉得很长很薄，所以可在脐部见到一个环形凹陷，此被称为病理性缩复环。胎宝宝因缺氧胎动频繁，胎心忽快忽慢。当导致子宫破裂，开始时孕妇会突然感到腹部撕裂般地剧痛，但随着子宫收缩停止，使孕妇感到疼痛有些好转，但很快便进入休克。孕妇脸色苍白，全身出冷汗，呼吸变得很浅，而脉搏加快伴血压下降。这时胎动停止、胎音消失，在腹部的一侧可摸到缩小的子宫，若腹腔里出血很多，腹壁会变得像木板似的硬。子宫完全破裂时，在腹壁下能够清楚地摸到胎宝宝的肢体，孕妇的整个腹部都有压痛。没有完全破裂则胎宝宝还在破裂的子宫内，只是在下腹部有明显的压痛。

(3)化解方法。采用切实可靠的避孕措施，避免做人工流产，以免造成子宫损伤，感染或穿孔，避免子宫内膜多次被搔刮使腺体存留少，失去生育能力，再次妊娠时由于胎盘种植于子宫的同时发生了宫破裂。特别是做过剖宫产手术的孕妇，不要在术后很短的时间内再次妊娠，应该间隔两年以上。胎宝宝长得太大(体重超于4000克)，胎头与孕妇的骨盆不相称，胎位不正(特别是容易被忽视掉的横位)以及胎宝宝畸形(如脑积水)，或孕妇的盆腔中长了肿瘤，都可使宝宝最先露出的部分受到阻挡，引起子宫肌肉强烈的收缩，使子宫体下段的肌肉被牵拉、伸展、变薄，最终被抻断，发生子宫破裂。孕妇做剖宫产术后的时间过短、术后切口愈合不良以及做过子宫肌瘤剔除术，再次妊娠由于疤痕破裂，从而导致子宫破裂；此次妊娠为前置胎盘，并且胎盘种植在子宫的下段，而这里的肌肉组织脆弱，容易因子宫颈的撕裂向上伸展，致使子宫下段发生破裂。不恰当或粗暴的阴道助产术，如在子宫口还没有开全的情况下做产钳或臀位牵引术，能够发生子宫颈的裂伤，严重撕裂上延，使子宫体下段发生破裂；难产时强行做内倒转术，也可导致子宫破裂。催产素可促使子宫肌肉收缩，将子宫颈口开大，使孕妇尽快将宝宝生出，但必须恰当地使用，若在胎头与孕妇骨盆明显不相称的情况下使用则会导致子宫破裂。

爱心TIPS

孕妈妈在孕期中要保护好自己的子宫，也不能无节制的补充营养，以避免胎宝宝太大。

难产知识知多少

对分娩，孕妈妈要做好万全的准备，了解一些难产知识也是很有必要的。

产道、胎位及胎宝宝的大小都较固定，唯有产力是在临产时才开始的。产力的主要动力来源于有效的子宫收缩，即收缩应该是有节律、协调的。但这种有效收缩除了由子宫肌肉本身的主动运动外，还受心理因素的影响。产妇若在分娩过程中情绪过于惊恐、焦虑，便会使大脑神经失去了对子宫收缩的正常控制，子宫因而也失去了正常有效的收缩和缩复，以致发生子宫收缩乏力，不协调或痉挛性的收缩，使得子宫口不能顺利开大、开全，造成难产。

常见的有“肩难产”，即胎宝宝的头已经出来了，但肩膀却被卡住；或是胎位不正，臀位是较常见的异常胎位，它的发生可能是由于孕妇的腹壁过紧、双胎、羊水过少或子宫畸形所致。而正常头位分娩时，胎宝宝的头在第二产程中有较充裕的时间娩出。

多次分娩的孕妇、父母身材高大者、过期妊娠（但过期的胎宝宝并不一定都巨大）使胎宝宝长得过于巨大、孕妇患有轻型糖尿病，都可能使胎宝宝长得巨大，体重超过4000克。

由产妇精神紧张引起的难产可致使产程延长，因而造成滞产、手术产、产道撕裂，产后出血、胎宝宝子宫内缺氧及宝宝出生后窒息、产伤、颅内出血、脑瘫等一系列并发症。

肩难产的胎宝宝可由于往外牵拉，发生锁骨骨折或拉伤臂神经丛。正常头位分娩时，胎宝宝的头在第二产程中有较充裕的时间娩出，一旦胎头娩出，胎宝宝身体的其他部分就很容易娩出了。但臀位分娩时，最大的头最后只能在短时间（8分钟）内娩出。若未能娩出，脐带受压使得胎宝宝的血液循环停止，因此导致新生儿窒息、死亡或留下后遗症。

为了避免难产，孕妈妈在孕期应该做到以下几点。

孕妇应该在孕期接受无痛分娩的健康教育，了解分娩过程，知情选择减轻产痛、消除恐惧的各种服务，轻松顺利度过分娩关。

在孕期如果发现胎宝宝长得太大应及早查明是否患有糖尿病，一旦诊断应尽快治疗。

爱心TIPS

骨盆不够宽大的孕妇，在孕期不要过食甜食，避免胎宝宝长得太大不好娩出；在孕中晚期若发现胎位不正常，应该在医生的指导下坚持做胸膝卧位矫正，使胎位在临产前转为正常。

孕妈妈会阴侧切术的护理不能忽视

产妇分娩的第二产程中，当宫口开全、胎头拔露时，常因产妇会阴部过紧，胎儿太大，臀位产以及早产儿为防止颅内出血而影响胎宝宝娩出。在这种情况下，产科医生为了防止盆底肌肉过度伸展而引起裂伤，保护阴道软组织，避免产后会阴和阴道松弛，常常会对产妇行会阴侧切术。

会阴侧切术是一个很小的产科手术，它是在会阴部神经阻滞麻醉下，在阴道口左下部切开3~4厘米，待胎儿、胎盘娩出后，医生把切开的伤口按解剖层次逐层缝合，因这种伤口齐整，通常4~5天即可拆线。

虽然手术很小，但因伤口位于尿道口、阴道口、肛门交汇的部位，还因产后的一些特殊情况，很易发生伤口不愈，所以应在护理上特别小心保持外阴清洁以防感染。

勤换卫生垫，避免湿透，伤口浸泡在湿透的卫生垫上将会很难愈合。

每天要用温水勤冲洗会阴部，特别每次更要用新洁尔灭消球毒棉擦拭冲洗外阴，切忌由后向前擦，必须由前向后。

产后早些下床活动，多吃新蔬菜、水果、多喝鱼汤、猪蹄汤等汤饮，不吃辛辣食物以保持排便顺畅。

如果发生便秘难解时，不要进气用力，可用开塞露帮助通便。

拆线后的几天内，避免做下蹲用力动作，如在解便时，应该先收敛会阴和臀部后再坐在马桶上，屏气用力往往是会阴伤口裂开的原因。

避免摔倒或大腿过度外展，这样都会使伤口再度裂开。

避免在伤口拆线后当日出院，因伤口裂开多发生在伤口拆线当天。

术后最初几日内产妇应采取右侧卧位，使伤口内的积血流出伤口外，不致发生血肿，防止恶露中的子宫内膜碎片流入伤口内而形成子宫膜异位症。

术后注意刀口情况，若在术后1~2小时内伤口出现疼痛，并且越来越厉害，应马上与医生联系，很可能是缝合前止血不够而形成血肿。

有血肿时可用50%硫酸镁溶液冷敷。

如果伤口出现肿胀、疼痛、硬结时，遵循医嘱服用抗生素，局部采用1:5000高锰酸钾温水坐浴浸泡伤口，每天2次，每次10~15分钟。

用清热、解毒、散结的中药（请中医开药）煎液清洗伤口也有很好的效果。

产妇可在家中用台灯进行局部理疗，但须注意不要烫伤。

伤口水肿，在拆线前缝合线会勒得很紧，可用95%的酒精纱布或者50%的硫酸镁溶液热敷、湿敷，每天做2次。

卧位时抬高些臀部，以利回流因而减轻水肿。

爱心TIPS

孕妈妈术后一周内应该进无渣饮食，即含纤维质少的食物，如牛奶等，以防形成硬便而不利会阴切口愈合。

孕妈妈剖宫产术后的护理方法

剖宫产即是在麻醉情况下切开腹壁及子宫壁，从子宫中取出胎儿及胎儿附属物，然后将子宫壁及腹壁各层组织缝合。现在我国剖宫产率已达到20%左右，是解除孕妇及胎儿危急状态的有效方法。

临床上现采用最广泛的是子宫下段横切口，因子宫下段肌层薄，出血少，术后再次妊娠出现了宫破裂的概率最低。另外，因位于"比基尼线"以下，产妇即使做过剖宫产以后还可以穿新潮泳装、时装，满足了妈妈爱美的需求。

剖宫产产是为了解决难产而做的开腹手术，与其他开腹手术还不一样，具有一些特殊情况，护理上应该注意。

剖宫术后，麻醉药作用逐渐消退，产妇下腹部伤口痛觉开始恢复，通常术后数小时伤口开始剧烈疼痛。为了让产妇能很好地休息，医生在手术当天或当天夜里给产妇用一些止痛药物。在此之后就避免再用止痛药物了。在此之后再用止痛药物会影响身体健康，特别是会影响肠蠕动功能的恢复，因此要产妇对疼痛做些忍耐。

由于手术对肠道的刺激及受麻醉药的影响，剖宫产术后产妇都有不同程度的肠肌蠕动，功能恢复得快，肠道内的气体就会尽早排出而解除腹胀。

剖宫术的产妇不能与正常阴道分娩的产妇一样，即在产后24小时就可起床活动，因此恶露不易排出。产妇若采取半卧位，同时多翻身，就会促使恶露排出，以防发生恶露淤积子宫腔内而引起感染，影响子宫复旧功能。

剖宫产前给产妇放置导尿管，通常在术后24～48小时，待膀胱肌肉恢复收缩排尿功能后拔掉。拔管后，只要一有尿意就努力自行排尿，不然再保留导尿管容易引起尿路细菌感染。

产妇只要体力允许，应尽早下床活动并逐渐增强活动量，以促进肠蠕动和子宫腹复原，避免术后肠粘连，血栓性静脉炎形成。

产妇术后第二天可以吃清淡流质食物，如蛋汤、米汤，但切忌进食牛奶、豆浆、大量蔗糖等胀气食品，等肠道气体排通后，则可进半流质食物，如稀粥、汤面、馄饨等。

产妇术后10天左右，若一切都正常即可做如下运动。

仰卧，两腿交替举起，先与身体垂直，然后慢慢放下来，两腿分别各做5次。

仰卧，两臂自然放在身体两侧，屈曲抬起右腿并使其大腿尽力靠近腹部而使腿跟尽力靠近臀部，左右腿交替做，各做5次。

仰卧，双膝屈曲，双臂上举伸直，做仰卧起坐。

俯位，两腿屈向胸部，大腿与床垂直，臀抬起，胸部与床紧贴。应早晚各做一次，每次持续时间一开始2~3分钟，逐渐延长到10分钟。

产妇每天冲洗外阴1~2次，要注意避免让水污染切口。

爱心TIPS

产褥期绝对禁止房事，产妇术后100天后，采取严格的避孕措施，防止怀孕做人流术而使子宫斑痕破裂引起子宫穿孔和破裂。

孕妈妈分娩时注意保护会阴

分娩是所有孕妈妈都会经历的事情，然而在分娩过程中充满了不可预知性，孕妈妈一定要在医生的指导下采取必要的措施来保护自己和宝宝。

会阴在分娩过程中是需要进行保护的。分娩时产妇躺在产床上一般采取膀胱截石位，即两条腿分开放在固定腿架上，医护人员站在右侧，随着分娩进展，胎头进入阴道内会对会阴部产生很大的压力。此时如果不对会阴进行保护，胎头突然娩出则有可能造成会阴的裂伤，严重时可造成直肠裂伤。过去产妇大部分在家中分娩，有人产后发生大便失禁就是这个原因。

在胎头将要娩出时，助产人员用一只手托压会阴部，另一只手下压胎头，使胎头以最小的径线通过阴道。这样使胎宝宝头缓慢下降，阴道壁慢慢扩张，这种做法叫会阴保护。

在进行会阴保护的同时，助产人员还要指导产妇用力。这时需要产妇积极配合，臀部不要随便移动。产妇与助产士配合好可减少会阴裂伤的发生，有利于胎儿顺利娩出。

胎宝宝、胎盘娩出后，助产士要仔细检查有无会阴裂伤，对于Ⅰ度、Ⅱ度会阴裂伤可做缝合，伤口会很快愈合，对身体没有影响。孕产妇为此不要担心。

爱心TIPS

在分娩时，为了保护自己的会阴部，产妇一定镇定，听从医护人员的指挥。

不能忽视弛缓性出血

孕妈妈将胎儿娩出后，胎盘一从子宫壁剥离，马上就从这个部位出血。因为拉断了毛细血管，所以出血是当然的。但问题是这种出血的量。一般是200~300毫升，如子宫收缩不好，出血量就会增多，如超过500毫升，应视为异常。这种出血叫做“弛缓性出血”。

子宫颈管裂伤时，多数也可见到大量出血。这种几乎都是胎儿娩出的同时就有的出血，所以容易与其他出血区别开来。

弛缓性出血的原因有以下几种。

阵痛弱，分娩时间非常长。

羊水过多、胎位异常、多胎、巨大儿等，子宫肌异常延伸。

重症妊娠高血压综合征和妊娠贫血。

尿便潴留、便秘。

有出血倾向。

出现上述这些情况的产妇一定要注意，希望尽可能地到设备齐全的医院住院分娩。

弛缓性出血，如不立即治疗，则使母体处于危急之中。所以要根据出血的程度，由医师做出判断，给予止血剂、输血、输液或吸氧等。

当医师明确地预料到是异常分娩时，当然会对你采取相应的措施。所以即便是异常分娩，也可以充分信赖现代医学。或许只是信得过医师的经验，也能使你放心。有的还有必要转到设备齐全的医院去分娩，也有的在预产期之前就必须做剖宫产。

但是在实际上，要在分娩之前做出判断，无论如何也是说不准的。要想完全预料到所有的异常情况，就是专科医师，也是不容易做到的事。为了尽量避免异常分娩，重要的是坚持进行定期的诊察，经常与医师取得联系，接受正确的指导。

即便是没有所说的这些疾病，只是体质上有任何不适，如有便秘、失眠；易出血，一出血就不易止住；对食物挑肥拣瘦等等，也必须向医师和助产士讲述。

爱心TIPS

产后出血会对产妇的生命发生严重的威胁，因此一定要预防产妇分娩后出血。产妇自己孕期的一些异常情况一定要告诉医生。